専門医に学ぶ 成人と小児のための 長びく咳の治療指針

― 日本呼吸器学会「咳嗽に関するガイドライン 第2版」に準拠して ―

監修　足立　満　国際医療福祉大学 臨床医学研究センター 教授/山王病院 アレルギー内科

編集　新実 彰男　名古屋市立大学大学院医学研究科 腫瘍・免疫内科学 教授
　　　相良 博典　昭和大学医学部 内科学講座 呼吸器・アレルギー内科学部門 教授
　　　吉原 重美　獨協医科大学医学部 小児科学 准教授

総合医学社

序

　咳はヒトにとってなくてはならない生体の防御反応であり，気道に入ってきた異物や気道にたまった痰を喀出するために必要な生理的反射である．この反射が病的に減じ嚥下障害も加われば，高齢者に多く認められる誤嚥性肺炎など気道感染の原因となる．しかし**日常診療でプライマリケア医を最も悩ませるのは**，この様な高齢者の病態だけではない．何らかの病的要因により喀痰を伴う，あるいはほとんど伴わない，小児から成人・高齢者までの**幅広い年齢層における長びく咳**の患者である．世界的にみても咳を主な症状として受診する患者数は他の症状に比較して著しく多い事が知られている．咳を主症状として発症する疾患には，自然に治癒する一般感冒から，生命予後に多大な影響を及ぼす肺がんや間質性肺炎まで，極めて多くの疾患が含まれている．また最近では百日咳やマイコプラズマ肺炎など，従来小児を中心とした疾患も成人で多く認められる様になってきた．これら感染性咳嗽も早期の適切な診断と治療が必要である．

　長びく咳には，近年増加傾向にあるとされている咳喘息やアレルギー性鼻炎，副鼻腔炎などの上気道疾患による咳嗽も少なくない．また，胃食道逆流症など消化器系疾患，そして うっ血性心不全や肺血栓塞栓症などの循環器系疾患まで，呼吸器疾患以外の病態が関与していることも稀ではない．

　本書では，これら多くの疾患が混在する咳を主症状とする病態を**成人と小児に大別し**，**日本呼吸器学会「咳嗽に関するガイドライン 第 2 版」に準拠**しながらそれぞれの疾患の**鑑別診断**から**実際の治療**をわかりやすく，明日からの診療に即 役立つ様な**具体的処方**も含め，日本を代表する専門医の先生方にご執筆頂いた．毎日 多忙な診療の中，長びく咳の診断と治療に苦心されている第一線の先生方にとり本書が**実践的治療指針**となることを祈念している．

執筆者を代表して ― 足立　満

目　次

総　説

咳のメカニズム ……………………………………………… 塩谷隆信　2

成人編

咳の分類 ―成人― ………………………………………………	新実彰男	12
咳の疫学 ―成人― ………………………………………………	松本久子	17
咳の鑑別診断 ―遷延性・慢性咳嗽を中心に― ………………	新実彰男	23
感染症による咳（急性） ……………………… 水上絵理，平松和史，門田淳一		27
喘息・咳喘息による咳 …………………………………………	相良博典	34
胃食道逆流症（GERD）による咳 ………………………………	灰田美知子	41
副鼻腔炎・副鼻腔気管支症候群による咳 ………………………	西　耕一	48
慢性閉塞性肺疾患（COPD）による咳 …………………………	塩谷隆信	54
かぜ症候群（感染）後による咳 ……………… 藤森勝也，鈴木栄一，成田一衛		61
喉頭アレルギーによる咳 ………………………………………	内藤健晴	70
心不全・心疾患（肺血栓塞栓症，不整脈）による咳 ……… 田村善一，渡邊博之		75
誤嚥による咳 ―特に高齢者― …………………………………	海老原　覚	82
その他の咳 ………………………………………………………	田中裕士	89
見落としてはいけない疾患 ―胸部X線を中心に― ……………	相良博典	97

注意　本書に記載された医薬品の具体的な適応，用法，副作用については，出版時の最新情報に基づき確認するよう努力していますが，医学は日進月歩で進んでおり，情報は常に変化しています．読者は，薬物の使用にあたっては，必ず製薬会社の医薬品情報をご確認ください．執筆者ならびに出版社は，本書中の誤り，省略，および内容について保証するものではありません．また，本書の情報を用いた結果生じたいかなる不都合に対しても，責任を負うことは一切ありません．処方の実施にあたりましては，必ず添付文書などをご参照のうえ，読者ご自身で十分な注意を払われますようお願い申し上げます．

専門医に学ぶ 成人と小児のための
長びく咳の治療指針
―日本呼吸器学会「咳嗽に関するガイドライン 第2版」に準拠して―

小児編

咳の分類 —小児—	井上壽茂	104
咳の疫学 —小児—	山田裕美, 吉原重美	109
年齢別咳嗽疾患の分類	西田光宏, 吉原重美	113
鑑別診断のストラテジー —長びく咳を中心に・急性を含む—	望月博之	117

代表的な急性咳嗽疾患

急性上気道炎による咳	増田 敬	123
急性細気管支炎による咳	高瀬眞人	132
クループ・急性喉頭蓋炎による咳	福田典正, 吉原重美	138
気道異物による咳	樋口 収, 足立雄一	145

長びく（遷延性・慢性）咳嗽疾患

気道系の先天異常（先天性気道病変）による咳	山田洋輔, 長谷川久弥	150
胃食道逆流症（GERD）・誤嚥による咳	吉田之範, 亀田 誠	155
副鼻腔炎による咳	勝沼俊雄	161
百日咳による咳	岡田賢司	165
肺炎マイコプラズマ・肺炎クラミジアによる咳	若林時生, 尾内一信	170
小児気管支喘息による咳	浜崎雄平, 山本修一	176
咳喘息・アトピーによる咳	徳山研一	183
心因性による咳	八木久子, 荒川浩一	189
受動喫煙による咳	坂本龍雄	194

■索引 ... 199

●編集協力　伊東明彦　明治薬科大学 治療評価学 教授

執筆者一覧

監　修　足立　　満　国際医療福祉大学　臨床医学研究センター　教授／山王病院　アレルギー内科

編　集　新実　彰男　名古屋市立大学大学院医学研究科　腫瘍・免疫内科学　教授
　　　　　相良　博典　昭和大学医学部　内科学講座　呼吸器・アレルギー内科学部門　教授
　　　　　吉原　重美　獨協医科大学医学部　小児科学　准教授

執　筆（掲載順）
　　　　　塩谷　隆信　秋田大学大学院医学系研究科　保健学専攻　教授
　　　　　新実　彰男　名古屋市立大学大学院医学研究科　腫瘍・免疫内科学　教授
　　　　　松本　久子　京都大学医学部附属病院　呼吸器内科　院内講師
　　　　　水上　絵理　大分大学医学部　呼吸器・感染症内科学講座
　　　　　平松　和史　大分大学医学部附属病院　感染制御部　准教授
　　　　　門田　淳一　大分大学医学部　呼吸器・感染症内科学講座　教授
　　　　　相良　博典　昭和大学医学部　内科学講座　呼吸器・アレルギー内科学部門　教授
　　　　　灰田美知子　半蔵門病院　アレルギー・呼吸器内科　副院長
　　　　　西　　耕一　石川県立中央病院　呼吸器内科　診療部長
　　　　　藤森　勝也　新潟県立柿崎病院　院長
　　　　　鈴木　栄一　新潟大学医歯学総合病院　医科総合診療部　教授
　　　　　成田　一衛　新潟大学大学院医歯学総合研究科（第二内科）　生体機能調節医学専攻　教授
　　　　　内藤　健晴　藤田保健衛生大学　耳鼻咽喉科　教授
　　　　　田村　善一　秋田大学医学部附属病院　循環器内科／呼吸器内科（第二内科）
　　　　　渡邊　博之　秋田大学医学部附属病院　循環器内科／呼吸器内科（第二内科）　准教授
　　　　　海老原　覚　東北大学大学院医学系研究科　内部障害学分野　講師
　　　　　田中　裕士　札幌せき・ぜんそく・アレルギーセンター／医大前南４条内科　院長
　　　　　井上　壽茂　住友病院　小児科　診療主任部長
　　　　　山田　裕美　やまだ胃腸内科小児科クリニック　小児科
　　　　　吉原　重美　獨協医科大学医学部　小児科学　准教授
　　　　　西田　光宏　浜松医療センター　小児科　科長
　　　　　望月　博之　東海大学医学部　専門診療学系　小児科学　教授
　　　　　増田　　敬　同愛記念病院　小児科　医長
　　　　　高瀬　眞人　日本医科大学　多摩永山病院　小児科　部長
　　　　　福田　典正　グリムこどもクリニック　院長
　　　　　樋口　　収　厚生連高岡病院　小児科　医長
　　　　　足立　雄一　富山大学医学部　小児科　講師
　　　　　山田　洋輔　東京女子医科大学東医療センター　新生児科　助教
　　　　　長谷川久弥　東京女子医科大学東医療センター　新生児科　臨床教授
　　　　　吉田　之範　大阪府立呼吸器・アレルギー医療センター　小児科　副部長
　　　　　亀田　　誠　大阪府立呼吸器・アレルギー医療センター　小児科　部長
　　　　　勝沼　俊雄　東京慈恵会医科大学附属第三病院　小児科　診療部長
　　　　　岡田　賢司　福岡歯科大学　総合医学講座　小児科学分野　教授
　　　　　若林　時生　川崎医科大学附属病院　小児科
　　　　　尾内　一信　川崎医科大学附属病院　小児科　教授
　　　　　浜崎　雄平　佐賀大学医学部附属病院　小児科　教授
　　　　　山本　修一　佐賀大学医学部附属病院　小児科　講師
　　　　　徳山　研一　埼玉医科大学病院　小児科／埼玉医科大学　アレルギーセンター　教授
　　　　　八木　久子　群馬大学大学院医学系研究科　小児科
　　　　　荒川　浩一　群馬大学大学院医学系研究科　小児科　教授
　　　　　坂本　龍雄　中京大学スポーツ科学部　スポーツ健康科学科　教授

総説

総説

咳のメカニズム

秋田大学大学院医学系研究科 保健学専攻 　塩谷隆信（しおや たかのぶ）

はじめに

　咳嗽は，痰や気道内の異物を喀出するための生体防御反射である[1〜3]．咳嗽のメカニズムは複雑でありすべては解明されていないが，近年の分子生物学的研究の進歩に伴い，咳嗽の末梢受容体から脳幹部の咳中枢までの反射経路についてその病態生理が次々に明らかにされてきている[1〜3]．

　長びく咳嗽を訴える患者の診療にあたっては，咳嗽の病態生理に関する理解が不可欠である．咳嗽のメカニズムの解明は，咳嗽診療において，その診断の向上のみならずその治療方法の進歩にもつながると考えられる．今後，咳嗽のメカニズムに基づいた咳嗽診療における新しい展開が大いに期待される[1〜3]．

咳嗽の生理学と反射経路

　咳嗽反射を生理学的にみると，短い吸気に（吸息相）引き続いて声門の閉鎖が起こり，胸腔内圧が上昇し（加圧相），続いて声門が開いて強い空気の流れとともに気道内容が押し出される（呼息相）の3つの位相から構成される（図1）[4]．

　咳嗽の末梢受容器としては，速順応性刺激受容器（rapidly adapting receptors：RARs），気管支C線維終末（C-fiber）があり，それぞれが物理的刺激や多くの化学的刺激に対して反応する（表1）[5]．咳嗽反射の求心路は，気道粘膜のRARsとC-fiberから反射性求心路（迷走神経；上喉頭神経）を経て延髄の咳中枢に至る経路である（図2）[5,6]．このように，咳嗽の反射経路としては2つの経路がある．物理的刺激はRARsを刺激し，その興奮は有髄線維を経由して咳中枢に到達し咳嗽を惹起する．もう一つの経路としては，化学的刺激によりC-fiberが刺激されると，軸索反射により末端から放出される神経ペプチドがRARsを二次的に刺激し，同様に咳中枢を介して咳嗽が誘発される（図2）[5,6]．

　一方，咳嗽反射の遠心路は，咳中枢から脊髄に下行し，横隔神経と肋間神経を経て横隔膜と肋間筋ならびに腹筋に至る経路と，疑核から迷走神経の反回枝を経

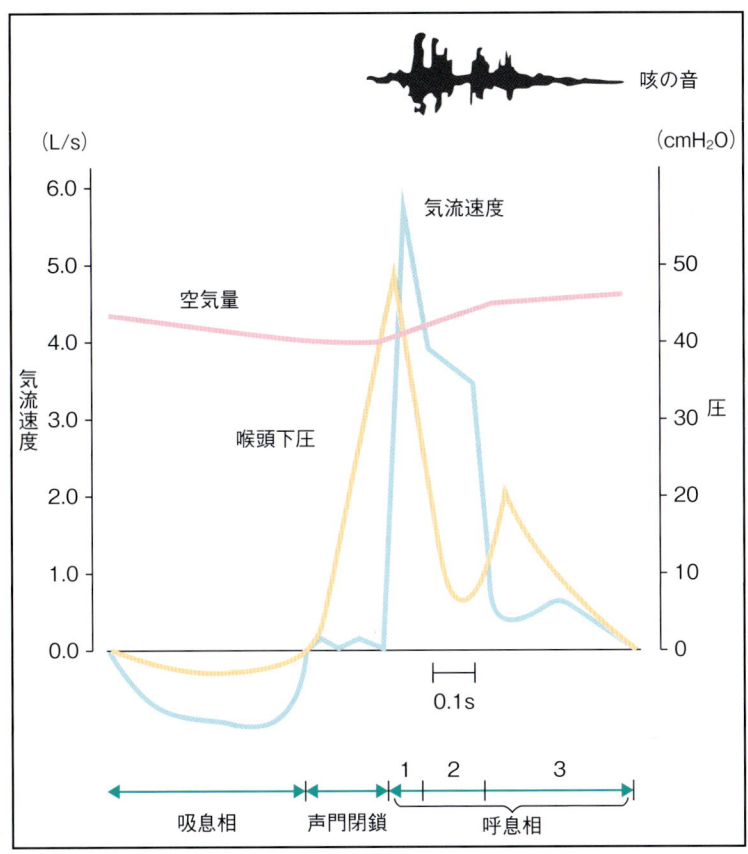

図1 咳嗽の位相 (文献4を参照して作成)
短い吸気に引き続いて声門の閉鎖が起こり，胸腔内圧が上昇し，続いて声門が開いて強い空気の流れとともに気道内容が押し出される．

表1 咳嗽受容器と刺激物質 (文献5を参照して作成)

刺激物質	知覚線維	線維の種類	作用機序
機械的刺激	RARs	Aδ	イオンチャネル
クエン酸	RARs nociceptor	Aδ C-fiber	イオンチャネル（ASIC） VR_1, ASIC
カプサイシン	nociceptor	C-fiber	VR_1
ブラジキニン	nociceptor	C-fiber	VR_1（$β_2$受容体, PKC, LO）

RARs：rapidly adapting receptor（速順応性刺激受容器），VR_1：vanilloid receptor 1，ASIC：acid-sensing ion channel，PKC：protein kinase C，LO：lopoxygenase

て喉頭筋に至る経路の2つであり，咳嗽と呼吸運動は共通の遠心路を利用する（図3）[4〜6]．

　咳嗽の中枢機構は延髄に存在し，呼吸中枢と密接な関係がある．延髄の呼吸性ニューロンの集合部位として背側呼吸群，腹側呼吸群，ベッチンガー複合体が知られている[4, 5]．しかし，咳中枢の神経細胞ネットワークについては明確でない点が多く，未だブラック・ボックスの世界にある（図3）[4〜6]．

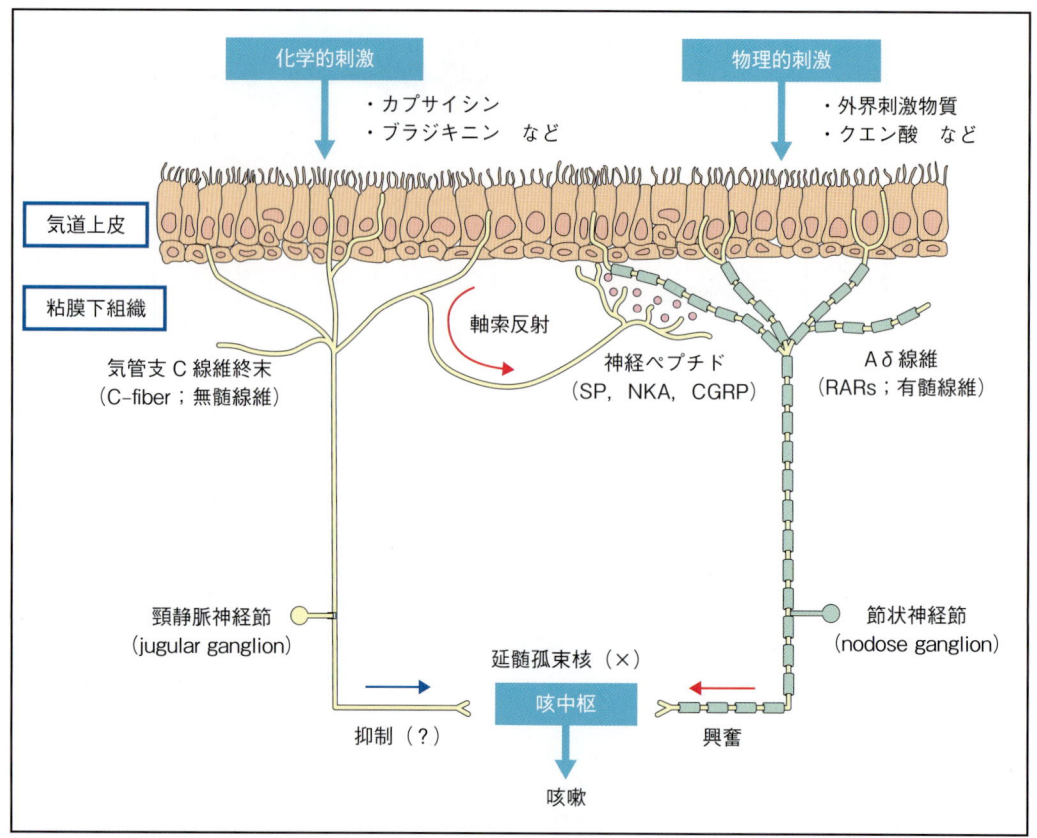

図2 咳末梢受容器と咳嗽反射（文献5,6を参照して作成）
速順応性刺激受容器（RARs）は物理的刺激に，気管支 C 線維終末（C-fiber）は化学的刺激に対して反応する．
C-fiber が刺激されると，軸索反射により末端から放出される神経ペプチドが RARs をさらに刺激する．

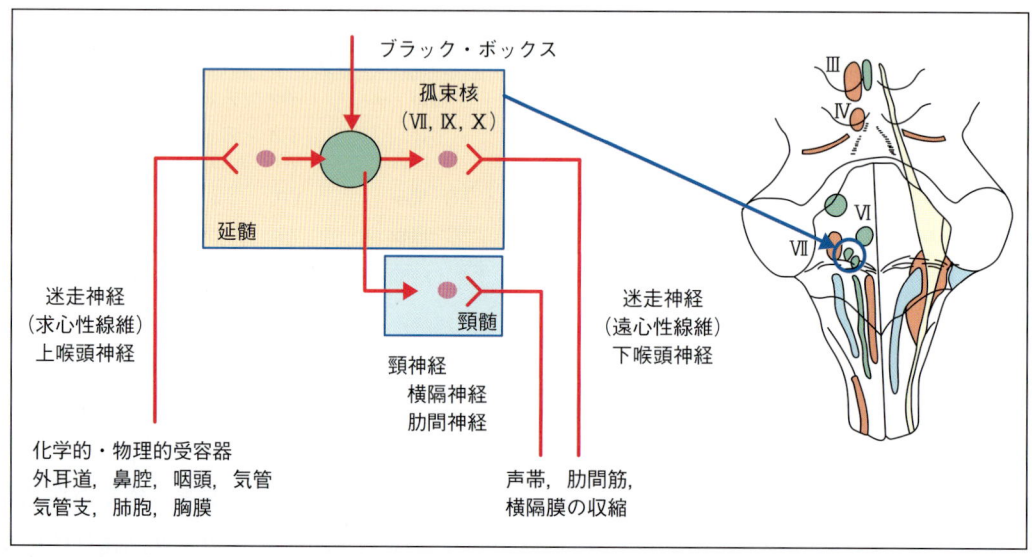

図3 咳嗽の反射経路（文献4〜6を参照して作成）
咳嗽反射の求心路は，上喉頭神経を経て延髄の咳中枢に至る経路である．遠心路は，咳中枢から横隔神経と肋間神経を経る経路と，疑核から下喉頭神経を経る経路の2つである．

咳嗽受容器と神経伝達物質

　RARs は，粘液などの機械的刺激により直接的に刺激を受け，一方，無髄の C-fiber から放出されるサブスタンス P（SP），ニューロキニン A（NKA），カルシトニン遺伝子関連ペプチド（calcitonin gene-related peptide：CGRP）などにより刺激される[8]．炎症時に放出される種々のメディエーターも，C-fiber を刺激し，C-fiber は軸索反射を介して RARs を刺激する（図2）[7,8]．C-fiber からのタキキニンの放出には $PGF_2\alpha$ や PGE_2 などのプロスタグランジンや NO も関与している[9]．

　ATP 受容体のうち P_2X 受容体は，後述のカプサイシン受容体である $TRPV_1$ と共存して後根神経節（DRG）の C-fiber および RARs に発現していることが明らかになり，ATP は C-fiber あるいは RARs を介して咳嗽反射を亢進させている[10,11]．ヒスタミンと ATP には相互関連があり，ヒスタミンには平滑筋からの ATP の遊離促進作用が，一方，ATP には肥満細胞からのヒスタミン遊離促進作用がある[9,11]．

　咳喘息やアトピー咳嗽の咳嗽に対してはヒスタミン H_1 受容体拮抗薬が有効である[12,13]．このようなアレルギー性疾患におけるヒスタミン H_1 受容体拮抗薬の有用性は，ヒスタミンにより遊離した ATP の RARs を介する咳嗽反射の抑制を示唆しているが，現在のところ明らかなエビデンスはなく今後の研究課題である．

C 線維上の $TRPV_1$ チャネル

　従来，カプサイシンが気道の C-fiber を興奮させ咳嗽を誘発することが知られていたが，1997 年，Caterina らによってこのカプサイシン受容体遺伝子が同定された[14]．当初はその遺伝子がコードする受容体タンパク質は vanilloid receptor 1（VR_1）と命名されたが，現在では Ca^{2+} 流入チャネルの一つである transient receptor potential（TRP）スーパーファミリーの一つ TRPV サブファミリーに属する $TRPV_1$ と呼ばれている[15,16]．$TRPV_1$ は 838 個のアミノ酸からなる分子量 95,000 の蛋白質で，細胞膜 6 回貫通型構造のイオンチャネルを形成する（図4）[15,16]．2002 年，Kagaya らにより，サブスタンス P を含有する C-fiber の頸静脈神経節内の細胞中に $TRPV_1$（VR_1）が分布していることが証明された[17]．

　$TRPV_1$ は，カプサイシンのみならず酸，熱（43℃以上），内因性カンナビノイドであるアナンダミド（anandamide），リポキシゲナーゼ産物であるロイコトリエン B_4，12HPETE，ブラジキニン，プロスタグランジン E_2 など多くの刺激により活性化される（図5）[15,16]．

　気道平滑筋細胞上での Ca^{2+} 流入チャネルとして，L 型チャネル以外に，リガンド作動性チャネル，受容体活性化チャネルがある[15,16]．Ca^{2+} 流入チャネルの分

子候補としてTRPチャネルが想定されており，これまで，気道平滑筋細胞には，TRPC$_1$，C$_3$，C$_4$，C$_6$，V$_2$，V$_4$の遺伝子が確認されている[16]．

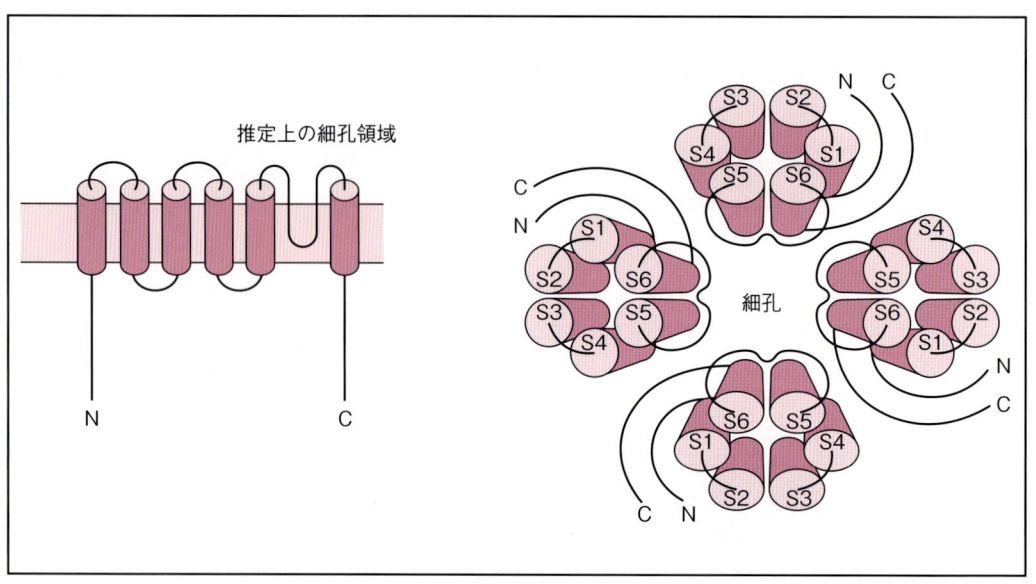

図4　カプサイシン受容体の分子構造（文献15，16を参照して作成）
細胞膜6回貫通型のイオンチャネル蛋白（左図）が多量体となってイオンチャネル（右図）を構成している．

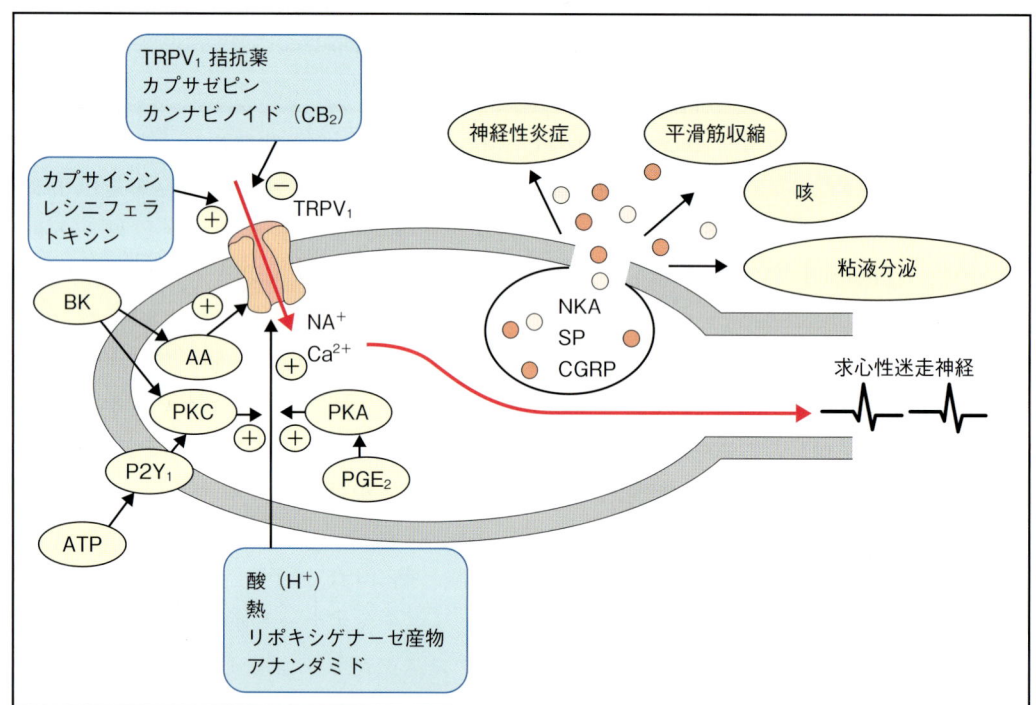

図5　気道C線維上のTRPV1チャネル活性化（文献15，16を参照して作成）
BK：ブラジキニン，AA：アラキドン酸，NKA：ニューロキニンA，SP：サブスタンスP，CGRP：カルシトニン遺伝子関連ペプチド

TRPV₁ チャネルと炎症

　RARs は物理的な刺激で活性化されるが，ブラジキニンやカプサイシンといった炎症性メディエーターなどの化学的刺激では影響を受けにくい[18]．対照的に C-fiber はカプサイシンやブラジキニンによって活性化される[18]．カプサイシンなどで $TRPV_1$ が活性化されると，前述のように軸索反射を介して C-fiber 端から，NKA, SP, CGRP などのタキキニンが放出されて RARs が刺激され，情報が咳中枢へ伝達される（図5）[15,16]．さらに C-fiber から放出されたタキキニンは，タキキニン受容体である NK_1, NK_2 を介して強い気管支収縮と，気管支腺からの漿液分泌を起こす[19]．また，気道炎症では肥満細胞からのプロテアーゼにより protease activated receptor $_2$（PAR_2）が活性化され，PAR_2 は PKC, PKA の活性化やプロスタノイドの放出などを介して，$TRPV_1$ の活性化閾値を引き下げ，咳嗽反射を促進する[20]．

　ヒトにおいては，健常者群に比べ慢性咳嗽症例群の気道神経で $TRPV_1$ が up-regulation している[21,22]．また，モルモットでは，$TRPV_1$ 阻害薬がクエン酸やカプサイシン誘発咳嗽を抑制する[23]．以上の成績は，呼吸器疾患での咳嗽発現には C-fiber 上の $TRPV_1$ チャネルの重要な役割を示唆している．しかし，Kollarik らによる $TRPV_1$ ノックアウトマウスを用いた検討では，カプサイシンやアナンダミドによる C-fiber の興奮は消失していたが，ブラジキニンと酸刺激による興奮は残存していた[24]．以上から，ブラジキニンや酸刺激による C-fiber の興奮には，$TRPV_1$ チャネル以外のチャネル活性化の関与が示唆され，今後の研究成果が待たれる[25,26]．

咳中枢の薬理学

　咳中枢における神経細胞ネットワークについては明確でない点が多い．一方，咳中枢における薬理学的研究は非常に進歩している[27,28]．興奮性アミノ酸受容体の一つである N-methyl-D-asparate（NMDA）受容体が，延髄孤束核における求心性興奮性シナプス伝達に関与していることが明らかにされている．本神経の節前線維に対して縫線核（NRM）からのセロトニン神経（5-HT_1b）および Ca^{2+} チャネルを介して抑制的に作用している．さらに，このセロトニン神経を μ および κ オピオイド受容体が調節的に作用することにより鎮咳作用を二重に抑制している（図6）[27,28]．

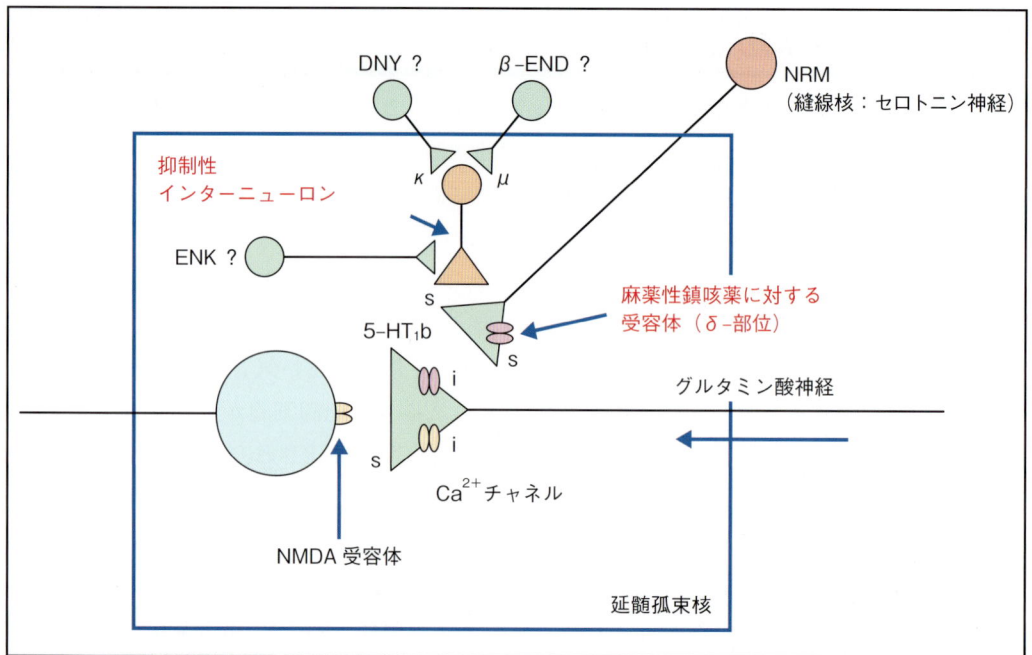

図6 咳嗽の薬理学(文献27, 28を参照して作成)
NMDA受容体が延髄孤束核における求心性興奮性シナプス伝達に関与している．縫線核からのセロトニン神経は抑制的に作用し，セロトニン神経をμおよびκオピオイド受容体が調節的に作用している．
β-END：β-endorphinergic fibers, DNY：dynorphinergic fibers, ENK：enkephalinergic fibers, NMDA：N-methyl-D-aspartate, s：促進, i：抑制

［文　献］
1）日本呼吸器学会 咳嗽に関するガイドライン第2版作成委員会 編：咳嗽に関するガイドライン第2版. 日本呼吸器学会，東京，2012.
2）Irwin RS, Boulet LP, Cloutier MM et al：Managing cough as a defense mechanism and as a symptom. A consensus panel report of the American College of Chest Physicians. Chest 114：133S-181S, 1998
3）Diagnosis and management of cough exective summary：ACCP evidence-based clinical practice guidelines. Chest 129：1S-23S, 2006
4）Bianco S, Robuschi M：Mechanism of cough. "Cough" Braga PC, Allegra L. Raven Press, New York, pp29-36, 1989
5）Widdicombe JG：Advances in understanding and treatment of cough. Monaldi Arch Chest Dis 54 (3)：275-279, 1999
6）塩谷隆信：長引く咳嗽の診断と治療：最近のトピックスを中心に．日気食会報 63 (2)：143-150, 2012
7）Widdicombe J：Neuroregulation of cough：implications for drug therapy. Curr Opin Pharmacol 2：256-263, 2002
8）Widdicombe J：Airway receptors. Respir Physiol 125：3-15, 2001
9）亀井淳三：咳嗽発生機序．Modern Physician 26 (11)：1689-1693, 2006
10）Kamei J, Takahashi Y, Yoshikawa Y et al：Involvement of P2X receptor subtypes in ATP-induced enhancement of the cough reflex sensitivity. Eur J Pharmacol 528：158-161, 2005
11）Kamei J, Takahashi Y：Involvement of inotropic purinergic receptors in the histamine-induced enhancement of the cough reflex sensitivity in guinea pigs. Eur J Pharmacol 547：160-164, 2006
12）Shioya T, Ito N, Watanabe A et al：Antitussive effect of azelastine hydrochroride in patients with bronchial asthma. Arzneimittelforschung 48 (2)：149-153, 1998
13）Shioya, T, Satake, M, Sano, M, et al. Antitussive effects of the H1-receptor antagonist epinastine in patients with atopic cough (eosinophillic bronchitis). Arzneimittelforshung 54 (4)：207-212, 2004

14) Caterina MJ, Schumacher MA, Tominaga M et al：The capsaicin receptor：a heat-activated ion channel in the pain pathway. Nature 389：816-824, 1997
15) 渡邊博之, 佐藤一洋, 伊藤　宏 他：呼吸器疾患とTRPチャネル. 呼吸 25（2）：127-131, 2006
16) Nilius B, Owsianik G, Voets T et al：Transient receptor potential cation channels in disease. Physiol Rev 87：165-217, 2007
17) Kagaya M, Lamb J, Robbins J et al：Characterization of the anandamide induced depolarization of guinea-pig isolated vagus nerve. Br J Pharmacol 137：39-48, 2002
18) Undem BJ, Carr MJ, Kollarik M：Physiology and plasticity of putative cough fibres in the Guinea pig. Pulm Pharmacol Ther 15：193-198, 2002
19) Amadesi S, Moreau J, Tognetto M et al：NK1 receptor stimulation causes contraction and inositol phosphate increase in medium-size human isolated bronchi. Am J Respir Crit Care Med 163：1206-1211, 2001
20) Gatti R, Andre E, Amadesi S et al：Protease-activated receptor-2 activation exaggerates TRPV1-mediated cough in guinea pigs. J Appl Physiol 101：506-511, 2006
21) Mitchell JE, Campbell AP, New NE et al：Expression and characterization of the intracellular vanilloid receptor（TRPV1）in bronchi from patients with chronic cough. Exp Lung Res 31：295-306, 2005
22) Groneberg DA, Niimi A, Dinh QT et al：Increased expression of transient receptor potential vanilloid-1 in airway nerves of chronic cough. Am J Respir Crit Care Med 170（12）：1276-1280, 2004
23) Trevisani M, Milan A, Gatti R et al：Antitussive activity of iodo-resiniferatoxin in guinea pigs. Thorax 59：769-772, 2004
24) Kollarik M, Undem BJ：Activation of bronchopulmonary vagal afferent nerves with bradykinin, acid and vanilloid receptor agonists in wild-type and TRPV1-/- mice. J Physiol 555：115-123, 2004
25) Lee MG, Macglashan DW Jr, Undem BJ：Role of chloride channels in bradykinin-induced guinea pig airway vagal C-fibre activation. J Physiol 566：205-212, 2005
26) 塩谷隆信：咳嗽のメカニズムについて．"咳嗽"石田　直 編．日本医事新報社, 東京, pp1-8, 2010
27) 亀井淳三：中枢性鎮咳薬の作用機序．日薬理誌 111：345-355, 1998
28) 塩谷隆信, 佐藤一洋, 佐野正明 他：Transient receptor potential（TRP）チャネルと咳嗽．日薬理誌 131：417-422, 2008

成人編

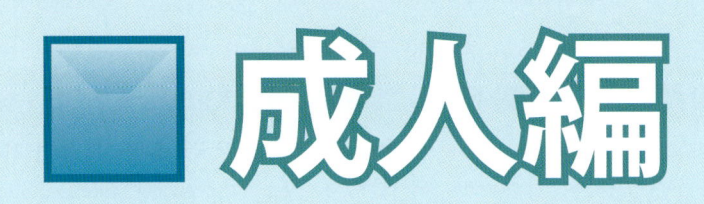

成人編

咳の分類 —成人—

名古屋市立大学大学院医学研究科 腫瘍・免疫内科学　新実彰男（にいみあきお）

はじめに

　咳は，患者が医療機関を受診する動機として最も頻度が高い症状であることが，各国から報告されている[1,2]．特に近年わが国では，持続する咳を訴えて受診する患者の増加が，アレルギーや呼吸器の専門外来，プライマリケアの場の両者で指摘されている．このような背景のもと，欧米の諸学会[3~6]と前後して2005年に日本呼吸器学会（JRS）から「咳嗽に関するガイドライン」が発刊され（JRS2005）[7]，翌年に同内容の英語版[8]，2012年には改訂第2版の刊行に至った（JRS2012）[9]．本項ではガイドラインにも記載のある咳嗽の2つの分類について，分類の根拠なども含めて解説する．

持続期間による分類

　この分類は，急性感染症後に咳だけが残存する病態（感染後咳嗽：最終的には自然に軽快する）をどのように捉え，どう扱うかで変わってくる．世界初のAmerican College of Chest Physicians（ACCP）の咳の診療ガイドライン（1998）では，3週未満の咳をacute cough（急性咳嗽），3週以上をchronic cough（慢性咳嗽）と定義していた[3]．ガイドライン作成の中心人物Richard Irwinがガイドライン発刊以前に発表した自らの5つのprospective study[10]でこの定義を用いてきた．「急性感染症に伴う咳が3週以上持続することがあるとして，そのような病態を"postinfectious cough"と呼び，慢性の定義を4週，あるいは8週以上とする研究者もいるが，Irwinらのprospective studyの対象となった慢性咳嗽にはそのような患者（感染症後に咳が3週以上持続）はいなかった」と同ガイドラインのpostinfectious coughの項に記載されており[3]，やや特殊な施設での臨床経験をもとにこの定義が定められたものと推察される．その後，彼らも3週以上持続する感染後咳嗽の存在や重要性を認識したとみられ，2000年のIrwinらの総説では3週未満の急性咳嗽，3週以上8週未満の

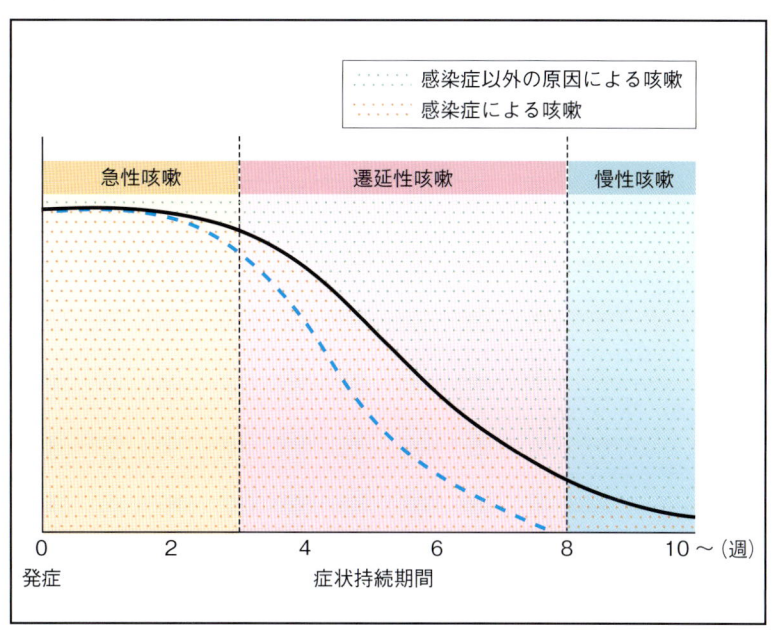

図1 症状持続期間と感染症による咳嗽比率（文献7, 9を参照して作成）
破線は初版ガイドライン（2005）[7]での表現による．

subacute cough（亜急性咳嗽），8週以上の慢性咳嗽と定義が変更された[11]．改訂ACCPガイドライン（2006）でもこの定義がそのまま採用されている[4]．

JRS2005[7]，JRS2012[9]もほぼ同様に3週未満の急性咳嗽，3週以上8週未満の遷延性咳嗽，8週以上の慢性咳嗽に分類している．この分類について説明するJRS2005の図では感染症による咳は8週を超えないことを示唆していたが，JRS2012では（百日咳など）8週を超える場合もあることを図示した（**図1**）[7, 9]．本文あるいは抄録が英文で確認できた各国のガイドラインでの持続期間による咳の分類を**図2**に示す．British Thoracic Society（BTS）のガイドラインでは，3週未満を急性，8週以上を慢性と定義しているが，中間の咳については記載がない[6]．European Thoracic Society（ERS）ガイドラインでは慢性のみを8週以上と定義している[5]．このような細部の違いはあるものの，ACCP1998[3]を除いて慢性（chronic）の定義は8週以上で一致している．これは以下の理由で妥当と考えられる．①急性上気道炎後の咳嗽のほとんどは8週以内に軽快するとの報告がある（ただし先行感染症の病原微生物の検索はなされていない：**表1**）[15]．②遷延性（亜急性）咳嗽（3週以上8週未満）の最多の原因疾患は感染後咳嗽である[16, 17]．③慢性咳嗽に占める感染後咳嗽の頻度は数％から10％前後以内と低い[18, 19]．以上から，本分類によって咳嗽の原因疾患がある程度推定できることになる（図1）．すなわち，急性咳嗽の原因の多くは感染症であり，遷延性（亜急性）咳嗽では感染後咳嗽が最多である．持続期間が長くなるにつれ感染症の頻度は低下し，慢性咳嗽では感染症そのものが原因となることは少ない[9]．

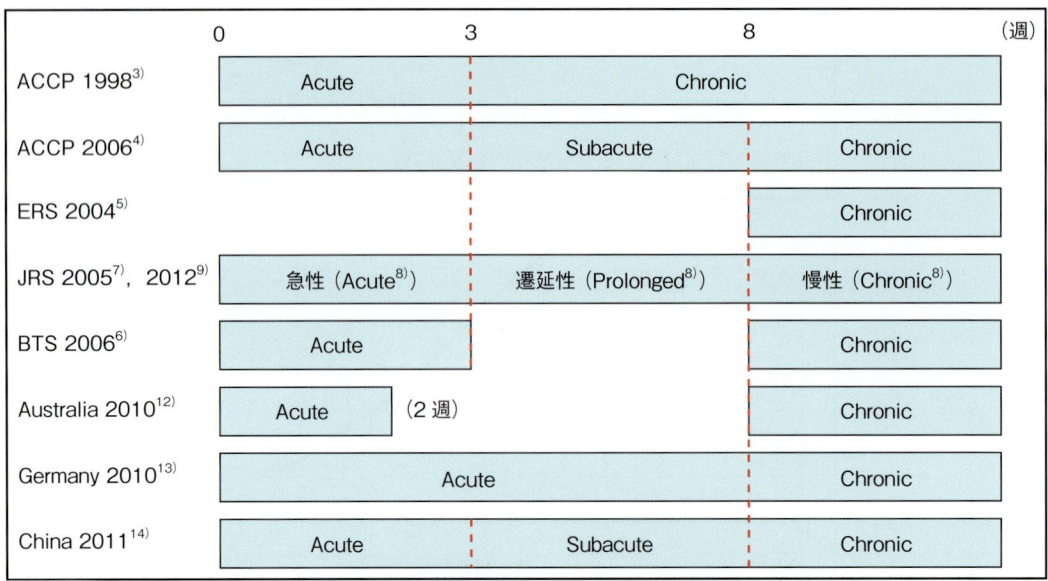

図2　各国のガイドラインにおける持続期間による成人の咳の分類 (文献3~9, 12~14を参照して作成)

表1　急性上気道炎患者156例における咳症状の持続時間

上気道炎発症後の経過週数（週）	咳症状の有無〔n（%）〕		
	咳あり	咳なし	不詳
1	145 (93)	1 (1)	10 (6)
2	121 (78)	17 (11)	18 (12)
3	90 (58)	44 (28)	22 (14)
4	55 (35)	77 (49)	24 (15)
5	26 (17)	105 (67)	25 (16)
6	12 (8)	119 (76)	25 (16)
7	3 (2)	128 (82)	25 (16)
8	1 (1)	130 (83)	25 (16)
9	1 (1)	130 (83)	25 (16)
10	1 (1)	130 (83)	25 (16)
11	0 (0)	131 (84)	25 (16)

(文献15を参照して作成)

喀痰の有無による分類

　JRS2012によると，咳は喀痰の有無によって，乾性咳嗽（喀痰を伴わないか少量の粘液性喀痰のみを伴う）と，湿性咳嗽（喀痰を喀出するための咳あるいは咳をするたびに痰が出る）とに分類される．乾性咳嗽の治療対象が咳そのものであるのに対して，湿性咳嗽の治療目標は気道の過分泌の減少である[9]．JRS2012の巻頭フローチャート「成人の遷延性慢性咳嗽の診断」では，主要な原因疾患を，副鼻腔気管支症候群＝湿性咳嗽，咳喘息・胃食道逆流症・感染後咳嗽＝乾性咳嗽，と極めて明快に分類している[9]．ERS2004でも病歴上の喀痰の有無は重要視

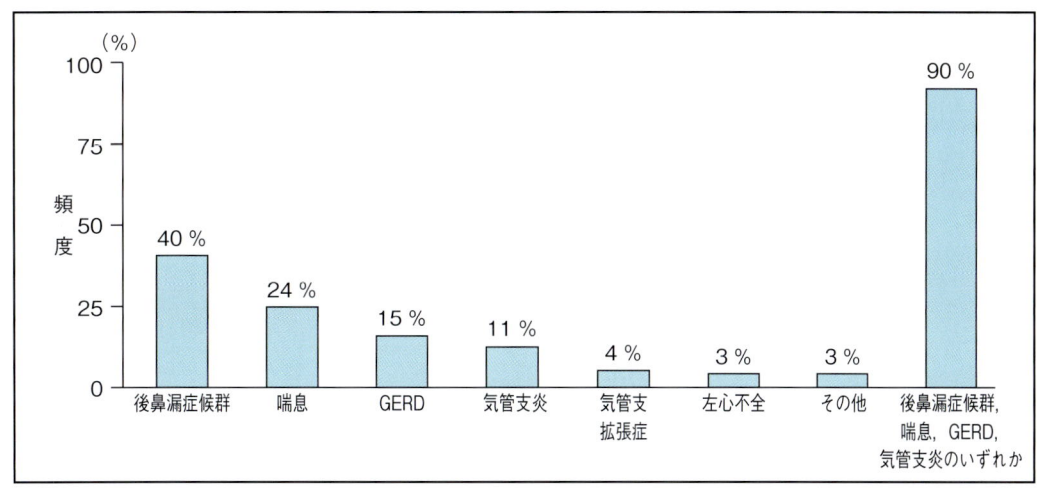

図3 多量の喀痰（≧30mL/day）を伴う成人慢性咳嗽（≧3週）71例の原因疾患（文献10を参照して作成）

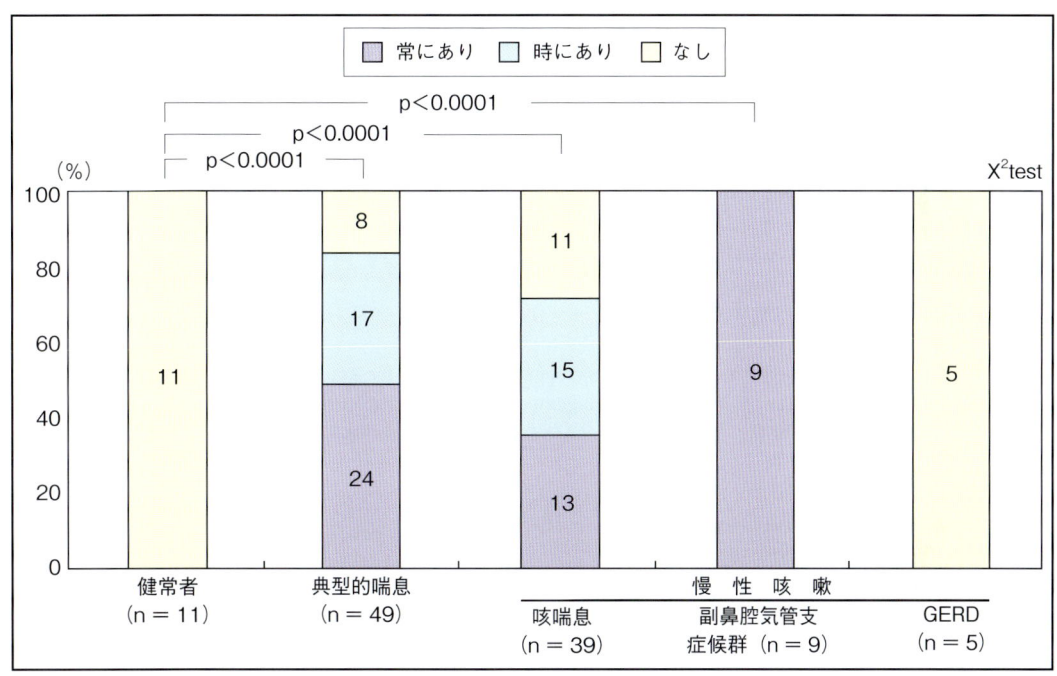

図4 健常者および患者群における喀痰症状（文献20を参照して作成）

しており，量の多い（1日にコップ1杯以上）喀痰は気管支拡張症など何らかの肺疾患の存在を示唆し，湿性咳嗽の診断や治療は比較的容易であるのに対して，乾性慢性咳嗽の鑑別診断はより手強いとしている[5]．一方 ACCP2006 では，喀痰の有無や咳の出る時間帯を含めた咳の特徴は診断的意義を有さず，顕著な気管支漏（bronchorrhea）を訴える患者でも原因は上気道咳症候群（upper airway cough syndrome），喘息，GERD のいずれかあるいはそれらの合併が多いとしている[4]．その根拠となったエビデンスを図3[10]に示す．筆者らは誘発喀痰中のムチン量を測定した臨床研究で，対象となった患者群と健常者における喀痰症状

を検討した(**図4**)[20]．誘発喀痰が採取できた（＝痰が出やすいあるいは気道分泌が多い）患者であるというバイアスはあるが，咳喘息の1/3が常に喀痰を伴う湿性咳嗽を訴えていた[20]．ACCP2006[4]の，喀痰の有無は「鑑別診断に全く役立たない」との主張は実感に合わないが，「ある疾患をrule inしたりrule outするのに使用することはできない」との記載は全く正しい．現実に，図4には見られないが乾性咳嗽の副鼻腔気管支症候群，喫煙による慢性気管支炎[4]や，湿性咳嗽のGERDも存在する．JRS2012[9]でも本文の「咳嗽診療の実際」の項では「例外も存在する」と記載はしているが，巻頭フローチャートでの分類はやや断定的すぎた感も否めない．今後の改訂に際して考慮される必要があると思われる．

[文　献]

1) Schappert SM : National Ambulatory Medical Care Survey : 1991 Summary. Vital Health Stat 13 116 : 1-110, 1994
2) 山田隆司 他：日常病・日常的健康問題とは：ICPC（プライマリ・ケア国際分類）を用いた診療統計から（第1報）．Jpn J Prim Care 23：80-89, 2000
3) Irwin RS et al : Managing cough as a defense mechanism and as a symptom. A consensus panel report of the American College of Chest Physicians. Chest 114 : 133S-181S, 1998
4) American College of Chest Physicians : Diagnosis and management of cough executive summary : ACCP evidence-based clinical practice guidelines. Chest 129 suppl : 1S-23S, 2006
5) ERS Task Force : The diagnosis and management of chronic cough. Eur Respir J 24 : 481-492, 2004
6) British Thoracic Society Cough Guideline Group : Recommendations for the management of cough in adults. Thorax 61 Suppl 1 : i1-i24, 2006
7) 日本呼吸器学会 咳嗽に関するガイドライン作成委員会 編：咳嗽に関するガイドライン．日本呼吸器学会，東京，2005
8) Committee for the Japanese Respiratory Society Guidelines for Management of Cough : The Japanese Respiratory Society guidelines for management of cough. Respirology 11 Suppl 4 : S135-S186, 2006
9) 日本呼吸器学会 咳嗽に関するガイドライン第2版作成委員会 編：咳嗽に関するガイドライン第2版．日本呼吸器学会，東京，2012
10) Smyrnios NA et al : Chronic cough with a history of excessive sputum production. The spectrum and frequency of causes, key components of the diagnostic evaluation, and outcome of specific therapy. Chest 108 : 991-997, 1995
11) Irwin RS et al : The diagnosis and treatment of cough. N Engl J Med 343 (23) : 1715-1721, 2000
12) German Respiratory Society for diagnosis and treatment of adults suffering from acute or chronic cough : Guidelines of the German Respiratory Society for diagnosis and treatment of adults suffering from acute or chronic cough. Pneumologie 64 : 701-711, 2010
13) Gibson PG et al : CICADA : Cough in Children and Adults : Diagnosis and Assessment. Australian cough guidelines summary statement. Med J Aust 192 : 265-271, 2010
14) Asthma Workgroup, Chinese Society, Respiratory, Diseases (CSRD), Chinese Medical, Association : The Chinese national guidelines on diagnosis and management of cough (December 2010). Chin Med J (Engl) 124 : 3207-3219, 2011
15) Jones BF, Stewart MA : Duration of cough in acute upper respiratory tract infections. Aust Fam Physician 31 : 971-973, 2002
16) Kwon NH et al : Causes and clinical features of subacute cough. Chest 129 : 1142-1147, 2006
17) 石田　直 他：成人遷延性咳嗽患者における感染後咳嗽の臨床的検討．日呼吸会誌 48：179-185, 2010
18) Niimi A : Geography and cough aetiology. Pulm Pharmacol Ther 20 : 383-387, 2007
19) Matsumoto H, Niimi A, Takemura M et al : Prevalence and clinical manifestations of gastro-oesophageal reflux-associated chronic cough in the Japanese population. Cough 3 : 1, 2007
20) Jinnai M et al : Induced sputum concentrations of mucin in patients with asthma and chronic cough. Chest 137 : 1122-1129, 2010

成人編

咳の疫学 ―成人―

京都大学医学部附属病院 呼吸器内科 松本久子（まつもとひさこ）

はじめに

咳嗽は患者が医療機関を受診する理由のうち最も頻度の高い症状であるが，疫学サーベイランスにおいても頻度の高い症状である．本項ではまず，一般人口における慢性咳嗽の疫学データを紹介し，後半に肺がんなどの重篤化しうる疾患や典型的喘息，慢性閉塞性肺疾患（chronic obstructive pulmonary disease：COPD）などを鑑別した後の，疾患としての"慢性咳嗽"に関し述べる．"慢性咳嗽"の表記は，鑑別診断前の慢性咳嗽から区別するためである．

疫学サーベイランス

 慢性咳嗽の頻度

咳嗽に関する疫学調査の多くは20～30年前に行われており[1]，最も大規模な調査は，欧米を中心とした16ヵ国36施設において18,277人（20～48歳）を対象にしたものである．対象例中，31％が前年に夜間咳嗽で覚醒したことがあり，20％が冬期に乾性もしくは湿性咳嗽を経験したと回答している．同時代の北米，スウェーデン，英国南東部の疫学調査では，一般人口での慢性咳嗽の頻度は10～18％であった（**表1**）．2000年代に行われたオーストラリアの疫学調査[3]でも慢性咳嗽の頻度は18％であり，2003年の英国ヨークシャイアの疫学調査では12％で，週1回以上日常生活に支障をきたす重症例は7％であった．英国ラジオ番組の視聴者を対象にした2002年の調査[2]では，慢性咳嗽があると回答した視聴者の43％が中等症，43％が重症から超重症と答えた．したがって日常生活に支障をきたす慢性咳嗽の頻度は欧米一般人口の4～8％と概算され，重症例に限っても高い有症率である．ただし回答者には喘鳴自覚例・喘息例なども含まれている．また8週間以上続く咳嗽を慢性咳嗽と定義するようになったのは2000年以後であり，上記疫学調査での慢性咳嗽の定義は報告により異なる．

表1　一般人口における慢性咳嗽の頻度

著者	報告年	国	回答人数（女性%）	対象者の年齢	慢性咳嗽頻度（%） 乾性	慢性咳嗽頻度（%） 湿性	他
Janson	2001	欧米16ヵ国	18,277（52%）	20～48歳	10.2（冬期）	10.2（冬期）	夜間咳嗽例中喘息13%
Barbee	1991	北米	1,109（56%）	平均45歳	17.9		現喫煙者の33%に咳嗽あり
Lundback	1991	スウェーデン	5,979（47%）	35, 50, 65歳	9.5（男），10.8（女）／―	6.8（全体）	現喫煙者の13～15%に咳嗽あり
Cullinan	1992	英国（南東部）	9,077（54%）	5歳以上	16（男），11（女）	9（男），6（女）	高齢者に多い
Ford	2006	英国（ヨークシャイア）	3,883（56%）	40～49歳	12		重症例は7%で女性に多い
Everett[2]	2007	英国	373（73%）	平均65歳	BBCラジオ視聴者の慢性咳嗽例を対象．2%が現喫煙者，24%喘息		
Adams[3]	2009	オーストラリア	3,355	18歳以上	18.5（男），16.0（女）／10（男），7（女）	5（男），3（女）	現喫煙者の21%に乾性，7%に湿性咳嗽あり
Fujimura[4]	2012	日本	10,505（39%）	10歳以上	5.6（遷延性咳嗽を含む）／6.4（男），4.2（女）		インターネット調査．10.2%が調査日に咳嗽あり

（文献1～4を参照して作成）

わが国の一般人口における慢性咳嗽の頻度については，Fujimuraがインターネットを使った調査で2012年に初めて明らかにした[4]．花粉症のオフシーズンである1月に10,505人を対象に，当日の咳嗽の有無をスクリーニングしたところ，1,073人（10.2%）が当日咳嗽ありと回答した．咳嗽あり例のみを対象とすると，3週間以上咳嗽が続く遷延性咳嗽例は35.8%，8週間以上の慢性咳嗽例が23.2%であり，遷延性・慢性咳嗽例は一般人口の6%前後と，わが国でも有症率が高いことがわかる．

 性差・年齢・罹病期間など

一般に咳感受性は女性で亢進しており，疫学データでも慢性咳嗽例は女性に多いが，男性に多い[3]，もしくは性差なしとする報告もある．年齢分布には差はなし，もしくは高齢になるほど頻度が高い[3,4]．罹病期間を調べた報告では，5年未満の例が40%，5～9年以内が約20%であった[2]．

オーストラリアの疫学調査[3]では慢性乾性咳嗽のリスク因子は，多変量解析により男性（オッズ比1.4），現喫煙（5.4），肥満（2.0），ACE阻害薬服用（1.8），重度のうつ（2.1），60歳以上（2.6）と示され，喀痰を伴う慢性湿性咳嗽のリスク因子は男性（2.3），現喫煙（2.5），重度のうつ（2.6）であった．英国ヨークシャイアの疫学調査では，胃食道逆流症（GERD）（1.7），過敏性腸症候群（2.0），喫煙（1.6）などが慢性咳嗽のリスク因子であった．

喫煙・環境の影響

　現喫煙は非・過去喫煙に比し，慢性咳嗽の発症を約3倍増し，週に40時間以上の濃厚な受動喫煙も男女ともに慢性咳嗽発症のリスクを上げる．従来，大気汚染の指標であった粒子状物質（particulate matter：PM）10は小児・成人とも咳嗽出現に関与し，より微細なPM 2.5は小児の咳嗽悪化に関与する．成人では影響なしとする報告もあるが，バイオマス燃料使用による推定PM 2.5曝露により，咳嗽出現のリスクがガス使用時に比し2～3倍上がる．わが国からも，浮遊PMから換算したPM 2.5レベルの大気と喘息，慢性気管支炎・肺気腫，肺炎などによる女性死亡数との相関が報告されている．

身体・精神・社会的影響

　咳嗽が身体・精神面に与える影響は大きく，咳嗽遷延により会話や外出などの日常活動が制限され，QOL低下をきたしやすい[1~3]．これは特に，女性で顕著である[4]．合併・併存症は多岐にわたり，肋骨骨折，尿失禁，鼠径・臍ヘルニア，頭痛，うつなどのほか，咳嗽によるふらつきが26％，失神も10％に認められる[2]．咳嗽失神は運転時の事故につながり，社会的影響も無視できない．実際に英国では咳嗽失神が半年内に1回あると，その時点では運転免許を申請できない．咳嗽の原因疾患のコントロール，肥満の改善，GERDの治療，禁煙ができて初めて再申請が可能となるようである．Fujimuraによるわが国の調査でも，約7％が運転時に不安であると回答している[4]．少なくとも咳嗽発作時の運転は控えること，また積極的に咳嗽の治療を行うことなど，注意喚起が必要と思われる．

受診率など

　英国のラジオ番組調査[2]では，慢性咳嗽あり例の85％が1回以上家庭医を受診している．英国では家庭医の紹介なしに病院を受診することができないが，61％がさらに専門医のいる病院を一つ以上受診している．診断名との対応は不明であるが，最も多い処方内容は吸入ステロイド薬とβ_2刺激薬であった．わが国の調査では，咳嗽で医療機関を受診した例は約40％にとどまる．その多くは感冒以外に，喘息・咳喘息，慢性気管支炎，GERDと診断されている（図1）[4]．これらは治療・禁煙で鎮咳が期待できる疾患であり，咳嗽が長びく場合は積極的に医療機関を受診するよう啓発していく必要があろう．

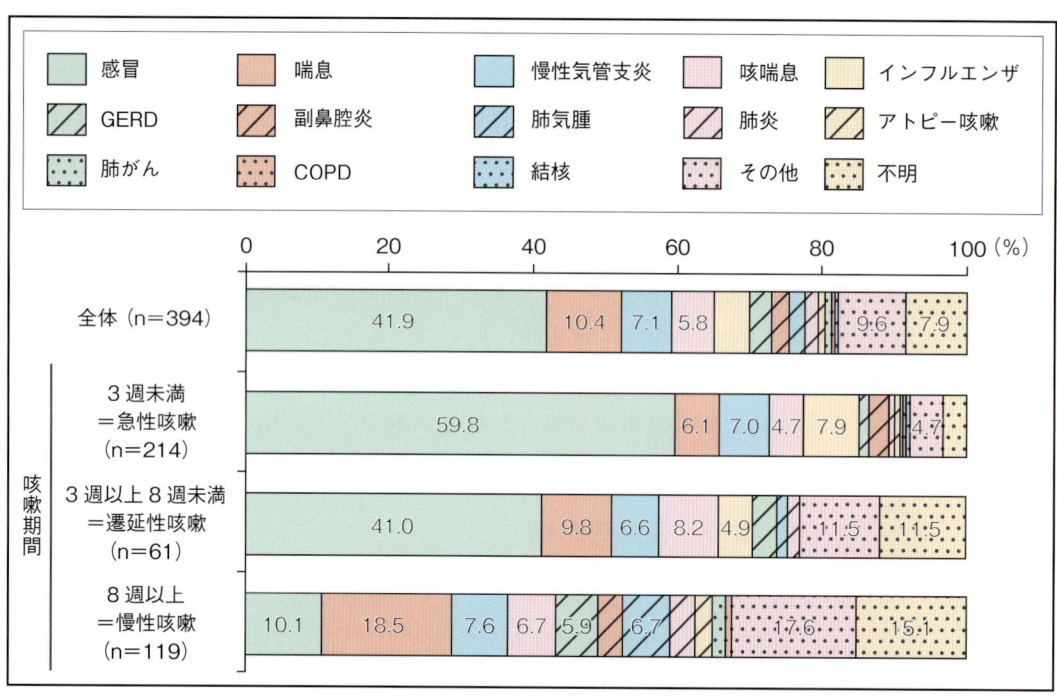

図1 咳嗽の原因疾患 (文献4を参照して作成)

"慢性咳嗽"の疫学

 咳嗽の頻度など

わが国の"遷延性・慢性咳嗽"のうち,"乾性咳嗽"の原因疾患で最も頻度の高いものは咳喘息であり,次いでアトピー咳嗽やGERDによる咳嗽である[5] (**表2**).

表2 各国における"慢性咳嗽"の原因疾患別頻度

著者	報告年	国	症例数	咳喘息/喘息(%)	鼻炎/後鼻漏(%)	GERD(%)	COPD(%)	アトピー咳嗽(%)	感染後咳嗽(%)	副鼻腔気管支症候群(%)	不明(%)	他(%)
Poe	1989	米国	139	28	21	4	6		9		12	慢性気管支炎7
Irwin	1990	米国	102	24	41	21					1	慢性気管支炎5
Carney	1997	豪国	30	23	93	73						ACE阻害薬23
O'Connell	1994	英国	87	10	34	32			10		27	
Niimi	2004	英国	50	26	14	10					40	
Fujimura	2005	日本	248	36		2		29		17		
Matsumoto	2009	日本	112	55		7		15	6	8	4	
Yamasaki	2010	日本	54	54		5	15	11	7	9		

(文献1, 5を参照して作成)

アトピー咳嗽では，咳喘息と同様に中枢気道に好酸球性炎症を認めるが，咳喘息と異なり，気管支拡張薬が咳嗽に無効である．"湿性咳嗽"の原因疾患には副鼻腔気管支症候群（sinobronchial syndrome：SBS），喫煙による慢性気管支炎が多い．欧米では咳喘息，後鼻漏（postnasal drip：PND）もしくは上気道咳症候群（upper airway cough syndrome：UACS）に伴う咳嗽，GERDによる咳嗽が"慢性咳嗽"の三大疾患とされる．PNDの原因は慢性副鼻腔炎が39％，アレルギー性鼻炎が23％[5]であり，PNDに伴う咳嗽はSBSによる咳嗽と重複している可能性もある．各疾患の詳細については，他項を参照されたい．

　わが国におけるGERD咳嗽の頻度は，欧米ほど高くないものの近年増加傾向にある．GERDは咳嗽の重要な原因疾患であると同時に，咳嗽遷延に伴いGERDも悪化するため，咳喘息やほかの慢性咳嗽の増悪因子となることに注意する．"慢性咳嗽"の18〜26％に複数の原因が存在するが，その一つがGERD咳嗽であることが多い．

　百日咳感染後の咳嗽は"遷延性・慢性咳嗽"とも5〜10％でみられる．2週間以上続く咳嗽に発作性の咳き込み，吸気性笛声，咳き込み後の嘔吐のいずれか一つ以上を伴い，単回でも血清抗PT-IgG抗体価が100 EU以上であれば百日咳と確定診断できる[5]．抗PT-IgG抗体測定の普及とともに，今後診断率が上がると思われる．

表3　咳嗽誘発因子の頻度 (文献6を参照して作成)

	全例（n＝194）での平均頻度（％）	喘息性咳嗽 咳優位型喘息（n＝57）	喘息性咳嗽 咳喘息（n＝83）	非喘息性咳嗽（n＝54）	3群比較 p値*
喉頭違和感	52.1	50.9 ± 50.4	49.4 ± 50.3	57.4 ± 49.9	0.64
冷気	38.7	50.9 ± 50.4**	38.6 ± 49.0	25.9 ± 44.2*	0.027
感冒	37.1	36.8 ± 48.7	33.7 ± 47.6	42.6 ± 49.9	0.58
乾燥した空気	32.0	35.1 ± 48.1	32.5 ± 47.1	27.8 ± 45.2	0.71
タバコの煙・香水の香り	27.8	40.4 ± 49.5	21.7 ± 41.5**	24.1 ± 43.2	0.042
会話	26.8	21.1 ± 41.1	33.7 ± 47.6	22.2 ± 42.0	0.17
臥位	22.7	22.8 ± 42.3	20.5 ± 40.6	25.9 ± 44.2	0.76
疲労・ストレス	19.6	31.6 ± 46.9**	18.1 ± 38.7	9.3 ± 29.3*	0.012
後鼻漏	16.5	19.3 ± 39.8	16.9 ± 37.7	13.0 ± 33.9	0.66
運動	13.9	17.5 ± 38.4	15.7 ± 36.6	7.4 ± 26.4	0.26
香辛料	11.9	15.8 ± 36.8	6.0 ± 23.9	16.7 ± 37.6	0.095
食事	11.3	7.0 ± 25.8	13.3 ± 34.1	13.0 ± 33.9	0.47
花粉	9.3	15.8 ± 36.8	8.4 ± 28.0	3.7 ± 19.1	0.086
カビの臭い	6.7	10.5 ± 31.0	7.2 ± 26.1	1.9 ± 13.6	0.18
誘発因子数	3.4	3.9 ± 2.1**	3.3 ± 1.9**	3.0 ± 1.8	0.024

平均値 ± SD，*Kruskal-Wallis検定，**$p < 0.016$ vs 非喘息性咳嗽，**$p < 0.05$ vs 咳優位型喘息，*$p < 0.05$ vs 喘息性咳嗽（咳優位型喘息＋咳喘息）．
飲酒，湿気，胸やけ，ペットとの接触には3群間で差なし．

咳嗽の誘発因子

"慢性咳嗽"例では咳嗽の誘発因子を訴えることが多い．最後にその頻度と背景を紹介する．

咳嗽誘発因子の問診表を用いた筆者らの検討[6]では，"遷延性・慢性咳嗽"例（n＝194）において，誘発因子は喉頭違和感，冷気，感冒，乾燥した空気の順に多い（表3）．多くの誘発因子は疾患・病態非特異的であるが，「冷気」や「疲労・ストレス」は喘息性咳嗽に特徴的である．特に「冷気」を誘発因子に挙げた例では，気道感受性が亢進しており，気道炎症の指標である呼気一酸化窒素濃度が高い．「タバコの煙・香水の香り」は咳優位型喘息例に，「花粉」はアトピー咳嗽に，「香辛料」や「食事」はGERD咳嗽に特徴的な咳嗽誘発因子である．また女性，喘息性咳嗽例で咳嗽誘発因子数が多く，咳嗽誘発因子数はGERDの問診点数と弱いながら相関する．

まとめ

咳喘息が，わが国の慢性咳嗽の重要な原因疾患であることは広く浸透してきた．GERDが咳嗽病態と密接に関連する事実も，欧米のみならずわが国でも認識されつつある．慢性咳嗽の一般診療では，肺がん，間質性肺炎，結核など重篤化しうる疾患を除外したうえで，咳喘息，GERDの両疾患を意識した診断・治療を行うことが望ましい．

[文　献]

1) Chung KF, Pavord ID：Prevalence, pathogenesis, and causes of chronic cough. Lancet 371：1364-1374, 2008
2) Everett CF, Kastelik JA, Thompson RH et al：Chronic persistent cough in the community：a questionnaire survey. Cough 3：5, 2007
3) Adams RJ, Appleton SL, Wilson DH et al：Associations of physical and mental health problems with chronic cough in a representative population cohort. Cough 5：10, 2009
4) Fujimura M：Frequency of persistent cough and trends in seeking medical care and treatment-results of an internet survey. Allergol Int 61：573-581, 2012
5) 日本呼吸器学会 咳嗽に関するガイドライン第2版作成委員会 編：咳嗽に関するガイドライン第2版. 日本呼吸器学会，東京，2012
6) Matsumoto H, Tabuena RP, Niimi A et al：Cough triggers and their pathophysiology in patients with prolonged or chronic cough. Allergol Int 61：123-132, 2012

成人編

咳の鑑別診断
―遷延性・慢性咳嗽を中心に―

名古屋市立大学大学院医学研究科 腫瘍・免疫内科学　新実彰男（にいみ あきお）

咳嗽初期診療のポイント

　咳嗽は，ほぼすべての呼吸器疾患が原因になりうる．肺炎，肺がん，間質性肺炎，肺結核，肺血栓塞栓症など重篤化しうる疾患の除外のため，1〜2週以上持続する咳嗽患者ではまず胸部X線写真（正面像と，なるべく側面像も）を撮影する．肺がんや気管・気管支結核では肺野の陰影が乏しい場合もあり，中枢気道の狭窄（透亮像の消失）も注意深く読影する．病歴では，発熱，呼吸困難，血痰，胸痛，体重減少などに注意し，血液検査の炎症反応，SpO_2 なども参考にする．症状や検査値によっては，発症後数日以内でも胸部X線やCT撮影，気管支鏡検査などを考慮する[1,2]．

　もう一つのポイントは，喘息を見落とさないことである．喘鳴症状の有無を特に夜間や早朝に重点をおいて丁寧に問診する．また肺聴診時には強制呼出を行わせ呼気終末のわずかな喘鳴も捉えるように心掛ける．これらにより喘鳴が確認されれば喘息の可能性が高い．ただし，心不全や慢性閉塞性肺疾患（chronic obstructive pulmonary disease：COPD）などとの鑑別を要する[2,3]．喘息患者は昼間の外来診察時には症状が軽快していることが多いので，聴診で喘鳴が聴取されないから「喘息ではない」とか「喘息は安定している」などと断定してはならない．自覚症状としての深夜や早朝の喘鳴を丁寧に聞き出すよう心掛ける[3]．

遷延性・慢性咳嗽の治療前診断

　原因診断は，病歴と検査所見から疑い診断（治療前診断）をつけることから始まる．種々の検査が困難なプライマリケアの場では，病歴が特に重要である．

 病　歴

　急性咳嗽は急性上気道炎と感染後咳嗽が多くを占め，遷延性咳嗽においても感

表1 慢性咳嗽の各原因疾患に特徴的（特異的）な病歴

咳喘息	夜間～早朝の悪化（特に眠れないほどの咳や起坐呼吸），症状の季節性・変動性
アトピー咳嗽	症状の季節性，咽喉頭のイガイガ感や掻痒感，アレルギー疾患の合併（特に花粉症）
副鼻腔気管支症候群	慢性副鼻腔炎の既往・症状，膿性痰の存在
胃食道逆流症	食道症状の存在，会話時・食後・起床直後・上半身前屈時の悪化，体重増加に伴う悪化，亀背の存在
感染後咳嗽	上気道炎が先行，徐々にでも自然軽快傾向（持続期間が短いほど感染後咳嗽の可能性が高くなる）
慢性気管支炎	現喫煙者の湿性咳嗽
ACE阻害薬による咳	服薬開始後の咳

（文献2より引用）

染後咳嗽の占める比率が高いが，慢性咳嗽では非感染症が主体となる[4〜6]．副鼻腔気管支症候群と慢性気管支炎は湿性咳嗽を呈することが多く，その他の疾患は主に乾性咳嗽を呈するが，例外も存在する〔分類の項（p.12）参照〕．診療の場で特に問題となるのは，胸部X線の異常や喘鳴を呈さない一見すると診断が困難な病態，いわば「狭義の」遷延性・慢性咳嗽であり，乾性咳嗽例が多い．

持続期間，痰の有無に加えて，各疾患に特徴的（特異的）な病歴を熟知する必要があり，要点を表1に列挙する（詳細は各論参照）．

咳の受容体である迷走神経知覚受容体は下気道以外にも広範に存在し，耳鼻咽喉科や循環器科，消化器科領域など非呼吸器疾患によっても咳は生じうる[7]．そのことも念頭におきながら，まずは先に挙げた頻度の高い疾患から鑑別を進めていく．

主な臨床検査

非専門施設では①，②，③，可能な場合には④のスパイロメトリーくらいまでが施行される．

①血液検査

白血球数と分画，CRPは一般的に施行される．末梢血中好酸球数は間接的に好酸球性気道炎症を反映し[8]，咳喘息などで高値を呈することがあるが，喀痰中好酸球数に比べて特異度は低い．総IgE値の上昇や特異的IgE抗体の陽性所見が，咳喘息[9]やアトピー咳嗽でしばしばみられる．感染症の血清学的診断も頻用される．

②喀痰検査

一般細菌，抗酸菌塗抹・培養（胸部X線でほとんど異常を示さない気管・気管支結核に注意；副鼻腔気管支症候群で非結核性抗酸菌を検出することあり），細胞診（同様に胸部X線陰性例あり，喫煙者では特に大切）は重要である．炎症性気道疾患の診断・治療評価のために細胞分画を算定する．

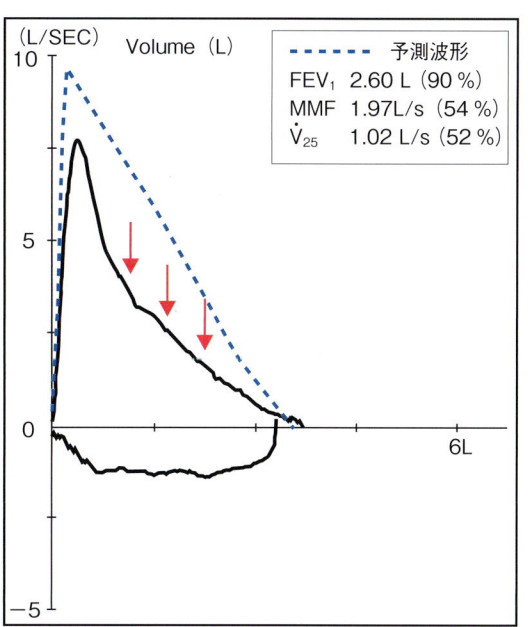

図1 咳喘息患者（58歳男性，非喫煙）のスパイロメトリー所見
FEV_1は正常に近いが，末梢気道閉塞によってMMF, $\dot{V}_{25}$が低下しており，これを反映してフローボリューム曲線の下降脚が下に凸を呈している．非喫煙者では，これのみでも咳喘息を疑える重要な所見である．

③画像診断

胸部・副鼻腔X線写真，CTを行う．

④生理学的検査

咳喘息ではスパイロメトリーで軽度の閉塞性障害やβ_2刺激薬による可逆性を認めることがある．末梢気道閉塞を反映するフローボリューム曲線の下降脚が下に凸になる所見は，喫煙歴がなければ咳喘息を示唆する有力な所見である（図1）．気道過敏性検査は限られた施設でのみ施行される．

⑤呼気中NO濃度

喘息，咳喘息で高値を呈することが多い．2013年6月に，ある機器（機種）に限定して保険収載がなされた．

⑥上部消化管内視鏡

胃食道逆流症を疑う場合に施行するが，異常（粘膜びらん）を示さない例が少なくない．

遷延性・慢性咳嗽の治療後診断

病歴と可能な範囲で行った検査結果に基づく治療前診断に対する特異的な治療を行う．それが奏効したら初めて診断が確定し（治療後診断），導入療法，維持療法へと移行する．主要な原因疾患において診断的治療に用いる特異的治療を表2に列挙する（詳細は各論参照）．

治療前診断がつけにくければ，頻度が高く気道のリモデリングや典型的喘息への移行も生じる咳喘息の診断的治療や，吸入ステロイド薬による導入療法を考慮してよい．速効性は疾患や薬剤により異なる．

表2　慢性咳嗽の各原因疾患の特異的治療薬（文献2を参照して作成）

咳喘息	気管支拡張薬
胃食道逆流症	プロトンポンプ阻害薬またはヒスタミンH_2拮抗薬
副鼻腔気管支症候群	マクロライド系抗菌薬
アトピー咳嗽	ヒスタミンH_1拮抗薬*
慢性気管支炎	禁煙
ACE阻害薬による咳	薬剤中止

*ヒスタミンH_1拮抗薬は非特異的鎮咳作用を有するがアトピー咳嗽で著効例が多いことも事実であり，アトピー咳嗽の特異的治療薬として挙げた．

　診断的治療が「有効」か「無効」かを判定する明確な基準はない．VAS（visual analogue scale）の改善度では15 mm以上を有意とする記載があるが[1]，妥当性は検証されていない．

治療前診断に基づく治療が無効か，効果が部分的な場合

　治療前診断が誤っているか複数の原因があると考え，再度 病歴聴取や検査を行う．特に他疾患に合併しやすい胃食道逆流症の存在に留意する[10,11]．それでも原因が不明なら，呼吸器内科紹介，胸部CT，気管支鏡検査，耳鼻咽喉科・消化器内科・その他の専門医への紹介などを考慮する．これらの検査や紹介の選択順序や時期は医師の経験や専門領域に応じて変わってよい．ただし胸部単純X線写真を撮影せずに早期に胸部CTを撮影する最近の風潮は，CTの放射線被曝・医療費の問題から憂慮すべきである．呼吸器疾患による稀な慢性咳嗽の可能性にも注意する[7]．

[文　献]

1) British Thoracic Society Cough Guideline Group：Recommendations for the management of cough in adults. Thorax 61 Suppl 1：i1–i24, 2006
2) 日本呼吸器学会 咳嗽に関するガイドライン第2版作成委員会 編：咳嗽に関するガイドライン第2版．日本呼吸器学会，東京，2012
3) 新実彰男：慢性咳嗽の診断と治療．現代医学 60（2）：337–346, 2012
4) Chung KF, Pavord ID：Prevalence, pathogenesis, and causes of chronic cough. Lancet 371（9621）：1364–1374, 2008
5) Niimi A：Geography and cough aetiology. Pulm Pharmacol Ther 20：383–387, 2007
6) Matsumoto H, Niimi A, Takemura M et al：Prevalence and clinical manifestations of gastro-oesophageal reflux-associated chronic cough in the Japanese population. Cough 3：1, 2007
7) Niimi A, Kihara Y, Sumita Y et al：Cough reflex by ventricular premature contractions. Int Heart J 46：923–926, 2005
8) Niimi A, Amitani R, Suzuki K et al：Serum eosinophil cationic protein as a marker of eosinophilic inflammation in asthma. Clin Exp Allergy 28：233–240, 1998
9) Takemura M, Niimi A, Matsumoto H et al：Atopic features of cough variant asthma and classic asthma with wheezing. Clin Exp Allergy 37：1833–1839, 2007
10) Ing AJ：Cough and gastro-oesophageal reflux disease. Pulm Pharmacol Ther 17：403–413, 2004
11) 新実彰男：咳嗽をきたす疾患の診断と治療：胃食道逆流症．綜合臨牀 58：2116–2121, 2009

成人編

感染症による咳（急性）

大分大学医学部 呼吸器・感染症内科学講座 水上絵理
同附属病院 感染制御部 平松和史，同大学 同講座 門田淳一

はじめに

ウイルスや細菌などの微生物が気道に感染すると，上気道や下気道に炎症がひき起こされ，局所症状として咳嗽が出現する．気道感染症に伴う咳嗽を感染性咳嗽と呼び，日本呼吸器学会の「咳嗽に関するガイドライン第2版」[1]では，慢性気道感染症に伴う咳嗽を含むものを広義の感染性咳嗽，慢性気道感染症に起因しない感染症による咳嗽を狭義の感染性咳嗽として分類している．本項では狭義の感染性咳嗽について記述する．

フローチャート1 感染性咳嗽への対応

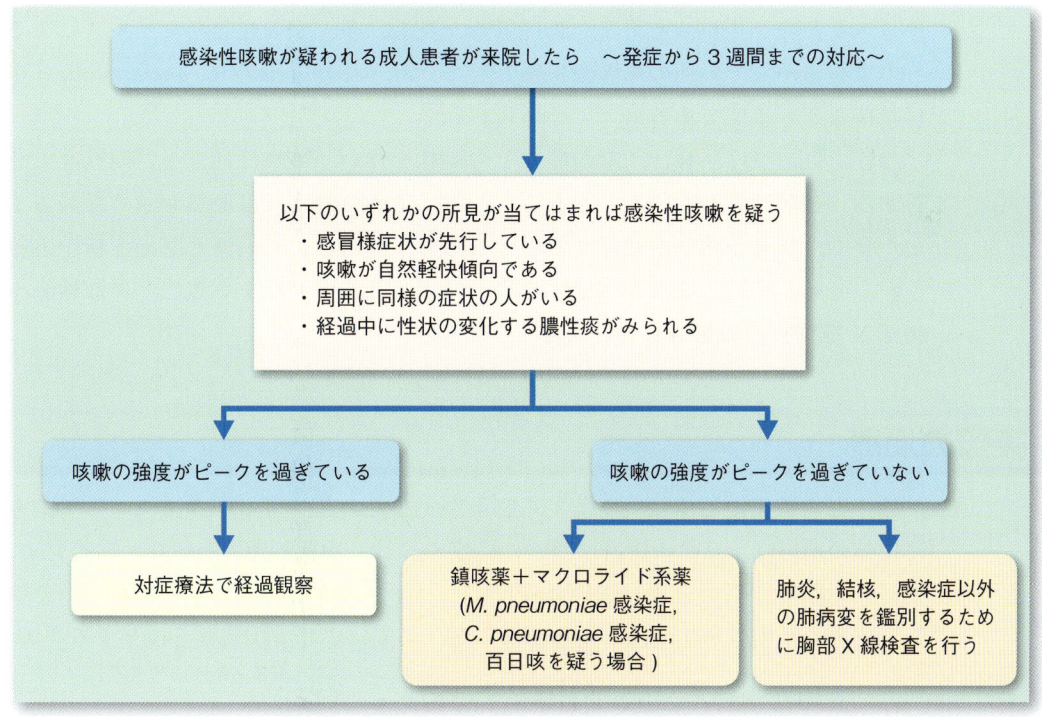

(文献1より引用)

感染性咳嗽の概要

咳嗽は日常の外来診療で経験する最も頻度の多い症状で，そのほとんどは上気道の炎症による感染性咳嗽であり，診療の現場では検査を行わず，対症療法のみが行われている．多くの場合はこうした対応で問題を生じないが，なかには特異的な検査や治療が必要な場合もあるため，注意が必要である．感染性咳嗽の多くは3週間以内に改善を認め，特に8週間以上続くことは稀であるため，こうした場合は慢性気道感染症，抗酸菌症，咳喘息など，ほかの疾患を考慮する必要がある．

感染性咳嗽はウイルス感染による急性上気道炎や急性気管支炎などが多く，咳嗽の強さがピークを過ぎていれば対症療法で経過観察を行うが，ピークを過ぎていなければ周囲への感染にも留意する．場合によっては重症化することもあり，*Mycoplasma pneumoniae* 感染症や *Chlamydophila pneumoniae* 感染症，百日咳，結核や肺炎など，その他の疾患を鑑別する（フローチャート1）．

急性上気道炎，急性気管支炎

どのような疾患か？

急性咳嗽のほとんどが急性上気道炎によるといわれ，その原因微生物は80～90％がライノウイルス，コロナウイルス，パラインフルエンザウイルス，RSウイルスなどのウイルスである．急性気管支炎も，多くが前述したウイルスによるものであるが，その他の原因微生物として，*M. pneumoniae*，*C. pneumoniae*，百日咳菌なども重要である．

急性上気道炎は，鼻汁，咽頭痛などの症状を伴い，咳嗽は通常1週間程度で改善する．発熱は伴わないこともある．一方，急性気管支炎は発熱が認められることが多く，咳嗽や喀痰が遷延する場合もある．診断は主に病歴と臨床症状から行うが，発熱が持続し咳嗽が遷延する場合には，肺炎の発症を考慮し，血液検査や胸部X線写真の撮影も必要となる．

実際の治療

急性上気道炎の治療は，ウイルス感染が主なため基本は対症療法である．抗菌薬投与の適応は，高熱の持続，膿性の喀痰や鼻汁，扁桃の腫大と膿栓，白苔付着，中耳炎や副鼻腔炎の合併，強い炎症反応，ハイリスク群の患者などである．急性気管支炎の治療も対症療法が主体であるが，必要に応じて抗菌薬を投与する．

処方例

以下を症状が改善するまで併用投与する．

> ❶ PL 配合顆粒（1g）：1回1g　1日3回　3～5日分 ⎫
> ❷ トランサミンカプセル（250 mg）： 　　　　　　⎬ 併用
> 　　1回1カプセル　1日3回　3～5日間　　　　　　⎪
> ❸ メジコン錠（15 mg）：1回1～2錠　1日3回　3～5日分 ⎭

細菌感染が疑われるときは以下を上記に加える

> ● メイアクト MS 錠（100 mg）：1回1錠　1日3回　3～5日分

M. pneumoniae 感染症や *C. pneumoniae* 感染症，百日咳が疑われるときは，マクロライド系薬を投与する（後述）．

生活指導

通常は1週間以内に自然治癒する疾患なので，対症療法が基本であることを説明する．症状が4日以上遷延する，あるいは悪化するなどがあれば再診するよう伝える．周囲への感染を防ぐため，マスクの着用，手洗いの励行を指導する．

非定型病原体（*M. pneumoniae*, *C. pneumoniae*, 百日咳菌）感染症

どのような疾患か？

 M. pneumoniae 感染症

M. pneumoniae 感染症における咳嗽の発生機序は不明な点が多いが，一過性の気道過敏性亢進と考えられている．肺炎だけでなく，上気道炎や気管支炎の原因微生物となる．*M. pneumoniae* 感染症の潜伏期は1～2週間で，感染初期は乾性咳嗽であるが，3～4週間ほど経過すると湿性咳嗽になる．*M. pneumoniae* 感染症のみで咳が8週間以上続くことはほとんどなく，咳が遷延する場合は喘息など他疾患の併発を考慮する．

M. pneumoniae 感染症の早期血清診断は困難で，ペア血清で4倍以上の抗体価の上昇により確定診断となる．イムノカード® マイコプラズマ抗体は IgM 抗体を10分以内に判定可能で頻用されるが，偽陽性も多く注意が必要である．

また，最近，咽頭拭い液中のマイコプラズマ抗原を検出するマイコプラズマ抗

表 1　細菌性肺炎と非定型肺炎の鑑別

1．年齢 60 歳未満
2．基礎疾患がない，あるいは軽微
3．頑固な咳嗽がある
4．胸部聴診上所見が乏しい
5．喀痰がない，あるいは迅速診断で原因菌らしきものがない
6．末梢血白血球が 10,000/μL 未満である

1～5 で該当項目が　　3 項目以上　→　非定型肺炎の疑い
　　　　　　　　　　2 項目以下　→　細菌性肺炎の疑い

1～6 で該当項目が　　4 項目以上　→　非定型肺炎の疑い
　　　　　　　　　　3 項目以下　→　細菌性肺炎の疑い

（文献 2 を参照して作成）

原定性も保険適用となり，診断補助として期待されている．

胸部 X 線写真で明らかな肺炎がある場合は，細菌性肺炎と非定型肺炎の鑑別[2]が有用で感度 86％，特異度 93％と高く，同法による鑑別が重要である（表 1）．

 ## *C. pneumoniae* 感染症

C. pneumoniae による呼吸器感染症では肺炎が多いが，気管支炎や咽頭炎などの上気道炎を起こす場合もある．肺炎では潜伏期は約 3～4 週といわれ，非定型肺炎の中では *M. pneumoniae* 肺炎に続いて感染例が多い．遷延する咳嗽が特徴で，感冒様の軽い症状のみのこともあり，*M. pneumoniae* 感染症に比べ，病初期に高熱などの症状は比較的少ない．一方，高齢者などでは重症化する場合もある．表 1 に挙げた細菌性肺炎と非定型肺炎の臨床的鑑別法において，*C. pneumoniae* 肺炎では感度は約 60～70％と *M. pneumoniae* 肺炎に比べやや低い．確定診断には *C. pneumoniae* の分離培養や蛍光抗体法などによる病原体検出が確実であるが，これらの検査の実施は一部の施設に限られる．一般臨床では，ペア血清での *C. pneumoniae* 抗体価の上昇により診断する．

 ## 百日咳

百日咳は，五類感染症の定点把握疾患で，その統計によると 2006 年頃より成人患者が増加してきている．14 日以上の咳に，発作性の咳き込み，吸気性笛声，咳き込み後の嘔吐のいずれか一つ以上の症状を伴っていれば臨床的に診断される．病原診断は，百日咳菌の分離培養や LAMP（loop-mediated isothermal amplification）法を用いた遺伝子増幅法もあるが，成人では菌量が少なく培養陽性率は低い．また LAMP 法は実施可能な施設が限られている．臨床上は抗体価の上昇により診断を行う（フローチャート 2）．発症後 4 週間以上経っていれば血清診断を行い，PT（pertussis toxin：百日咳毒素）-IgG 抗体が 100 EU/mL 以上あれば単血清でも診断される．

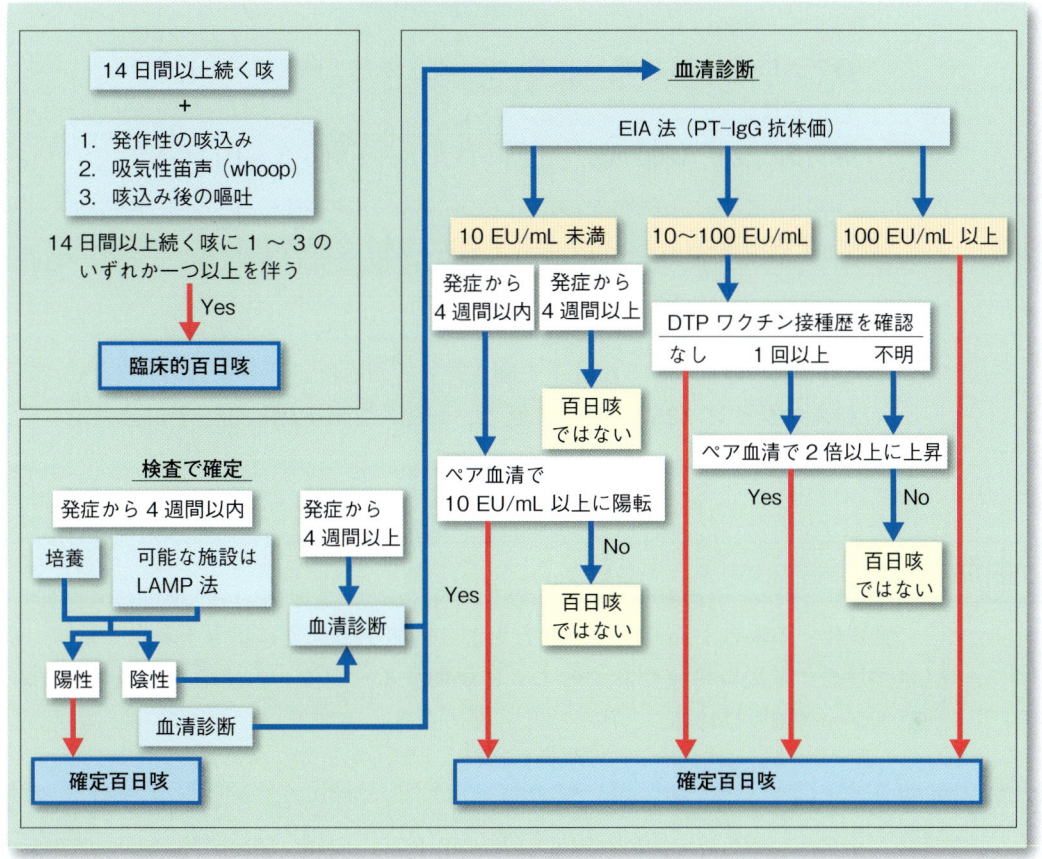

フローチャート2　百日咳の診断

```
14日間以上続く咳
        +
1. 発作性の咳込み
2. 吸気性笛声（whoop）
3. 咳込み後の嘔吐

14日間以上続く咳に1～3の
いずれか一つ以上を伴う
        ↓ Yes
   臨床的百日咳
```

検査で確定

- 発症から4週間以内 → 培養／可能な施設はLAMP法 → 陽性 → 確定百日咳／陰性 → 血清診断
- 発症から4週間以上 → 血清診断

血清診断

EIA法（PT-IgG抗体価）

- 10 EU/mL 未満
  - 発症から4週間以内 → ペア血清で10 EU/mL以上に陽転 → Yes：確定百日咳／No：百日咳ではない
  - 発症から4週間以上 → 百日咳ではない
- 10～100 EU/mL → DTPワクチン接種歴を確認
  - なし → 確定百日咳
  - 1回以上 → ペア血清で2倍以上に上昇 → Yes：確定百日咳／No：百日咳ではない
  - 不明 → 確定百日咳
- 100 EU/mL 以上 → 確定百日咳

（文献1より引用）

実際の治療

　　　M. pneumoniae 感染症，*C. pneumoniae* 感染症，百日咳の場合はマクロライド系薬が第一選択薬である．ただし，百日咳の痙咳期における抗菌薬治療は咳に対する十分な効果は期待できず，感染予防を主目的として行われる．

処方例

以下のいずれかを用いる．

❶ クラリス錠（200 mg）：1回1錠　1日2回　7～14日分
　もしくは，
❷ ジスロマックSR成人用ドライシロップ（2g）：空腹時　1回のみ

感染症による咳（急性）

マクロライド系薬が使用できない場合は以下のいずれかを用いる．

❶ アベロックス（400 mg）：1回1錠　1日1回　5～10日分
もしくは，
❷ クラビット（500 mg）：1回1錠　1日1回　5～10日分

咳痰，去痰困難時は，症状が改善するまで以下を併用する．

❶ メジコン（15 mg）：1回1～2錠　1日3回　5～7日分 ┐
❷ ムコソルバン（15 mg）：1回1錠　1日3回　5～7日分 ├ すべて併用
❸ ムコダイン（250 mg）：1回1～2錠　1日1回　5～7日分 ┘

生活指導

重症化する場合があるので，処方どおり内服するように指導するとともに，症状が増悪する場合は再受診するように説明する．周囲への感染を防止するため，マスクの着用を勧める．

細菌性肺炎（*M. pneumoniae*, *C. pneumoniae* 以外の一般細菌）

どのような疾患か？

咳嗽，発熱，膿性痰を認め，全身倦怠感や食欲の低下，胸痛などを認めることもある．細菌性の市中肺炎の原因微生物としては主に，肺炎球菌，インフルエンザ菌が挙げられる．喀痰の培養同定，薬剤感受性検査が必須であるが，迅速診断として尿中や喀痰中の肺炎球菌抗原を検出する検査法がある．非定型肺炎との鑑別は抗菌薬選択のうえで重要であり，前述した表1による鑑別を行う．

実際の治療

治療には薬剤感受性結果をもとに適した抗菌薬を使用するが，原因菌の同定や薬剤感受性結果が判明するまでは，重症度を加味し経験的治療を行う．肺炎球菌はペニシリン系薬やマクロライド系薬に対して耐性を示す株が多く，インフルエンザ菌もβラクタム系薬に耐性の菌が多く分離されている．このため，通常量の経口ペニシリン系薬による治療は困難な場合が多い．

処方例

軽症で外来にて加療を行う場合，以下のいずれかを用いる．

> ❶ ジェニナック錠（200 mg）：1回2錠　1日1回　5〜10日分
> もしくは，
> ❷ ロセフィン注：2g　点滴静注　1日1回

必要があれば，上記抗菌薬に加えて，鎮咳薬，去痰薬を処方する．

生活指導

高齢者や基礎疾患を有する患者にとって，肺炎は生命予後に関係する重要な疾患であり，症状が悪化するときには早めに受診するように説明する．

結　核

どのような疾患か？

長期にわたる咳嗽，喀痰，微熱などの症状やβラクタム系薬が無効な場合は結核を鑑別する必要がある．その場合，胸部X線写真の撮影や，喀痰あるいは胃液の抗酸菌検査を行う．喉頭結核，気管支結核，肺結核の初期などは，胸部X線写真でも異常を認めない場合もあり，咳が長びくときには，積極的に抗酸菌検査を行う．また，結核菌特異蛋白刺激性遊離インターフェロンγ測定法であるクォンティフェロン®検査，および最近ではリンパ球数に影響を受けにくいELISPOT法も保険適用となっている．

実際の治療

喀痰検査にて結核菌が検出され，排菌している肺結核などの場合には，結核病床を有する施設に入院させる必要がある．排菌がない場合は外来で治療が可能であるが，抗結核薬の選択や内服期間，副作用への対応などが必要になるため，速やかに専門医に紹介する．

［文　献］
1）日本呼吸器学会 咳嗽に関するガイドライン第2版作成委員会 編：咳嗽に関するガイドライン第2版．日本呼吸器学会，東京，2012
2）日本呼吸器学会 呼吸器感染症に関するガイドライン作成員会 編：成人市中肺炎診療ガイドライン．日本呼吸器学会，東京，2007

成人編

喘息・咳喘息による咳

昭和大学医学部 内科学講座 呼吸器・アレルギー内科学部門　相良博典（さがら ひろのり）

はじめに

　咳喘息および喘息は，遷延性・慢性咳嗽の中で最も多い疾患である[1]．遷延性・慢性咳嗽を診断していくうえでの**フローチャート**[1,2]を示す．胸部X線写真上で異常陰影を示さず，咳嗽の原因がよくわからない際は，まず喀痰の有無で診断の方向性を定める．乾性咳嗽が主体の場合には，頻度の高い疾患を示唆する症状および所見から診断を進める．

気管支喘息

定　義

　気管支喘息は，喘息予防・管理ガイドライン2012で示されているように，「気道の慢性炎症，可逆性のある種々の程度の気道狭窄と気道過敏性の亢進，そして臨床的には繰り返し起こる咳，喘鳴，呼吸困難で特徴づけられる閉塞性呼吸器疾患」と定義づけされている．気道狭窄は自然に，あるいは治療により可逆性を示し，気道炎症には，好酸球，リンパ球，マスト細胞などの炎症細胞，気道上皮細胞，線維芽細胞，気道平滑筋細胞などの気道構成細胞，および種々の液性因子が関与する．持続する気道炎症は，気道傷害とそれに引き続く気道構造の変化（リモデリング）を惹起し，非可逆性の気流制限をもたらし，気道過敏性を亢進させる[3]．

診　断

　成人喘息の診断の目安を**表1**に示す．症状としては発作性の呼吸困難を示し，喘鳴・咳が，夜間および早朝に多いのが特徴である．症状は自然に，あるいは治療により寛解する．特に可逆性気流制限を認め，気道過敏性が亢進している．特に気道炎症の存在としては喀痰・末梢血中の好酸球数の増加，ECPの高値，ク

フローチャート 成人の遷延性・慢性咳嗽の診断（文献1, 2を参照して作成）

```
                        成人遷延性・慢性咳嗽
                              │
                    ┌─────────┴──────────┐
                    │   咳嗽診療の原則     │
                    │ ・問診により明確な誘発因子（薬剤服用、喫煙など）が認められる場合はそれらの除去を行う
                    │ ・咳嗽以外の自覚症状（喘鳴など），聴診によるラ音の聴取や胸部X線上の異常陰影が認められる場合は，
                    │   それらの異常に対する特異的な検査や治療を進める
                    └──────────┬─────────┘
                               │
           原因不明            │         あり
              ┌──── 喀 痰 ────────→ 可能な限り喀痰培養・細胞診・細胞分解の ──特異的所見──→ 精密検査
              │    なし              検査を行う
              │                         │ 好中球優位
              │                      副鼻腔気管支症候群   ──改善あり──→ 臨床診断
              │                      14・15員環マクロライ
              │                      ド系抗菌薬8週間    ──改善なし──→ ほかの原因疾患
              ↓
```

頻度の高い疾患の診断を示唆する症状・所見

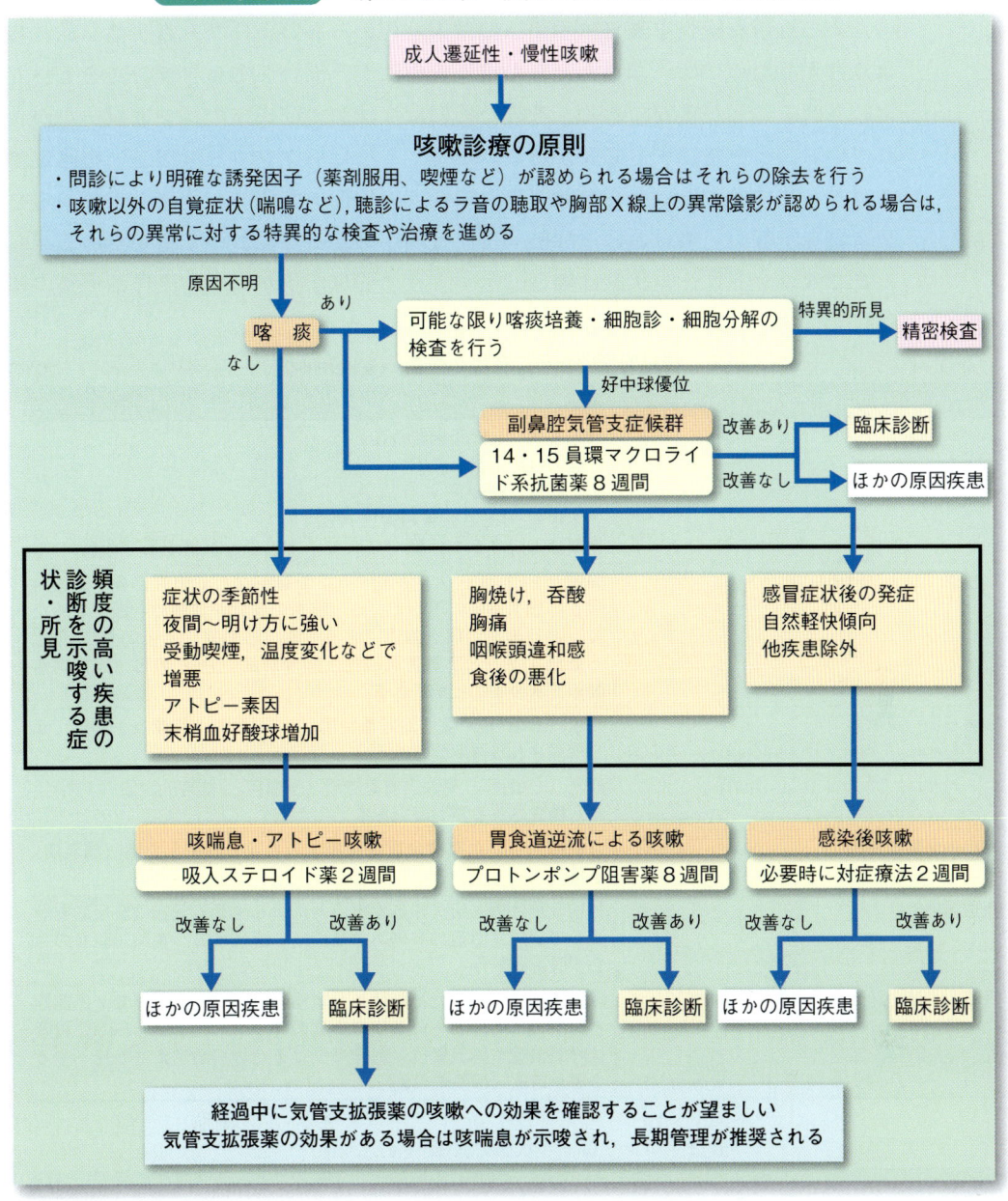

症状の季節性	胸焼け，呑酸	感冒症状後の発症
夜間～明け方に強い	胸痛	自然軽快傾向
受動喫煙，温度変化などで増悪	咽喉頭違和感	他疾患除外
アトピー素因	食後の悪化	
末梢血好酸球増加		

| 咳喘息・アトピー咳嗽 | 胃食道逆流による咳嗽 | 感染後咳嗽 |
| 吸入ステロイド薬2週間 | プロトンポンプ阻害薬8週間 | 必要時に対症療法2週間 |

改善なし → ほかの原因疾患　改善あり → 臨床診断（各）

経過中に気管支拡張薬の咳嗽への効果を確認することが望ましい
気管支拡張薬の効果がある場合は咳喘息が示唆され，長期管理が推奨される

表1　成人喘息の診断の目安（文献3より引用）

症　状	発作性の呼吸困難，喘鳴・咳（夜間，早朝に出現しやすい）の反復
可逆性気流制限	自然に，あるいは治療により寛解する．PEF値の日（週）内変動20％以上，β_2刺激薬吸入により1秒量（FEV_1）が12％以上増加かつ絶対量で200 mL以上増加
気道過敏性の亢進	アセチルコリン，ヒスタミン，メサコリンに対する気道収縮反応の亢進
アトピー素因	環境アレルゲンに対するIgE抗体の存在
気道炎症の存在	喀痰・末梢血中の好酸球数の増加，ECPの高値，クレオラ体の証明，呼気中NO濃度の上昇
鑑別診断疾患の除外	症状がほかの心肺疾患によらない

レオラ体の証明や呼気中NO濃度の上昇が診断の一助となる．また，喘息管理のための有用な検査を表2に示す．健常人と変わらないような日常生活を送れるようにするためには，きちんとした抗炎症療法が，高いアドヒアランスをもって継続されることが重要である．そのためには症状および炎症のコントロールがされていることを確認する必要がある．なかでも，ピークフロー（PEF）を測定する意義としては，喘息存在の診断や，重症度の把握，客観的な治療効果の判定を患者自身が行い，喘息の自己評価・自己管理ができる点において重要である．あくまでもコントロール状態は表3に示すように喘息症状がなく，発作治療薬の使

表2 喘息管理のために有用な検査 (文献3より引用)

検査	概要
スパイロメトリー	最も基本的な呼吸機能検査 ・努力性肺活量（FVC） ・1秒量（FEV_1） ・1秒率（$FEV_1\% = FEV_1/FVC$） 予測値に対する1秒率（%FEV_1）が主要な評価項目である
ピークフロー（PEF）	簡便なPEFメータで測定するため自宅などで患者自身が気流制限を評価するのに適している．喘息の悪化が数値で判断できるため，より早く治療を強化できる．朝（服薬前）と夜のPEF測定を継続することで気道過敏性と関連が深いPEFの日（週）内変動率を求めることができる
喘息日誌，質問票 ・Asthma Control Questionnaire（ACQ）	症状（5項目），発作治療薬使用（1項目），1秒量（1項目）から構成される質問票である
・Asthma Control Test（ACT）	症状（5項目），発作治療薬使用（1項目），総合的評価（1項目）から構成される質問票である
喀痰中好酸球比率	自発痰あるいは高張食塩水を吸入しながら採取した痰（誘発痰）を検体として用いる
気道過敏性	気道収縮物質を吸入投与することにより生じる気道狭窄反応を計測して気道過敏症の有無および程度を評価する．負荷試験なので必ず医師が行う
呼気中一酸化窒素（FeNO）濃度測定	呼気を検体とするため簡便かつ非侵襲的に測定が可能で，迅速性と再現性にも優れている気道炎症のマーカーである．FeNO濃度は呼気流速や肺気量位の影響を受けるため，測定条件を統一する必要がある（保険未収載）

表3 コントロール状態の評価 (文献3より引用)

	コントロール良好 （すべての項目が該当）	コントロール不十分 （いずれかの項目が該当）	コントロール不良
喘息症状 （日中および夜間）	なし	週1回以上	コントロール不十分の項目が3つ以上当てはまる
発作治療薬の使用	なし	週1回以上	
運動を含む活動制限	なし	あり	
呼吸機能 （FEV_1およびPEF）	予測値あるいは 自己最高値の80%以上	予測値あるいは 自己最高値の80%未満	
PEFの日（週）内変動率	20%未満	20%以上	
増悪（予定外受診，救急受診，入院）	なし	年に1回以上	月に1回以上*

*増悪が月に1回以上あればほかの項目が該当しなくてもコントロール不良と評価する．

用がなく，運動を含む活動の制限もなく，呼吸機能やピークフローの日内および週内変動率が20％未満であり，当然増悪をきたさないことがコントロール良好と規定されている．したがって，健常人と同様の状態にあるところに治療コントロールの目標が定められている．

治療

喘息の治療ステップは，表4に示すように未治療の患者の場合の対象症状を参考にして，治療ステップ1～4に分けられる．また，現在の治療を考慮した喘息の重症度は表5に示した．これらに応じて喘息の治療ステップが表6のように長

表4 未治療患者の症状と目安となる治療ステップ（文献3より引用）

	治療ステップ1	治療ステップ2	治療ステップ3	治療ステップ4
対象症状	（軽症間欠型相当） ・症状が週1回未満 ・症状は軽度で短い ・夜間症状が月に2回未満	（軽症持続型相当） ・症状が週1回以上，しかし毎日ではない ・月1回以上日常生活や睡眠が妨げられる ・夜間症状が月に2回以上	（中等症持続型相当） ・症状が毎日ある ・短時間作用性吸入β_2刺激薬がほぼ毎日必要 ・週1回以上日常生活や睡眠が妨げられる ・夜間症状が週1回以上	（重症持続型相当） ・治療下でもしばしば増悪 ・症状が毎日ある ・日常生活が制限される ・夜間症状がしばしばある

表5 現在の治療を考慮した喘息重症度の分類（成人）（文献3より引用）

現在の治療における患者の症状	現在の治療ステップ			
	治療ステップ1	治療ステップ2	治療ステップ3	治療ステップ4
コントロールされた状態[*1] ●症状を認めない ●夜間症状を認めない	軽症間欠型	軽症持続型	中等症持続型	重症持続型
軽症間欠型相当[*2] ●症状が週1回未満 ●症状は軽度で短い ●夜間症状が月に2回未満	軽症間欠型	軽症持続型	中等症持続型	重症持続型
軽症持続型相当[*3] ●症状が週1回以上，しかし毎日ではない ●月1回以上日常生活や睡眠が妨げられる ●夜間症状が月2回以上	軽症持続型	中等症持続型	重症持続型	重症持続型
中等症持続型相当[*3] ●症状が毎日ある ●短時間作用性吸入β_2刺激薬がほぼ毎日必要 ●週1回以上日常生活や睡眠が妨げられる ●夜間症状が週1回以上	中等症持続型	重症持続型	重症持続型	最重症持続型
重症持続型相当[*3] ●治療下でもしばしば増悪 ●症状が毎日ある ●日常生活が制限される ●夜間症状がしばしばある	重症持続型	重症持続型	重症持続型	最重症持続型

[*1] 同一治療継続3～6ヵ月でステップダウンを考慮する．
[*2] 各治療ステップにおける治療内容を強化する．
[*3] 治療のアドヒアランスを確認し，必要に応じ是正してステップアップする．

期薬物療法の段階的治療法として喘息予防・管理ガイドライン2012で示されている．治療ステップ1から低用量のステロイド使用が推奨されており，より抗炎症治療の重要性，特に吸入ステロイド薬が喘息治療の基本であることが明確になっている．実際の治療は表7を参考にするとよい．

表6　喘息の治療ステップ（成人）（文献3より引用）

		治療ステップ1	治療ステップ2	治療ステップ3	治療ステップ4
長期管理薬	基本治療	吸入ステロイド薬（低用量）	吸入ステロイド薬（低〜中用量）	吸入ステロイド薬（中〜高用量）	吸入ステロイド薬（高用量）
		上記が使用できない場合以下のいずれかを用いる LTRA テオフィリン徐放製剤（症状が稀ならば必要なし）	上記で不十分な場合に以下いずれか1剤を併用 LABA（配合剤の使用可）[*5] LTRA テオフィリン徐放製剤	上記に下記のいずれか1剤，あるいは複数を併用 LABA（配合剤の使用可）[*5] LTRA テオフィリン徐放製剤	上記に下記の複数を併用 LABA（配合剤の使用可） LTRA テオフィリン徐放製剤 上記のすべてでもコントロール不良の場合は下記のいずれかあるいは両方を追加 抗IgE抗体[*2] 経口ステロイド薬[*3]
	追加治療	LTRA以外の抗アレルギー薬[*1]	LTRA以外の抗アレルギー薬[*1]	LTRA以外の抗アレルギー薬[*1]	LTRA以外の抗アレルギー薬[*1]
発作治療[*4]		吸入SABA	吸入SABA[*5]	吸入SABA[*5]	吸入SABA

LTRA：ロイコトリエン受容体拮抗薬，LABA：長時間作用性β_2刺激薬，SABA：短時間作用性β_2刺激薬
[*1] 抗アレルギー薬とは，メディエーター遊離抑制薬，ヒスタミンH_1受容体拮抗薬，トロンボキサンA_2阻害薬，Th2サイトカイン阻害薬を指す．
[*2] 通年性吸入抗原に対して陽性かつ血清総IgE値が30〜700 IU/mLの場合に適用となる．
[*3] 経口ステロイド薬は短期間の間欠的投与を原則とする．他の薬剤で治療内容を強化し，かつ短期間の間欠投与でもコントロールが得られない場合は，必要最小量を維持量とする．
[*4] 軽度の発作までの対応を示した．それ以上の発作については喘息予防・管理ガイドライン2012の中の7-2「急性増悪（発作）への対応（成人）」を参照．
[*5] ブデソニド/ホルモテロール配合剤を長期管理薬と発作治療薬の両方に使用する方法で薬物療法を行っている場合には，ブデソニド/ホルモテロール配合剤を発作治療薬に用いることもできる．長期管理と発作治療を合せて1日8吸入までとするが，一時的に1日合計12吸入（ブデソニドとして1,920 μg，ホルモテロールフマル酸塩水和物として54 μg）まで増量可能である．ただし，1日8吸入を超える場合は速やかに医療機関を受診するよう患者に説明する．

表7　喘息治療の4ステップ

- ●治療ステップ1：長期管理薬0〜1剤＋発作治療薬
  - 軽い喘息症状がごく稀（月1回未満を目安）にしか生じない患者に限り，喘息症状があるときに短時間作用性β_2刺激薬（SABA）を頓用し，原則として長期管理薬は必要としない．
  - 症状が月1回以上の患者に対する長期管理薬としては，吸入ステロイド薬（低用量）が推奨される．吸入が不可能な場合や吸入によって副作用が出現する場合にはロイコトリエン受容体拮抗薬（LTRA）やテオフィリン徐放製剤の投与で代替してもよいが，これらの抗炎症作用は吸入ステロイド薬に劣る．
- ●治療ステップ2：長期管理薬2剤＋発作治療薬
  - 吸入ステロイド薬（低〜中用量）に加えて長時間作用性β_2刺激薬（LABA）の投与が推奨される．
  - LABAの代わりにLTRAあるいはテオフィリン徐放製剤のいずれかを用いてもよい．LABAは吸入ステロイド薬との合剤を用いてもよい．
  - LTRAはアレルギー性鼻炎合併例や，LABAやテオフィリンの交感神経刺激性が問題となる患者を中心に考慮される．
- ●治療ステップ3：長期管理薬2〜3剤以上＋発作治療薬
  - 吸入ステロイド薬（中〜高用量）を継続投与する．LABAを併用することに加え，LTRA，テオフィリン徐放製剤のいずれか，あるいは複数を併用する．
- ●治療ステップ4：長期管理薬＋発作治療薬＋追加療法
  - 吸入ステロイド薬（高用量）の継続投与に加えて，LABA，LTRA，テオフィリン徐放製剤を併用する．

咳喘息

　咳喘息は喘鳴や呼吸困難を伴わない慢性咳嗽が唯一の症状であり，気管支喘息の亜型である．呼吸機能の面からは特に異常はなく，気道過敏性が軽度亢進し，気管支拡張薬が有効であることが特徴である[4]．

臨床像

　咳嗽は気管支喘息と同様に夜間および早朝に多く認める．季節性や日差もしばしば認められる．小児では男児にやや多いが，成人では女性に多い[4~6]．上気道炎，冷気，運動，天候，花粉や黄砂の飛散などが増悪因子となる[5]．

診　断

　咳喘息の診断基準を**表8**に示す[1]．気道過敏性は専門施設でしか診断できないため，気管支拡張薬の有効性を証明できれば咳喘息と診断できる．その際には喫煙歴および喫煙年数からCOPDを除外する必要がある．参考所見としての喀痰中好酸球数増多や呼気中NO濃度の上昇は補助的診断としては特に有用である．

治　療

　治療は喘息に準じた治療となり，吸入ステロイド薬が第一選択となる．その理由としては咳喘息の患者でも気道粘膜の好酸球増多や気道リモデリングを認めるためである[6]．また，咳喘息の約3割が典型的な喘息へと移行していくことが報告されており，より速い抗炎症治療介入が重要である[7]．

表8　咳喘息の診断基準 (文献1より引用)

咳喘息の診断基準（以下の1.～2.のすべてを満たす）
1. 喘鳴を伴わない咳嗽が8週間（3週間）以上持続 　聴診上もwheezeを認めない
2. 気管支拡張薬（β_2刺激薬またはテオフィリン徐放製剤）が有効
参考所見：
1）末梢血・喀痰中好酸球数増多，呼気中NO濃度の上昇を認めることがある（特に後二者は有用）
2）気道過敏性が亢進している
3）咳症状にはしばしば季節性や日差があり，夜間～早朝優位のことが多い

［文　献］
1）日本呼吸器学会 咳嗽に関するガイドライン第2版作成委員会 編：咳嗽に関するガイドライン第2版．日本呼吸器学会，東京，2012
2）新実彰男：咳喘息．日本胸部臨床 66：S211–S220，2007

3）喘息予防・管理ガイドライン作成委員会：喘息予防・管理ガイドライン 2012. 協和企画, 東京, 2012
4）Corrao WM, Braman SS, Irwin RS：Chronic cough as the sole presenting manifestation of bronchial asthma. N Engl J Med 300：633-637, 1979
5）Fujimura M, kamio Y, Hashimoto T et al：Cough receptor sensitivity and bronchial responsiveness in patients with only chronic nonproductive cough：In view of effect of bronchodilator therapy. J Asthma 31：463-472, 1994
6）Niimi A, Amitani R, Suzuki K et al：Eosinophilic inflammation in cough variant asthma. Eur respir J 11：1064-1069, 1998
7）Matsumoto H, Niimi A et al：Prognosis of cough variant asthma：a retrospective analysis. J Asthma 43：131-135, 2006

成人編

胃食道逆流症（GERD）による咳

半蔵門病院 アレルギー・呼吸器内科 灰田美知子（はいだみちこ）

どのような疾患か？

症状

　胃食道逆流症（gastroesophageal reflux disease：GERD）は消化器疾患であり「胸やけ（44％）」「苦い液体が喉まで上がる（17％）」「つかえ感（10.4％）」「げっぷ，鼓腸（12.3％）」が主な症状だが，時に食道外症状として「咳」「咳払い」「嗄声」などが主症状となりGERDと気付かれずに漫然と鎮咳薬が処方されることがある．食道外症状は日中，立位，会話時，起床時，食事中などに多い．慢性咳嗽患者の24時間pHモニタリングを行うとGERDの食道外症状のみが原因だったのは12例中9例（75％）との報告もある[1]．

　また，食道外症状の「胸痛（9.4％）」「胸部灼熱感」は狭心症，「咽頭炎」「咽喉頭違和感（誤嚥，咽喉頭異常感，嚥下痛，嗄声，つかえ感）（4.2％）」「頸部痛」「喉頭肉芽腫」「喉頭痙攣」「耳の痛み」「中耳炎」は耳鼻咽喉科疾患と誤認される．「胸やけ」を「胸痛・背部痛」と考えて整形外科を受診する例もあるが，現実にGERDは円背・亀背の体型に多い．「嚥下困難」「食欲不振」「不眠」もあり"食べるのが辛い""集中できない""眠れない"と訴えて精神科に行き，「味覚異常」「歯肉炎」「呑酸」「歯痛」は歯科口腔外科を受診する．GERDの診断には過去の受診歴が参考になる．

慢性咳嗽とGERD

　従来，慢性咳嗽の頻度は0.9％と言われているが，これは過少評価の可能性があり，日本消化器学会胃食道逆流症（GERD）診療ガイドラインには，有症状の6,215例中の慢性咳嗽の頻度は13％との記載がある[2]．28のメタアナリシスでも喘息に合併するGERD症状は59.2％（非喘息例38.1％），GERDに合併する喘息は4.6％（非GERD例3.9％）との記載もある[3]．慢性咳嗽の鑑別疾患（表1）と典型的なGERDの症状を示す（表2，3）[4]．

表1　遷延性咳嗽（3週間以上）と慢性咳嗽（8週間以上）

湿性咳嗽	副鼻腔気管支症候群，亜急性細菌性副鼻腔炎，後鼻漏症候群，限局性気管支拡張症，びまん性気管支拡張症，ブロンコレア
乾性咳嗽	咳喘息，アトピー咳嗽，アンギオテンシン変換酵素阻害薬による咳嗽，胃食道逆流症，感染後咳嗽，百日咳，肺炎クラミジア，肺炎マイコプラズマ，非喘息性好酸球性気管支炎，喉頭アレルギー，間質性肺炎，肺線維症，心因性・習慣性咳嗽，咳受容体感受性亢進状態
湿性/乾性咳嗽	慢性気管支炎，気管・気管支の腫瘍，気管・気管支の結核，気管内異物

表2　胃食道逆流症の主な症状

①胸焼けがする	⑦のどの違和感（ヒリヒリ）などがある
②お腹がはることがある	⑧食事の途中で満腹になってしまう
③食事をした後に胃が重苦しい（もたれる）ことがある	⑨ものを飲み込むと，つかえることがある
④思わず手のひらで胸をこすってしまうことがある	⑩苦い水（胃酸）が上がってくることがある
⑤食べたあと気持ちが悪くなることがある	⑪げっぷが，よく出る
⑥食後に胸焼けがおこる	⑫前かがみをすると胸焼けがする

(文献4を参照して作成)

表3　Fスケール問診票の評価 (文献4を参照して作成)

	感度	特異度	一致率
8点	62%	59%	60%
10点	55%	69%	63%

ない：0点，稀にある：1点，時々ある：2点，しばしばある：3点，いつもある：4点．
合計点8点以上は胃食道逆流症の可能性が高い．

患者病像

好発年齢は50歳前後で，女性にやや多い．食生活の欧米化，高齢者増加などが背景にあり，脊柱後弯，肥満，高脂肪食，刺激物，酸味の強い食材，浸透圧の高い甘い物（あんこ類），アルコール，コーヒーの摂取も影響する．

便秘，衣類の締め付け，前かがみの仕事など，腹圧による悪化もGERDを疑う．妊婦も類似の咳をすることが多い．心理社会的ストレスも胃の蠕動に影響し，症状を助長する．喫煙習慣，就寝前3時間以内の食事，過食もGERDの悪化要因となる．中等症以上の小児喘息でもGERDの合併が多く，発作と胃酸の逆流の悪循環が重症化因子になりうる．その他，併用薬がGERDに影響することがあるので確認する．

NERD（非びらん性胃食道逆流症）

食道に炎症のないNERDにも注意する．咳の原因となるGERDは，内視鏡所見のない場合が約80%であり，GERDの咳を疑って内視鏡検査を行っても，所見があるとは限らないので注意する．

好酸球性食道炎（eosinophilic esophagitis：EE）

食道上皮表層部の好酸球性炎症[5]が問題となり，プロトンポンプ阻害薬（PPI）が無効の可能性が高いので，GERDの咳と鑑別を要する．

発生機序と症状

反射説（reflex theory），逆流説（reflux theory）のうち，前者は，下部食道

括約筋（LES）の一過性弛緩（TLESR）で胃酸が下部食道の迷走神経受容体を刺激し，中枢反射によって下気道が刺激されて起こる咳であり，立位時，**覚醒中に咳が多いが食道症状は少ない**．後者は，逆流内容が上部食道から咽喉頭に到達し直接刺激による咳であり，自然発生的逆流（18％），腹圧の一過性上昇（17％），食道裂孔ヘルニアなど恒常的 LES 弛緩（65％）が原因で，臥位の逆流が主なので**夜間に咳が多い**．

GERD と慢性咳嗽の悪循環

GERD は咳，咳は GERD を誘発する．咳は経横隔膜圧（Pdi）上昇，食道蠕動運動障害，一過性下部食道括約筋弛緩（TLESR），自律神経系異常により GERD を悪化させ，これが遠位食道-気管気管支反射，微量の誤嚥，食道蠕動運動障害を悪化させ咳を誘発する．GERD は咳の原因にも結果にもなるので，両者を同時に治療し，悪循環を頓挫させることが望ましい．

喘息と GERD

一般人口の GERD の有病率は 5〜10％だが，喘息では 34〜89％と高い[6]．①肺過膨張による横隔膜偏位（下部食道括約筋機能障害），②発作による胸腔内圧上昇，腹圧上昇（逆流誘発），③気道閉塞による胸腔内圧低下，吸気努力による食道下部圧低下（逆流が容易），④閉塞性換気障害による胸腔内，腹腔内圧格差，⑤キサンチン製剤，β_2 刺激薬による下部食道括約筋圧低下，⑥キサンチン製剤による胃粘膜 C-AMP の上昇（悪化要因），⑦慢性低酸素血症に伴う胃酸分泌の増加，などが悪化因子となる．重症例は pH モニタリングで％ reflux time が有意に延長し，下部食道括約筋のヘルニア症例が有意に多いという．背景には経口ステロイドによる肥満，骨粗鬆症もある．気管支拡張薬は，横隔膜筋以外の食道平滑筋も弛緩させることで GERD 合併頻度を上げるとされ，経口ステロイドは，胃酸食道接触時間の延長により GERD 合併頻度を上げる[7]．PPI がカルシウム吸収阻害による骨折頻度を上げるとの報告もあるが，PPI は逆流症状，ピークフロー（PEF），1 秒率も有意に改善（$p = 0.047$）したとの報告もある．PPI 無効例はステロイド依存例に有意に多い．

検 査

診断的治療

GERD の咳は，ほかの慢性咳嗽と類似し，併存することも多い．治療を急ぐときは検査結果を待たずに症状から疑って治療を開始する．正式には上部消化管造影，上部消化管内視鏡，24 時間食道 pH モニタリング，pH インピーダンスモニタリングで診断するが，検査の普及率，患者負担を考えると実際的でない．生活歴，問診票などから GERD を疑い PPI の治療効果を確認する．わが国のガイドラインでも PPI の診断的治療は推奨されている[8]．

診察・診断

診断基準があるので参考にする．

診断基準

咳嗽に関するガイドラインに胃食道逆流症に伴う慢性咳嗽の診断基準[9]（**表4**）が示されている．治療後診断として，PPI，H_2受容体拮抗薬などで咳が軽快する場合は，逆にGERDによる咳と考えてよいが，軽快までに時間がかかる上にPPI単独では改善しない事もあるので，注意して観察する必要がある．咳喘息，後鼻漏，アレルギー性鼻炎などの合併例では，吸入ステロイド薬，抗アレルギー薬なども部分的に効果があり，合併しているGERDによる咳の診断が遅れないように注意する．なお，耳鼻咽喉科所見は，GERD特有の変化はないので診断基準への記載はないが，耳鼻咽喉科の所見そのものは，アレルギー性鼻炎，副鼻腔炎などの鑑別や合併の判断に役立つほか，問診票の結果や本人の症状とあわせて検討する場合は参考になると考えられる．

問診表の活用

Fスケール（Frequency Scale for the Symptoms of GERD：FSSG）[4]はGERDを疑う契機となる．内視鏡検査でびらんが確認されたGERD 124例に50項目の症状の有無を尋ね，最多回答12項目（表2）を点数化した．当院では初診時に記入し，F値8点以上はGERDの可能性を考え治療的診断を行う（表3）．8点以下でもライフスタイルから考えて疑わしいときは，耳鼻咽喉科所見と内視鏡所見を参考に治療的診断を行う．治療的診断と耳鼻咽喉科受診は患者もすぐに応じることが多いが内視鏡検査の同意は時間を要することが多く，まずはF値から治療的診断を行いながら耳鼻咽喉科の受診を勧める．耳鼻咽喉科所見はGERDに特異的なものでなくても，後鼻漏による咳の鑑別もわかりやすく，結果にかかわらず有用である．

他科受診

咽頭違和感が強いときは耳鼻咽喉科を紹介する．喉頭局所所見は，①披裂部粘膜発赤，腫脹，②披裂間粘膜肥厚，③梨状陥凹の唾液貯留，④声帯後部発赤，⑤

表4 胃食道逆流症（GERD）に伴う慢性咳嗽の診断基準

1．治療前診断基準
8週間以上持続する慢性咳嗽で，以下のいずれかを満たす 　1）胸焼け，呑酸など胃食道逆流の食道症状を伴う 　2）咳払い，嗄声など胃食道逆流の咽頭症状を伴う 　3）咳が会話，食事，起床，上半身前屈，体重増加などに伴って悪化する 　4）咳嗽の原因となる薬剤の服用（ACE阻害薬など）がなく，気管支拡張薬，吸入ステロイド薬，抗アレルギー薬などの治療が無効あるいは効果不十分
2．治療後診断
胃食道逆流に対する治療（PPI，H_2受容体拮抗薬など）により，咳嗽が軽快する

（文献9より引用）

喉頭肉芽腫，などが明確なことがあり GERD に特有な所見ではなくても診断の参考になる．PPI の効果不十分なときは胃内視鏡検査を行う．胃がんで GERD 様の症状をきたすこともある．好酸球性食道炎との鑑別は内視鏡標本で major basic protein（MBP）と eotaxin-3 の検出で可能と報告された．他疾患と紛らわしいときは循環器科，整形外科，神経内科，精神科，歯科口腔外科に鑑別を依頼する．

診断の問題点

慢性咳嗽は原因の特定が難しく診断と治療に苦慮する．GERD の咳は欧米では喘息，後鼻漏とならび，慢性咳嗽三大原因の一つだが，わが国では副鼻腔気管支症候群，アトピー咳嗽，咳喘息が三大原因であり GERD は含まれない．しかし食生活の欧米化，高齢者の増加，就寝前の食事摂取，内視鏡の普及，ピロリ菌感染減少などにより，わが国でも増加しており，注意すべき病態と考える．

治療方針（指針）

実際の治療

薬物療法

①第一選択薬の PPI を使う．消化器症状は速やかに取れても咳の改善は 2 ヵ月以上を要し PPI も増量したり，複数回投を行ったり，スクラルファート，メトクロプラミド，マーロックス®，消化管運動賦活薬などの併用を要する事例が多い．

② H_2 受容体拮抗薬を使うこともあるが耐性を獲得しやすい．

③再発性なので長期的管理が必要である．

④ GERD の原因となる心臓病，高血圧，喘息，リウマチなど合併症の治療薬を見直すことも大事である．

第一選択薬は PPI であるが，慢性咳嗽，咽頭異常感に対する効果は大規模調査では一定せず，上記のような増量や併用薬の必要性が示唆される．その一方で GERD 合併喘息群では PPI により喘息症状，ピークフロー（PEF）が改善するとの報告もある[10]．

診断的治療

GERD の咳はほかの慢性咳嗽と類似し，また併存することも多い．治療を急ぐときは検査結果を待たずに症状から治療を開始する．

専門医へ紹介するタイミング

耳鼻咽喉科は早期に診察を受けるとよい．年齢的に胃十二指腸の悪性腫瘍など

が疑われる場合，治療反応性が悪い症例は，早期に消化器科を受診し，胃カメラを受けることが必要である．

処方例

❶ **パリエット錠（20 mg）**：1回1錠　1日1回　夕食前
夕食前に服用できなかった場合は，夕食後，または就寝前でもよい．2ヵ月以内に（10 mg）に減量．個人差はあるが生活習慣が是正される可能性などを考慮して，維持療法は必要である．

❷ **マルファ配合内服液**：
1日30～40 mL　2回分服　朝夕　食前1時間もしくは食後2時間．
本人の症状をみて減量．
外出が多い場合は，内容は異なるが，
テイガスト内服液（10％）：1回10 mL　1日3回　食後
を代わりに処方する．

❸ **ガスモチン錠（5 mg）**：1日3錠　3回分服　毎食後
胃の動きが悪い場合などに追加．

❹ **ベリチーム配合顆粒**：1日3 g　3回分服　毎食後
または膵機能の低下が疑われる場合は**リパクレオン**なども併用すると効果的なこともある．

生活指導

①就寝前3時間の飲食を禁止，②就寝中は上体を高くする（ベッド頭側を15～20 cm挙上），③胃酸分泌促進性のコーヒー，喫煙，アルコール，緑茶，香辛料，甘味，酸味の強い食材を制限，④胃排出を遅延する高脂肪食を制限，⑤過食禁止，⑥肥満，便秘があれば改善する，⑦腹圧の上昇（重い物を上げる，前屈位，怒責，コルセット，ガードル，ベルトの着用）を回避，⑧ストレス回避，⑨少量の牛乳などを頻繁に飲む，⑩番茶，カスタードプリンなど本人にとって症状増悪に寄与しない問題ない食品を選択する，などがある．

[文　献]
1) Irwin RS, French CL, Curley FJ et al：Chronic cough due to gastro-esophageal reflux; clinical diagnostic, and pathogenetic aspects. Chest 104：1511-1517, 1993
2) Jaspersen D, Kulig M, Labenz J et al：Prevalence of extra-oesophageal manifestations in gastro-oesophageal reflux disease：an analysis based on the ProGERD study. Aliment Phaemacol Ther 17：1515-1520, 2003（レベルIV a）．

3）Havemann BD, Henderson CA, El-Serag HB：The association between gastro-oesophageal reflux disease and asthma：a systemic review. Gut 56：1654-1664, 2007（レベルⅣ a）．
4）Kusano M et al：Development and evaluation of FSSG：frequency scale for the symptoms of GERD. J Gastroenterol 39：888-891, 2004
5）Furuta GT, Liacouras CA, Collins MH et al：Eosinophilic esophagitis in children and adults：a systematic review and consensus recommendations for diagnosis and treatment. Gastroenterology 133（4）：1342-1363, 2007
6）Sontag SJ, Schnell TG, Miller TQ et al：Prevalence of oesophagitis in asthmatics. Gut 33：872-876, 1992
7）John P Lazenby et al：Oral corticosteroid Increase Esophageal Acid Contact Times in Patients with Stable Asthma. Chest 121：625-634, 2002
8）日本呼吸器学会 咳嗽に関するガイドライン作成委員会 編：咳嗽に関するガイドライン．日本呼吸器学会，東京，2005
9）日本呼吸器学会 咳嗽に関するガイドライン第2版作成委員会 編：咳嗽に関するガイドライン第2版．日本呼吸器学会，東京，2012
10）Tsugeno H et al：A proton-pump inhibitor, rabeprazole, improves ventilatory function in patients with asthma associated with gastroesophageal reflux. Scand J Gastroenterol 38：456-461, 2003

成人編

副鼻腔炎・副鼻腔気管支症候群による咳

石川県立中央病院 呼吸器内科 西 耕一(にし こういち)

どのような疾患か？

症 状

　喫煙歴や気管支喘息などのアレルギー疾患の既往歴や家族歴のない患者が，感冒様症状を契機に痰を伴う咳が3週間以上継続した場合に最も疑われる疾患が，副鼻腔炎・副鼻腔気管支症候群である．耳鼻咽喉科的には，副鼻腔炎患者の80〜84％に後鼻漏があり，そのうち28〜41％に咳嗽がみられたとの報告がなされており，副鼻腔炎に伴う後鼻漏は遷延性慢性咳嗽の原因の一つになりうると報告されている[1]．その機序としては，①後鼻漏が流下し，二次的に喉頭炎や気管支炎をひき起こし，咳嗽を誘発する，②後鼻漏が直接喉頭や気管の咳受容体を化学的，物理的に刺激し，咳嗽を誘発する，などが考えられている．

　また，副鼻腔気管支症候群（sinobronchial syndrome：SBS）は主に内科医が用いる病名であるが，慢性・反復性の好中球性気道炎症を上気道と下気道に合併した病態と定義されている[2]．わが国では上気道の炎症性疾患である慢性副鼻腔炎に，下気道の炎症性疾患である慢性気管支炎（chronic bronchitis：CB），気管支拡張症（bronchiectasis：BE），あるいは，びまん性汎細気管支炎（diffuse panbronchiolitis：DPB）が合併した病態をいう[2]．わが国における成人の遷延性慢性咳嗽の中では，咳喘息，アトピー咳嗽に次ぐ頻度で多いため，遷延性慢性咳嗽の重要な鑑別疾患として認識されている（フローチャート1）[3]．SBSの原因は不明であるが，気道防御機構の傷害に関連して生じた慢性・反復性の好中球性気道炎症により，気道過分泌状態が発現し，下気道からの分泌液が"痰"として喀出されるための生体の防御反応として"咳嗽反射"が発現するものと考えられている．

フローチャート1　成人遷延性慢性咳嗽の診断

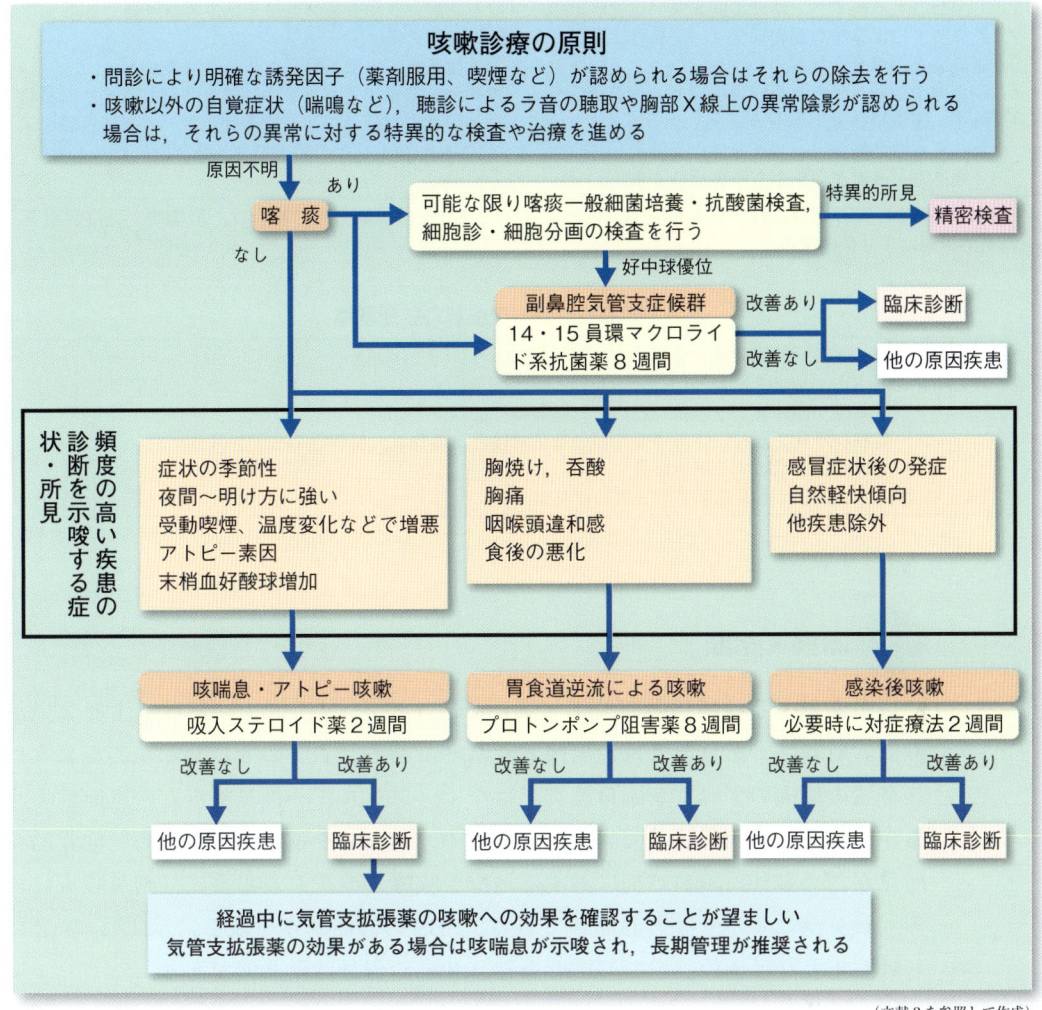

咳嗽診療の原則
- 問診により明確な誘発因子（薬剤服用，喫煙など）が認められる場合はそれらの除去を行う
- 咳嗽以外の自覚症状（喘鳴など），聴診によるラ音の聴取や胸部X線上の異常陰影が認められる場合は，それらの異常に対する特異的な検査や治療を進める

```
                原因不明        あり
                 喀　痰  ────→ 可能な限り喀痰一般細菌培養・抗酸菌検査，  特異的所見
                   │            細胞診・細胞分画の検査を行う        ────→ 精密検査
                  なし                    │
                   │                   好中球優位
                   │                    ↓
                   │            副鼻腔気管支症候群           改善あり → 臨床診断
                   │            14・15員環マクロライ
                   │            ド系抗菌薬 8 週間             改善なし → 他の原因疾患
```

頻度の高い疾患の診断を示唆する症状・所見

症状の季節性	胸焼け，呑酸	感冒症状後の発症
夜間〜明け方に強い	胸痛	自然軽快傾向
受動喫煙、温度変化などで増悪	咽喉頭違和感	他疾患除外
アトピー素因	食後の悪化	
末梢血好酸球増加		

| 咳喘息・アトピー咳嗽 | 胃食道逆流による咳嗽 | 感染後咳嗽 |
| 吸入ステロイド薬 2 週間 | プロトンポンプ阻害薬 8 週間 | 必要時に対症療法 2 週間 |

改善なし → 他の原因疾患　改善あり → 臨床診断（各分岐）

経過中に気管支拡張薬の咳嗽への効果を確認することが望ましい
気管支拡張薬の効果がある場合は咳喘息が示唆され，長期管理が推奨される

（文献3を参照して作成）

検　査

　副鼻腔炎や後鼻漏の診断には，まず副鼻腔X線検査や副鼻腔CT検査を行い，副鼻腔炎の有無を評価する．次いで，舌圧子にて舌奥を下げて中咽頭を観察するか，前鼻鏡検査・後鼻鏡検査・鼻咽頭ファイバースコピーを行うことにより後鼻漏の存在を直接確認することが望まれる．SBSの診断には，副鼻腔や胸部の画像検査に加え，鼻・副鼻腔の上気道と気管支・細気管支領域の下気道における好中球性気道炎症の存在を確認する必要があるので，鼻汁および喀痰塗抹標本中に好中球の増加を認めることが大事である．また，可能な限り喀痰の一般細菌培養，抗酸菌検査および細胞診を行うことが望まれる．

表1　後鼻漏による咳嗽の診断基準（案） (文献4を参照して作成)

1. 8週間以上持続する，特に夜間に多い湿性咳嗽で，プロトンポンプ阻害薬や気管支拡張薬が無効である．
2. 副鼻腔炎による後鼻漏の場合は，副鼻腔X線かCTで陰影を認める．
3. 副鼻腔炎の場合，数週間のマクロライド系抗菌薬の内服で後鼻漏と咳嗽が軽快もしくは消失する．
4. 副鼻腔に陰影が見られない場合でも，後鼻漏を訴え，舌圧子にて舌奥を下げて中咽頭を観察したり，前鼻鏡検査，後鼻鏡検査，鼻咽頭ファイバースコピーにて後鼻漏の存在が確認でき，副鼻腔炎以外の原因疾患（アレルギー性鼻炎，アレルギー性副鼻腔炎），慢性鼻炎，慢性鼻咽頭炎などが特定でき，原疾患に対する治療＊で後鼻漏と咳嗽が消失もしくは軽快する．

＊アレルギー性鼻炎の場合は抗アレルギー薬，抗ヒスタミン薬．慢性鼻咽頭炎の場合は，抗菌薬，粘液溶解薬，消炎酵素薬により治療する．

表2　副鼻腔気管支症候群の診断基準

1. 8週間以上継続する呼吸困難発作を伴わない湿性咳嗽．
2. 次の所見のうち一つ以上を認める．
   1）後鼻漏，鼻汁および咳払いといった副鼻腔炎症状．
   2）敷石状所見を含む口腔鼻咽頭における粘液性，あるいは，粘膿性の分泌物．
   3）副鼻腔炎を示唆する画像所見．
3. 14・15員環マクロライド系抗菌薬や去痰薬が有効．

(文献5を参照して作成)

診察・診断

後鼻漏による咳嗽の診断基準（案）を**表1**に示す[4]．表1における1と2は治療前診断基準であり，3は治療後診断基準である．表1の4に記載があるように後鼻漏の原因のすべてが副鼻腔炎ではなく，アレルギー性鼻炎などの可能性もあるが，副鼻腔の画像所見で異常陰影を認め，後鼻漏を示唆する自覚的・他覚的な所見が認められ，副鼻腔炎に対する治療で咳嗽が改善した場合に，副鼻腔炎に伴う（後鼻漏による）咳と診断ができる．SBSの診断基準を**表2**に示す[5]．表2における1と2は治療前診断基準であり，3は治療後診断基準である．

治療方針（指針）

実際の治療

副鼻腔炎に伴う（後鼻漏による）咳とSBSによる咳の機序は全く同じではないが，薬物療法は共通している．治療方針を**フローチャート2**に示す．漿液性〜粘液性の喀痰を少量認める軽症例では，去痰薬（気道粘液調整・粘膜正常化剤）であるL-カルボシステイン1500 mg/dayなどの単独投与で有効な場合もあるが，治療の第一選択薬は，SBSの一疾患であるびまん性汎細気管支炎に有用性が確立している14・15員環マクロライド系抗菌薬の少量長期療法である．エリスロマイシン400〜600 mg/dayの投与2〜4週後より朝の1時間喀痰量が減少しはじめ，2ヵ月後において有意な減少を認め，以後6ヵ月までの経過でさらに喀痰量が減少すると報告されている．また，びまん性汎細気管支炎を除くSBS

フローチャート2 副鼻腔炎・副鼻腔気管支症候群による咳の治療

初期治療	・エリスロマイシン　400～600 mg/day ＋L-カルボシステイン　1500 mg/day
初期治療が効果不良またはエリスロマイシンアレルギーがある場合	・クラリスロマイシン　200～400 mg/day ＋L-カルボシステイン　1500 mg/day または， ・ロキシスロマイシン　150～300 mg/day ＋L-カルボシステイン　1500 mg/day
マクロライド系抗菌薬療法が効果不良および／または喀痰培養で緑膿菌や肺炎球菌などの検出を認める場合	・レボフロキサシン　500 mg/day または， ・シタフロキサシン　100 mg/day　　の併用

症例（慢性気管支炎，気管支拡張症）に対するエリスロマイシン 600 mg/day，4週間投与の効果をみた報告では，投与後4週目に粘液線毛輸送能の改善を認め，咳と喀痰量などの呼吸器症状および鼻閉感や頭重感などの鼻症状の有意な改善が認められている．したがってSBSに対する14・15員環マクロライド系抗菌薬療法では，投与後1～2ヵ月で鼻症状や呼吸器症状の改善状態を判断することが望ましい．なお，SBSに対する14・15員環マクロライド系抗菌薬の効果は，抗菌薬としての作用というよりはむしろ，気道上皮細胞の水分・粘液過分泌の抑制や，IL-8などの好中球走化性因子の産生抑制など，広義の"抗炎症作用"あるいは"免疫調整作用"によるものと考えられている．

診断的治療

エリスロマイシンの効果が不良な場合や副作用が出現した場合には，クラリスロマイシン 200～400 mg/day あるいはロキシスロマイシン 150～300 mg/day に変更する．また，マクロライド系抗菌薬療法の効果が不良と判断され，喀痰培養で検出された緑膿菌や肺炎球菌などによる感染症を伴う場合は，感受性のあるレスピラトリーキノロン系薬などの併用を検討する．

専門医へ紹介するタイミング

14・15員環マクロライド系抗菌薬やレスピラトリーキノロン薬の効果が不良と判断された時点で専門医へ紹介することが望ましい．

処方例

1．初期治療
(❶～❸のいずれかを行う)
❶エリスロシン錠（100 mg）：
　1回2錠　1日3回　朝昼夕食後　7～14日分 ⎱併用
　ムコダイン錠（500 mg）：
　1回1錠　1日3回　朝昼夕食後　7～14日分 ⎰
もしくは，
❷クラリシッド錠（200 mg）：
　1回1錠　1日1回　朝食後　7～14日分 ⎱併用
　ムコダイン錠（500 mg）：
　1回1錠　1日3回　朝昼夕食後　7～14日分 ⎰
もしくは，
❸ルリッド錠（150 mg）：1回1錠　1日1回　朝食後　7～14日分 ⎱併用
　ムコダイン錠（500 mg）：
　1回1錠　1日3回　朝昼夕食後　7～14日分 ⎰

2．二次治療
(14・15員環マクロライド系抗菌薬療法の効果が不十分および／または喀痰培養で緑膿菌や肺炎球菌などが検出される場合，以下の❶～❷のいずれかを初期治療薬に併用する)
❶クラビット錠（500 mg）：1回1錠　1日1回　7日分
もしくは，
❷グレースビット錠（50 mg）：1回2錠　1日1回　7日分

生活指導

感冒罹患により増悪しやすいので，感冒予防として次の対策を勧める．
①インフルエンザ流行前の11～12月の期間にインフルエンザワクチンを毎年

接種する．②インフルエンザ流行期は，外出中はマスクを着用し，帰宅時には手洗いを行う．

感冒罹患後などに湿性咳嗽が増悪した場合には，以下のような対応を行う．

①周囲の人に感染を拡散させないために外出時はマスクを着用する．②痰を喀出する際には，喀痰をティッシュペーパーに包んで廃棄し，その後よく手を洗う．③十分な休養を取り，バランスのよい食事を心がける．

［文　献］
1）Irwin RS, Pratter MR, Holland PS et al：Postnasal drip causes cough and is associated with reversible upper airway obstruction. Chest 85：346-352, 1984
2）日本呼吸器学会 咳嗽に関するガイドライン作成委員会 編：副鼻腔気管支症候群．"咳嗽に関するガイドライン"，日本呼吸器学会，東京，pp48-50, 2005
3）日本呼吸器学会 咳嗽に関するガイドライン第2版作成委員会 編：巻頭フローチャート2　成人の遷延性慢性咳嗽の診断．"咳嗽に関するガイドライン第2版"，日本呼吸器学会，東京，piii, 2012
4）内藤健晴：後鼻漏による咳嗽（後鼻漏症候群）（耳鼻咽喉科からの見解）．"慢性咳嗽の診断と治療に関する指針（2005年度版）"日本咳嗽研究会 他，前田書店，金沢，pp28-29, 2006
5）Kohno S, Ishida T, Uchida Y et al：The Japanese Respiratory Society guidelines for management of cough. Respirology 11（Suppl 4）：S135-S186, 2006

成人編

慢性閉塞性肺疾患(COPD)による咳

秋田大学大学院医学系研究科 保健学専攻 塩谷隆信

どのような疾患か？

定義と症状

　慢性閉塞性肺疾患（chronic obstructive pulmonary disease：COPD）は，「タバコ煙を主とする有害物質を長期に吸入曝露することで生じた肺の炎症性疾患である．呼吸機能検査で正常に復することのない気流閉塞を示す．気流閉塞は末梢気道病変と気腫性病変が様々な割合で複合的に作用することにより起こり，進行性である．臨床的には徐々に生じる体動時の呼吸困難や慢性の咳，痰を特徴とする」と病態・生理学的に定義されている[1]．

　COPDは炎症の首座によって，主に肺胞の破壊が進行する気腫型COPD（従来の肺気腫）と，喀痰症状が持続し中枢気道に炎症を起こす非気腫型COPD（従来の慢性気管支炎）に分類され，それらは混在している．換気血流比不均等分布は低酸素血症の原因となり，重症例では高二酸化炭素血症も認められる．さらに低酸素血症の持続は肺血管収縮反応をきたし，肺高血圧症から進行すると肺性心を惹起する．またCOPDでは栄養障害，骨格筋機能障害，心・血管疾患，消化性潰瘍，骨粗鬆症，抑うつ症状などの全身併存症がみられ，COPD自体が肺以外に全身にも影響を及ぼす，いわゆる全身性炎症が考えられている．一方，肺の合併症としては肺がんや気胸が重要である．喫煙の継続や，感染などによる肺炎，増悪の繰り返しは予後を悪化させる．独立した予後因子として，1秒量や最大吸気量などの呼吸機能の低下，運動能力の低下，呼吸困難感，栄養状態（やせ）などの要素が報告されている[1,2]．また，低酸素血症に対する酸素療法は予後を改善させるが，在宅酸素療法（HOT）を開始した時点での5年生存率は40〜50%といわれている[1]．

診断および検査

喫煙歴などの危険因子を有し，慢性に咳嗽や喀痰，体動時の呼吸困難などがみられる患者に対してCOPDを疑う．気管支拡張薬吸入後のスパイロメトリーで1秒率（FEV_1/FVC）が70％未満であればCOPDと診断する（**フローチャート**）[1]．病期分類は予測1秒量に対する比率（%FEV_1）を用いる（**表1**）[1]．胸部X線像やCTなどの画像検査は，比較的進行した気腫性病変や気道病変を診断するには有用だが，早期のCOPDの診断に利用するのは難しく，また，気腫性病変の広がりとCOPDの病期とは必ずしも一致しない．これらの画像検査は慢性の咳嗽・喀痰および体動時の呼吸困難などの症状があるとき，ほかの疾患を除外するために用いると理解すべきである．また気管支喘息との鑑別診断で，血液・喀痰中の好酸球数増多の有無や呼気NO濃度の測定は有用であるが，COPDと気管支喘息の合併症例も多く存在することを常に念頭におかなければならない．

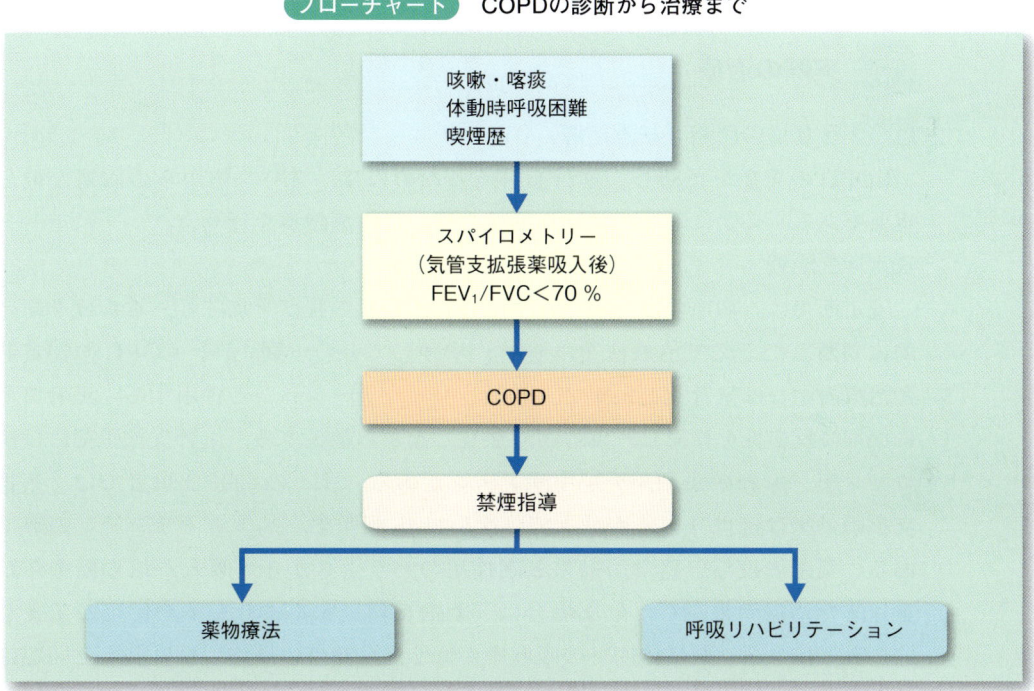

フローチャート COPDの診断から治療まで

```
咳嗽・喀痰
体動時呼吸困難
喫煙歴
     ↓
スパイロメトリー
（気管支拡張薬吸入後）
FEV₁/FVC＜70％
     ↓
   COPD
     ↓
  禁煙指導
  ↙     ↘
薬物療法   呼吸リハビリテーション
```

表1　COPDの病期 （文献1より引用）

病　期		特　徴
Ⅰ期	軽度の気流閉塞	%FEV_1 ≧ 80%
Ⅱ期	中等度の気流閉塞	50% ≦ %FEV_1 < 80%
Ⅲ期	高度の気流閉塞	30% ≦ %FEV_1 < 50%
Ⅳ期	極めて高度の気流閉塞	%FEV_1 < 30%

この分類は気管支拡張薬吸入後のFEV_1値に基づく．
呼吸不全：海面レベルで空気吸入する際に，PaO_2が60 mmHg以下の場合をいう．

治療方針（指針）

治療方針の立て方

わが国のCOPDガイドラインでは管理の目標を，①運動耐容能の改善，②QOLの改善，③増悪の予防と治療，④疾患の進行抑制，⑤全身併存症および肺合併症の予防と治療，⑥生命予後の改善と定めている[1]．これらを達成するために禁煙指導，薬物療法，呼吸リハビリテーション（患者教育，運動療法，栄養療法など），酸素療法，換気補助療法，外科療法などを包括的に実施する（フローチャート）[1,2]．治療方針の立て方として，1）危険因子からの回避，2）安定期の治療，3）増悪期の治療に分類すると理解しやすい．ここでのCOPDの増悪とは，咳嗽，喀痰などの症状が日常の生理的変動を超えて急激に悪化し，安定期の治療内容の変更を要する状態をいう．ただし，他疾患（心不全，血栓塞栓症など）の合併による増悪を除く．

実際の治療

危険因子からの回避（禁煙指導）

COPDの発症を予防し，進行を抑えるためには，タバコ煙からの回避が最も重要である．必要に応じて禁煙補助薬を用いた禁煙指導を行う．

安定期の治療

安定期では，病期の進行度だけではなく，症状の程度を加味し，重症度を総合的に判断したうえで治療法を段階的に増強していく（図1）[1]．COPDの安定期の治療の中心は気管支拡張薬で，呼吸リハビリテーションと併用する．患者ごとに薬剤の反応性を検討し，副作用に注意しながら継続する．気管支拡張薬には抗コリン薬，β_2刺激薬，メチルキサンチンがある．多くのCOPD患者では，気管支拡張効果は抗コリン薬が最大で，次いでβ_2刺激薬，メチルキサンチンの順である．薬剤の投与経路は，効果と副作用のバランスから，吸入が最も勧められる．また治療効果が不十分な場合は，薬剤を増量するよりも多剤併用が望ましい．吸入抗コリン薬は体内への吸収率が低く，全身性の副作用はほとんど問題にならないが，緑内障の患者では禁忌である．前立腺肥大症の患者では稀に排尿困難症状が悪化することがあるが，薬剤の中止により速やかに症状の悪化は消失する．長時間作用性気管支拡張薬は，増悪頻度を減少させる．吸入ステロイド薬も，％FEV_1が50％未満で，増悪を繰り返す患者において，増悪の頻度を減少させQOLを改善することが報告されており，COPDガイドラインでも使用が推奨されている．ただし，高用量の吸入ステロイド薬の使用は肺炎を増加させる可能性があるため常に注意が必要である．

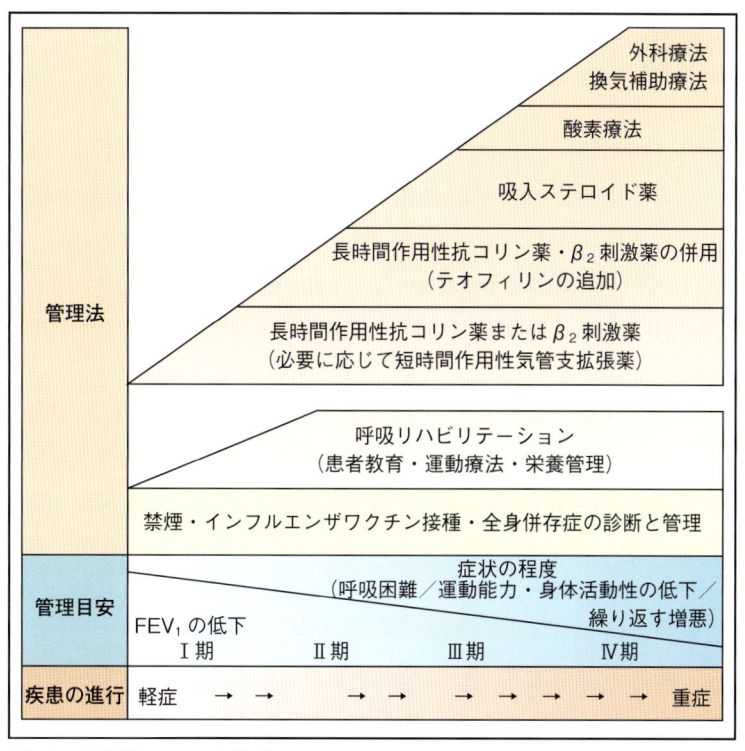

図1 安定期COPDの管理（文献1より引用）

FEV₁の低下だけではなく，症状の程度を加味し，重症度を総合的に判断したうえで治療法を選択する．増悪を繰り返す症例には，長時間作用性気管支拡張薬に加えて吸入ステロイド薬や喀痰調整薬の追加を考慮する．

専門医への紹介のタイミング

安定期でも症状の改善がみられない患者，増悪の患者，酸素療法・換気補助療法が必要な場合には，専門医へ紹介すべきである．

増悪期の治療

増悪の原因として多いのは，細菌やウイルスによる呼吸器感染症である．細菌感染症ではインフルエンザ菌，*Moraxella catarrhalis*，肺炎球菌などが，ウイルス感染症ではインフルエンザウイルス，パラインフルエンザウイルス，アデノウイルス，ライノウイルスなどがCOPDの増悪の原因になる．呼吸不全を呈している患者，安定期の病期がⅢ期以上の患者，重大な併存症のある患者，高齢者などでは入院治療が勧められる．増悪時の薬物治療の基本は気管支拡張薬，吸入ステロイド薬，抗菌薬である．気管支拡張薬として，短時間作用型気管支拡張薬のネブライザーによる吸入やテオフィリン薬の静脈内投与が行われる．また吸入ステロイド薬は，増悪の原因が感染であるか否かにかかわらず全身性投与が行われる．

その他の治療法

酸素療法，在宅酸素療法

一般的に，室内空気吸入下でPaO_2が60 mmHg未満，あるいはSpO_2が90%未満の場合には酸素投与の適応となる．Ⅱ型呼吸不全の場合にはCO_2ナルコーシスのリスクが高まるため，低濃度の酸素投与から開始する．また在宅酸素療法（HOT）の適応はPaO_2が55 mmHg以下の患者，およびPaO_2 60 mmHg以下で睡眠時または運動負荷時に低酸素血症をきたす患者である．

換気補助療法

COPD増悪時においては，換気補助療法すなわち人工呼吸が行われ，非侵襲的陽圧換気療法（NPPV）が第一選択となる．圧設定は，IPAP 8～10 cmH_2O，EPAP 4 cmH_2O程度から開始し，血液ガス所見をみながら調節する．NPPVが不成功の場合は侵襲的陽圧換気（IPPV）が行われるが，離脱が困難になることが多く，患者および家族と十分に相談して決定する必要がある．

外科療法

肺容量減量手術（LVRS）は上葉優位に気腫性病変が偏在し，運動能力の低下した患者に適応がある．ただし，LVRSはあくまでも，薬物療法や呼吸リハビリテーションなどの内科的治療を十分行った後に検討する治療手段である．

処方例

❶ **スピリーバ吸入用カプセル（18 μg）**：
　1回1カプセル　1日1回　朝　14日分
　もしくは，
　スピリーバ 2.5 μg レスピマット：
　1回2吸入　1日1回　朝　14日分
❷ **オンブレス吸入用カプセル（150 μg）**：
　1回1カプセル　1日1回　朝　14日分
❸ **シーブリ吸入用カプセル（50 μg）**：
　1回1カプセル　1日1回　朝 14日分
❹ **オーキシスタービュヘイラー**：
　1回1吸入　1日2回　朝夕　14日分
❺ **アドエア 250 ディスカス 60**：1回1吸入　1日2回　朝　14日分
❻ **シムビコートタービュヘイラー60**：
　1回2～4吸入　1日2回　朝夕　14日分
❼ **ホクナリンテープ（2 mg）**：1回1枚　1日1回　夜貼付　14日分

❽メプチンエアー（10 μg）：1回1～2吸入　頓用
もしくは，
サルタノールインヘラー（100 μg）：1回1～2吸入　頓用
❾テルシガンエロゾル（100 μg）：
1回2吸入　1日3回　朝昼夕　14日分
❿テオドール錠（200 mg）：1回1錠　1日2回　朝夕　14日分
もしくは，
テオロング錠（200 mg）：1回1錠　1日2回　朝夕　14日分
もしくは，
ユニフィル LA 錠（200 mg）：1回2錠　1日1回　夕　14日分
⓫ムコダイン錠（500 mg）：1回1錠　1日3回　朝昼夕　14日分
⓬ムコソルバン錠（15 mg）：1回1錠　1日3回　朝昼夕　14日分
もしくは，
ムコサール L カプセル（45 mg）：
1回1カプセル　1日1回　朝　14日分

これらを適宜組み合わせる．

生活指導と呼吸リハビリテーション

　呼吸リハビリテーションは，中等症以上の COPD 患者を対象に薬物療法と併用して行われる（フローチャート，図1）[2,3]．呼吸訓練（口すぼめ呼吸と腹式呼吸），胸郭可動域訓練，排痰法，運動療法などにより構成されるが，この中で運動療法が呼吸リハビリテーションの中核となる．運動療法の中では，歩行訓練などを中心とした下肢運動による全身持久力トレーニングが最も勧められる[2]．また，体重減少のみられる COPD においては，運動療法の効果を高めるために，栄養療法の併用を積極的に考慮することも必要である[3]．

喫煙者の咳（タバコ気管支炎）

　慢性気管支炎は従来，COPD を構成する疾患名であったが，近年，COPD が病態生理学的に再定義されたことから，臨床・疫学的に異なった視点から定義された疾患として COPD の概念から除外された[4,5]．したがって現在，定義や診断における明確なエビデンスは存在しないが，Fletcher の定義に基づいて，「慢性の咳，痰が少なくとも年に3ヵ月以上あり，それが少なくとも連続2年以上認められ，この症状がほかの肺疾患や心疾患を原因としない」とされている[4,5]．しかし，慢性気管支炎は，実際には喫煙刺激による閉塞性障害を伴わない単純性慢

表2 慢性気管支炎（タバコ気管支炎）の診断基準

以下の1～3のすべてを満たす
1. 現喫煙者
2. 湿性咳嗽
3. 禁煙で軽快する

(文献4，5を参照して作成)

性気管支炎，すなわち，タバコ気管支炎（smoker's bronchitis）と理解するのが現実的である（**表2**）[4,5]．

　慢性気管支炎の症状すなわち咳嗽・喀痰を軽減させる最も有効な手段は，環境上の刺激物質すなわちタバコ煙を避けることである．タバコ気管支炎は，禁煙の有用性が多くの研究で明らかにされており，禁煙によって咳嗽が1ヵ月以内に約50％で消失し，最終的には94～100％において消失あるいは軽減したと報告されている[5]．また，5年間の前方視的研究の報告では，禁煙群で最初の1年で慢性咳嗽と喀痰が減少し，最終的にはその90％において咳嗽・喀痰の消失が認められている．

　禁煙あるいは刺激物質曝露の回避後も続く咳嗽・喀痰などの呼吸器症状に対しては，気流閉塞が合併すればCOPDのガイドラインに準じて治療を行う．

［文　献］
1) 日本呼吸器学会 COPDガイドライン第4版作成委員会 編：COPD（慢性閉塞性肺疾患）診断と治療のためのガイドライン第4版．メディカルレビュー社，東京，2013
2) 日本呼吸ケア・リハビリテーション学会 他 編：呼吸リハビリテーションマニュアル―運動療法―第2版．照林社，東京，2012
3) 塩谷隆信，佐竹將宏，川越厚良 他：包括的呼吸リハビリテーション―現状と将来展望―．総合リハ 41(2)：107-119，2013
4) 日本呼吸器学会 咳嗽に関するガイドライン第2版作成委員会 編：咳嗽に関するガイドライン第2版．日本呼吸器学会，東京，2012
5) 塩谷隆信：好中球性気道炎症疾患群：慢性閉塞性肺疾患の外的刺激による咳嗽．"慢性咳嗽を診る 改訂版―症例から学ぶ―"藤村政樹 編．医薬ジャーナル社，東京，pp157-172，2010

成人編

かぜ症候群（感染）後による咳

新潟県立柿崎病院 藤森勝也（ふじもりかつや）
新潟大学医歯学総合病院 医科総合診療部 鈴木栄一（すずきえいいち）
新潟大学大学院医歯学総合研究科（第二内科）成田一衛（なりたいちえい）

どのような疾患か？

概念と症状

　いわゆる「かぜ」（かぜ症候群）は，呼吸器系の炎症症状をきたす疾患の総称である．主にウイルス感染による上気道（鼻腔や咽頭など）の炎症性疾患である．急性上気道炎，急性鼻咽頭炎，急性咽頭・喉頭蓋炎まで含む概念とされる．80～90％はウイルス（インフルエンザウイルス，パラインフルエンザウイルス，RSウイルス，ライノウイルス，コクサッキーウイルス，エコーウイルス，コロナウイルス，アデノウイルスなど）が原因で，残り10～20％は，肺炎マイコプラズマ，肺炎クラミジアなどの細菌が原因である．

　かぜ症候群の症状は，鼻汁，くしゃみ，鼻閉，発熱，流涙，咽頭痛，嗄声，咳嗽，頭痛，全身倦怠感などである．通常1週間程度で治癒に向かう．一部の症例では，ほかの症状は改善したが，咳嗽のみが長びく．筆者らは長びく咳嗽に興味をもち症例集積していたが，咳喘息，アトピー咳嗽，胃食道逆流による咳嗽，ACE阻害薬による咳嗽などの原因が否定され，かぜ症候群の後から咳嗽のみが長びく一群の症例群があることに気づき，1995年，1997年に，「かぜ症候群後遷延性・慢性咳嗽」（postinfectious cough）と名称した．

　postinfectious coughを詳細に報告したのは，Poeらである．1989年のCHESTに，139例の8週間以上続く慢性咳嗽の原因疾患として，後鼻漏39例（28％），喘息46例（33％），胃食道逆流7例（5％），かぜ症候群後15例（11％），慢性気管支炎10例（7％），心因性2例（1％）を挙げ，かぜ症候群後咳嗽の重要性を指摘した．Poeらが指摘したかぜ症候群後咳嗽15例は，上気道感染後から咳嗽が続いていた．15例中13例は，気道過敏性の亢進を認めなかった．2例は気道過敏性検査をしていなかった．15例中6例は抗ヒスタミン薬やステロイド薬で軽快している．詳しくは，気道過敏性が亢進していなかった13例中3例は，寒冷凝集反応が亢進しており，肺炎マイコプラズマ感染症が原因と考えられた．

3例は自然軽快し，6例は短期間のステロイド薬で治療し（うち5例が改善し，1例はさらに抗ヒスタミン薬とヒスタミン H_2 受容体拮抗薬で治療している），残る1例は，追跡できなくなっていた．

筆者らは，1995年に，わが国で初めて postinfectious chronic cough と名称した症例を報告[1]した．

59歳女性で，非喫煙，ACE 阻害薬なし，アレルギー歴なし，胃食道逆流症状なし，かぜ症候群が先行しその後8週間以上乾性咳嗽が持続していた．胸部X線写真に異常所見なく，CRP 陰性，寒冷凝集素価陰性，肺炎マイコプラズマ抗体価陰性，呼吸機能検査に異常のない症例であった．麦門冬湯により症状は改善している．1997年に提唱した診断基準（表1，2）に合致する22例を集めて病態と治療成績を報告[2]した．全例非喫煙，ACE 阻害薬を内服しておらず，アトピー歴がない症例である．男4例，女18例，年齢は24～74歳で中央値65歳であった．胸部X線写真，呼吸機能検査，末梢血好酸球数，血清 IgE 値，肺炎マ

表1 かぜ症候群（感染）後（遷延性・慢性）咳嗽：きびしい診断基準

1．治療前診断基準
1）かぜ様症状（鼻汁，くしゃみ，鼻閉，発熱，流涙，咽頭痛，嗄声など）のあとから続く遷延性・慢性咳嗽
2）胸部X線写真に咳嗽の原因となる異常所見なし
3）呼吸機能が正常
4）咳嗽の原因となる慢性呼吸器疾患の既往がない
5）後鼻漏，アレルギー性鼻炎，慢性副鼻腔炎，気管支喘息，咳喘息，アトピー咳嗽，慢性閉塞性肺疾患，胃食道逆流による咳嗽，ACE 阻害薬内服，は原則として除外する

参考所見
 1：乾性咳嗽
 2：強制呼出でラ音を聴取しない
 3：喀痰検査はできるかぎり行い，好酸球の増加を認めないこと．結核菌は陰性であること
 4：できれば，末梢血好酸球数，血清 IgE 値に異常を認めないこと
 5：気道過敏性検査に異常を認めないこと
 6：ピークフローは，予測値または最良値の80％以上であること
 7：肺炎マイコプラズマ，肺炎クラミジア，百日咳菌感染による遷延性・慢性咳嗽があり，抗体価測定が望ましい

2．治療後診断基準
1）中枢性鎮咳薬，ヒスタミン H_1 受容体拮抗薬，麦門冬湯，吸入および内服ステロイド薬，吸入抗コリン薬などが有効
2）β_2 受容体刺激薬は，咳嗽抑制に無効
3）治療後比較的速やかに咳嗽が消失（4週間程度を目安）する

表2 かぜ症候群（感染）後（遷延性・慢性）咳嗽：あまい（簡易）診断基準

1．治療前診断基準
かぜ様症状（鼻汁，くしゃみ，鼻閉，発熱，流涙，咽頭痛，嗄声など）のあとから続く遷延性・慢性咳嗽

2．治療後診断基準
1）中枢性鎮咳薬，ヒスタミン H_1 受容体拮抗薬，麦門冬湯，吸入および内服ステロイド薬，吸入抗コリン薬などが有効
2）β_2 受容体刺激薬は，咳嗽抑制に無効
3）治療後比較的速やかに咳嗽が消失（4週間程度を目安）する

イコプラズマ抗体価に異常所見を認めなかった．10例で得られた喀痰検査，2例で実施した気管支粘膜生検像のいずれにも好酸球性気道炎症を認めなかった．20例で咳日記を用いて，咳嗽の治療経過を評価している．臭化水素酸デキストロメトルファン（メジコン®）とオキサトミド（セルテクト®）による治療で10例が軽快した．1例は脱落例で，残り9例中3例は麦門冬湯単独で，4例はこれらの併用で，2例はこれらの併用に塩酸オザグレルを合わせて改善している．

基本病態

　十分解明されていない．気管支粘膜生検や喀痰検査では，非好酸球性気道炎症，リンパ球性気管支炎の像を呈するとされる．生理学的には，カプサイシン咳感受性は亢進しており，治療により改善する．推定される咳嗽発生機序として，気道感染により，気道粘膜に存在するニュートラル・エンドペプチダーゼの活性が低下し，気道局所にサブスタンスPが増加して咳嗽が発生するとの考えがある．また，気道感染により，気道粘膜に存在するヒスタミンN-メチル基転移酵素活性が低下して，内因性咳嗽誘発物質のヒスタミン分解が障害され，咳嗽が発生するとの考えもある．加えて，気道感染による気道上皮障害，上気道・下気道の気道炎症が一過性気道過敏性亢進をひき起こすであろうとの考えがある．かぜ症候群後咳嗽は，上気道としての鼻や副鼻腔の炎症の遷延，下気道の炎症が咳受容体感受性を亢進させ，気道過敏性を一過性に亢進させ，気道分泌物除去を悪化させるために発生するとも考えられている．加えて，咳嗽が既存の胃食道逆流を悪化させ，咳嗽を遷延化させるとも考えられる．

検　査

　わが国において，胸部X線写真に異常がなく，ACE阻害薬を内服していない，鼻・副鼻腔疾患がない，遷延性・慢性乾性咳嗽の4大原因疾患は，咳喘息，アトピー咳嗽（非喘息性好酸球性気管気管支炎），かぜ症候群（感染）後咳嗽，胃食道逆流による咳嗽である〔GEAR CAP（ギアキャップ）と記憶する．GEAR CAPとは，GE（A）R（gastroesophageal reflux：胃食道逆流による咳嗽），C（cough variant asthma：咳喘息），A（atopic cough：アトピー咳嗽），P〔postinfectious cough：かぜ症候群（感染）後咳嗽〕〕．その鑑別診断（**表3**）と診断の流れ（**フローチャート**）を示した．重要な点は，喀痰中好酸球増加の有無（増加：咳喘息，アトピー咳嗽），気道過敏性亢進の有無（亢進：咳喘息），QUEST問診票またはFスケール問診票（QUEST 4点以上，Fスケール8点以上：胃食道逆流による咳嗽を疑う）である．かぜ症候群後咳嗽は，咳喘息，アトピー咳嗽，胃食道逆流による咳嗽などのほかの原因疾患が除外されて診断される（表1，2）．

表3 遷延性・慢性乾性咳嗽の原因疾患とその鑑別診断，治療

		咳喘息	アトピー咳嗽	かぜ症候群後咳嗽	胃食道逆流による咳嗽
好発年齢		若年〜中高・老年	若年〜中高年	中高・老年	中高・老年（肥満，脊椎後弯）
性差		男≦女	男＜女	男＜女	男＜女
かぜ症状先行		時にあり	時にあり	あり	時にあり
末梢血好酸球数		増加または正常	増加または正常	正常	正常
血清IgE値		増加または正常	増加または正常	正常	正常
喀痰中好酸球比率		増加	増加	正常	正常
％1秒量		低下または正常	正常	正常	正常
ピークフローの日内変動		あり	なし	なし	なし
ピークフローの日差変動		あり	なし	なし	なし
気道過敏性		亢進	正常	正常	正常
咳感受性		正常または亢進	亢進	亢進	亢進
気管支拡張薬の効果		有効	無効	無効	無効
主な治療薬	ヒスタミンH₁受容体拮抗薬	有効	有効	有効	
	ロイコトリエン受容体拮抗薬	有効			
	Th2サイトカイン抑制薬	有効	有効		
	β₂刺激薬	有効	無効	無効	無効
	テオフィリン薬	有効			
	抗コリン薬	有効		有効	有効
	ステロイド薬	有効	有効	有効，無効の相反する報告あり	
	麦門冬湯	有効		有効	
	プロトンポンプ阻害薬				有効

　これらの疾患以外では，心因性咳嗽，稀な疾患として，気管・気管支結核，気管・気管支腫瘍，気道異物などがある（フローチャート）．

　胸部X線写真に異常がなく，ACE阻害薬を内服していない，遷延性・慢性湿性咳嗽の原因の大部分は副鼻腔気管支症候群であり，喫煙による慢性気管支炎もある．

　複数の原因疾患が同時に存在する場合もある．例えば胃食道逆流は，それ自体が咳嗽の原因疾患となる一方，咳喘息やかぜ症候群後咳嗽で，持続する咳嗽により胃食道逆流が増悪し，咳嗽反射を亢進させ，咳嗽を悪化させることがある．

　したがって，検査では，QUEST問診票やFスケール問診票，胸部X線検査，呼吸機能検査，末梢血好酸球数，血清IgE値，CRP，喀痰中好酸球割合，鼻汁中好酸球割合，肺炎マイコプラズマ抗体価，肺炎クラミジア抗体価，百日咳抗体価などを順次組み合せて行い，鑑別診断[3]していく．

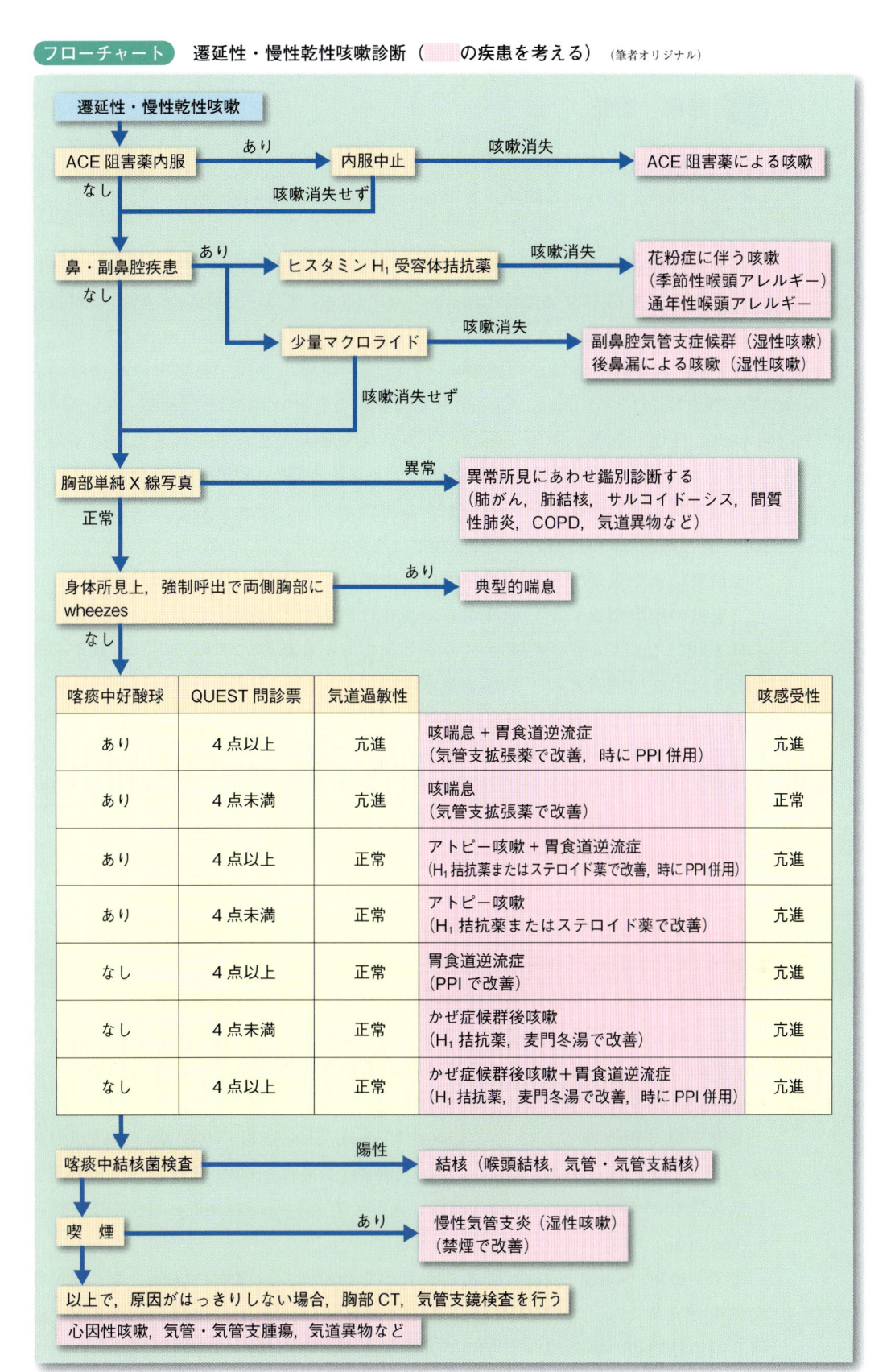

| フローチャート | 遷延性・慢性乾性咳嗽診断（　　の疾患を考える） | （筆者オリジナル） |

遷延性・慢性乾性咳嗽

- ACE阻害薬内服 — あり → 内服中止 → 咳嗽消失 → ACE阻害薬による咳嗽
  - 内服中止後 咳嗽消失せず ↓
  - なし ↓

- 鼻・副鼻腔疾患 — あり →
  - ヒスタミン H_1 受容体拮抗薬 → 咳嗽消失 → 花粉症に伴う咳嗽（季節性喉頭アレルギー）通年性喉頭アレルギー
  - 少量マクロライド → 咳嗽消失 → 副鼻腔気管支症候群（湿性咳嗽）後鼻漏による咳嗽（湿性咳嗽）
  - 咳嗽消失せず ↓
  - なし ↓

- 胸部単純X線写真 — 異常 → 異常所見にあわせ鑑別診断する（肺がん，肺結核，サルコイドーシス，間質性肺炎，COPD，気道異物など）
  - 正常 ↓

- 身体所見上，強制呼出で両側胸部にwheezes — あり → 典型的喘息
  - なし ↓

喀痰中好酸球	QUEST問診票	気道過敏性		咳感受性
あり	4点以上	亢進	咳喘息＋胃食道逆流症（気管支拡張薬で改善，時にPPI併用）	亢進
あり	4点未満	亢進	咳喘息（気管支拡張薬で改善）	正常
あり	4点以上	正常	アトピー咳嗽＋胃食道逆流症（H_1拮抗薬またはステロイド薬で改善，時にPPI併用）	亢進
あり	4点未満	正常	アトピー咳嗽（H_1拮抗薬またはステロイド薬で改善）	亢進
なし	4点以上	正常	胃食道逆流症（PPIで改善）	亢進
なし	4点未満	正常	かぜ症候群後咳嗽（H_1拮抗薬，麦門冬湯で改善）	亢進
なし	4点以上	正常	かぜ症候群後咳嗽＋胃食道逆流症（H_1拮抗薬，麦門冬湯で改善，時にPPI併用）	亢進

- 喀痰中結核菌検査 — 陽性 → 結核（喉頭結核，気管・気管支結核）
- 喫煙 — あり → 慢性気管支炎（湿性咳嗽）（禁煙で改善）

以上で，原因がはっきりしない場合，胸部CT，気管支鏡検査を行う
心因性咳嗽，気管・気管支腫瘍，気道異物など

QUEST問診票の代わりに，Fスケール問診票使用の場合は8点以上を陽性とする．

診察・診断

　かぜ症候群後咳嗽の診断で重要なことは，かぜ症候群が先行していること，ほかの原因疾患を除外する問診，診察を行うことである．

問診で重要な ASAHI-N

　長びく咳嗽の診断，鑑別診断で重要な問診事項は，ASAHI-N（「あさひ―日本」と記憶）を確認することである．ASAHI-N とは，A（ACE 阻害薬内服の有無），S（Smoking の有無），A（Allergy の有無），H（Heartburn の有無），I（Infection の有無：地域での感染症流行状況，職場・学校・家庭での感染症の有無），N（Nasal and paranasal sinus disease の有無）のことである．Allergy の中には，住居，職業，ペット飼育など生活環境歴も含まれる．以下に詳述する．

　ACE 阻害薬内服の有無の確認は重要である．中高・老年では，高血圧，心不全や糖尿病とその腎症などの持病がある場合があり，それら疾患の治療薬として ACE 阻害薬内服の有無の問診は忘れてはならない．

　喫煙歴はまた重要である．老年では，喫煙歴に関して，現在喫煙していなくても，過去の喫煙歴まで十分聴取する．現在は高齢で，喫煙していないが，過去に 1 日 20 本，20 年以上の喫煙歴があるような方々も意外に多いため，注意が必要である．現在喫煙者には，禁煙を指示する．

　次に，アレルギー疾患の既往，特に小児喘息，アレルギー性鼻炎，アレルギー性結膜炎，アトピー性皮膚炎などの既往を聞く．これらのアレルギー性疾患の既往がある場合，咳喘息とアトピー咳嗽から鑑別していく．加えて，住居，職業，ペット飼育など生活環境歴についての問診も必要である．

　さらに，胸やけ，口腔内に胃酸の逆流の自覚があるか否かも聞くようにしたい．QUEST 問診票や F スケール問診票を使用するとよい．それぞれ 4 点以上，8 点以上で胃食道逆流による咳嗽を疑う．

　老年では，持続する咳嗽の原因として，気道異物があり，異物として，義歯や歯冠の頻度が高く，したがって，歯科治療歴などの聴取も重要である．

　かぜ症候群後咳嗽の診断では，地域での感染症流行状況，職場・学校・家庭での感染症の有無をよく聞き出すことが大切である．

身体所見：p-know の確認

　身体所見で重要なことは，p-know（「physical を知る」と記憶）の確認である．p-know とは，p〔postnasal drip（PND）：後鼻漏の有無〕，k（kyphosis：脊椎後弯症の有無），n（nasal voice：鼻声の有無），o（obesity：肥満の有無），w（wheeze：喘鳴の有無）のことである．

　まず，鼻声（nasal voice）であるか否かを判断する．鼻声の場合，鼻・副鼻腔疾患を考える．くしゃみ，鼻汁，鼻閉，後鼻漏（postnasal drip），頭重感，頭痛，副鼻腔周辺の痛みについての問診を加える．さらに，口腔内を観察し，上中咽頭に粘液性，粘液膿性の分泌物（後鼻漏）や cobblestone appearance がない

か確認する．

　胃食道逆流による咳嗽は，肥満（obesity）や老年の脊椎後弯症（kyphosis）の患者にみられることがあり，注意したい．

　胸部の聴診所見では，強制呼出時 wheeze が聞かれるか否かが大切である．wheeze が聞かれるのであれば，喘息による咳嗽を考える．

　かぜ症候群後咳嗽の診断では，ほかの原因疾患否定のため，p-know（PND, kyphosis, nasal voice, obesity, wheeze）を中心に身体所見をとることが大切である．

　かぜ症候群後咳嗽を診断するために提唱している診断基準（表１，２）を参考にしてほしい．かぜ症候群後咳嗽で重要なことは，かぜ症候群が先行していることと，除外診断であること，自然軽快傾向があることである．

治療指針

実際の治療

　この咳嗽は，自然軽快傾向がある．しかし，咳嗽が長びく場合，QOL を損ねるので，治療が必要である．中枢性非麻薬性鎮咳薬は有効である．ヒスタミン H_1 受容体拮抗薬は有効である[4]．麦門冬湯は有効である[5,6]．これら３剤を併用したカクテル療法[6]は，非常に有効である．

　筆者らの成績を示す．かぜ症候群後遷延性咳嗽 22 例に対し，11 例は中枢性非麻薬性鎮咳薬の臭化水素酸デキストロメトルファン（メジコン®）単独で治療し，11 例はこれにヒスタミン H_1 受容体拮抗薬のオキサトミド（セルテクト®）を併用して治療した．咳日記で評価した１週間後の咳嗽軽快率は，臭化水素酸デキストロメトルファン単独群 11％，オキサトミド併用群 64％で，両群に有意差が認められた[4]．

　また，別の成績を示す．かぜ症候群後２週間以上咳嗽が続く 25 例に対し，12 例は臭化水素酸デキストロメトルファン単独で治療し，13 例は麦門冬湯単独で治療した．咳日記で２群間の咳嗽抑制効果を比較検討した．両群とも有意な咳嗽抑制効果が認められた．麦門冬湯は，臭化水素酸デキストロメトルファンに比し，早期に咳嗽抑制効果がみられた[6]．

　さらに別の成績を示す．かぜ症候群後遷延性咳嗽 18 例に，麦門冬湯，オキサトミド，臭化水素酸デキストロメトルファンの３剤併用カクテル療法を行った．咳日記で評価した１週間後の咳嗽消失率は 50％[5]で，非常に有効であった．

　肺炎マイコプラズマ，肺炎クラミジア，百日咳が原因と考えられる場合には，マクロライド系抗菌薬，ニューキノロン薬を使用する．

　吸入抗コリン薬，吸入ステロイド薬も有効であることが報告されている．吸入ステロイド薬に関しては，有効でなかったとの報告もある．

● 診断的治療

臨床研究における患者選択のための基準（きびしい診断基準）と一般臨床における診断の目安〔あまい（簡易）診断基準〕をそれぞれ表1, 2に示した．繰り返しになるが，かぜ症候群後咳嗽で重要なことは，かぜ症候群が先行していることと，除外診断であること，自然軽快傾向があることである．

かぜ症状が先行し，喀痰中に好酸球がみられず，気管支拡張薬が無効であれば，かぜ症候群後咳嗽の可能性が強い．さらに中枢性鎮咳薬，ヒスタミンH_1受容体拮抗薬，麦門冬湯で咳嗽が速やかに改善すれば，かぜ症候群後咳嗽と考えられる[7,8]．

● 専門医に紹介するタイミング

表1, 2の治療前診断と治療後診断でも咳嗽が改善しない場合，胃食道逆流の合併や専門医（呼吸器内科）への紹介，胸部CTや気管支鏡検査などを考慮する必要がある（フローチャート）．

処方例

❶アゼプチン錠（Azeptin）（1 mg）：
　1回1錠　1日2回　朝, 就寝前　　　　　　　　　　　　　　　併用
❷ツムラ麦門冬湯エキス顆粒（Bakumondo-to）（3 g）：
　1回1包　1日3回　朝昼夕食前

クラミジア肺炎やマイコプラズマ肺炎，百日咳の場合，❶❷に❸を併用
❸クラリス錠（Clarith）（200mg）：1回1錠　1日2回　朝夕食後

これらは，ABC（Azeptin, Bakumondo-to, Clarith）として記憶できる．

場合により，❶❷に❹を併用
❹メジコン錠（15mg）：1回1〜2錠　1日3回　朝昼夕食後

胃食道逆流を合併し，上記治療でも咳嗽が長びく場合，❶❷に❺を併用
❺パリエット錠（10mg）：
　1回1錠　1日1回　朝食後または夕食後

生活指導

咳嗽が続いている場合，咳エチケットを行うよう指導する．

[文　献]
1) 藤森勝也，桜井金三，吉住　昭：通常の鎮咳薬で改善せず，麦門冬湯が有効であった postinfectious chronic cough の1例．アレルギー 44：1418-1421, 1995
2) 藤森勝也，鈴木栄一，荒川正昭：かぜ症候群後の慢性咳嗽の臨床像．アレルギー 46：420-425, 1997
3) 藤森勝也，鈴木栄一，荒川正昭 他：慢性持続咳嗽の鑑別診断における気道過敏性検査の役割．アレルギー 48：713-718, 1999
4) 藤森勝也，鈴木栄一，荒川正昭：かぜ症候群後慢性咳嗽に対するヒスタミン H_1 受容体拮抗薬，オキサトミドの効果．アレルギー 47：48-53, 1998
5) 藤森勝也，嶋津芳典，鈴木栄一 他：かぜ症候群後咳嗽に対する麦門冬湯，オキサトミド，デキストロメトルファンの併用療法 ―予備的検討―．日呼吸会誌 36：338-342, 1998
6) Fujimori K, Suzuki E, Gejyo F：Comparison between Bakumondo-to（mai men dong tang）and dextromethorphan hydrobromide in terms of effect on postinfectious cough：A pilot study. J Oriental Med 51：725-732, 2001
7) 日本咳嗽研究会，アトピー咳嗽研究会 編：慢性咳嗽の診断と治療に関する指針 2005年度版．前田書店，金沢，2006
8) 藤森勝也，下条文武：遷延性・慢性咳嗽の鑑別診断と治療．日本心療内科学会誌 10：217-224, 2006

成人編

喉頭アレルギーによる咳

藤田保健衛生大学 耳鼻咽喉科 内藤健晴(ないとうけんせい)

どのような疾患か？

　　喉頭アレルギーは大きく二つに大別される．アナフィラキシーの一部分症として喉頭の浮腫を主体とした病変で管理を誤ると致死的となる急激なタイプと，喘息やアレルギー性鼻炎のように気道アレルギーの一つとしてみられる慢性のタイプである．今回，長びく咳として取り扱うのは後者の慢性型喉頭アレルギーである．
　　慢性型は通年性と季節性に分類され，それぞれに診断基準がある．それらはさ

表1　通年性喉頭アレルギーのきびしい診断基準案（2005年案）（文献1より引用）

1. 喘鳴を伴わない8週間以上持続する乾性咳嗽
2. 8週間以上持続する咽喉頭異常感（掻痒感，イガイガ感，痰が絡んだような感じ，チクチクした感じの咽頭痛など）
3. アトピー素因を示唆する所見（注1）の1つ以上認める
4. 急性感染性喉頭炎，特異的喉頭感染症（結核，梅毒，ジフテリアなど），喉頭真菌症，異物，腫瘍などその他の咳や異常感の原因となる局所所見がないこと（典型所見としては披裂部蒼白浮腫状腫脹を認める）
5. 胸部X線撮影，肺機能検査が正常
6. 胃食道逆流症（注2），後鼻漏（注3）が想定されない
7. 症状がヒスタミンH_1拮抗薬で著明改善もしくは消失する

追加事項：上記の内，1が欠落した場合には，5は満たさなくてもよい．
注1．アトピー素因を示唆する所見
　　（1）喘息以外のアレルギー疾患の既往あるいは合併
　　（2）末梢血好酸球増加
　　（3）血清総IgE値の上昇
　　（4）特異的IgE陽性
　　（5）アレルゲン皮内テスト即時型反応陽性
注2．胃食道逆流症が想定される所見（1つ以上を認める）
　　（1）24時間食道pHで胃食道逆流陽性
　　（2）食道ファイバーで胃食道逆流所見陽性
　　（3）食道透視で胃食道逆流所見陽性
　　（4）咳嗽や異常感がプロトンポンプ阻害薬で著明改善もしくは消失する
　　（5）げっぷ，胸焼け，呑酸がある
注3．後鼻漏が想定される所見（1つ以上を認める）
　　（1）後鼻漏を明確に訴える
　　（2）咽頭後壁に後鼻漏を視診で認める
　　（3）鼻咽腔ファイバーで鼻咽腔に後鼻漏を認める

表2　通年性喉頭アレルギーのあまい診断基準案（2005年案）（文献1より引用）

1. 喘鳴を伴わない3週間以上持続する乾性咳嗽
2. 3週間以上持続する咽喉頭異常感（搔痒感，イガイガ感，痰が絡んだような感じ，チクチクした感じの咽頭痛など）
3. アトピー素因を示唆する所見（注1）の1つ以上認める
4. 急性感染性喉頭炎，特異的喉頭感染症（結核，梅毒，ジフテリアなど），喉頭真菌症，異物，腫瘍などその他の咳や異常感の原因となる局所所見がないこと（典型所見としては披裂部蒼白浮腫状腫脹を認める）
5. 症状がヒスタミンH_1拮抗薬で著明改善もしくは消失する

追加事項：上記の内，1が欠落してもよい．
注1．アトピー素因を示唆する所見
　（1）喘息以外のアレルギー疾患の既往あるいは合併
　（2）末梢血好酸球増加
　（3）血清総IgE値の上昇
　（4）特異的IgE陽性
　（5）アレルゲン皮内テスト即時型反応陽性

らに「きびしい」と「あまい」の二つの基準が存在する[1]．参考として，長びく咳の原因となる通年性の「きびしい診断基準」（**表1**）と「あまい診断基準」（**表2**）を示しておく[1]．基本概念は，アレルギー性鼻炎と同等の病態が喉頭で起こっており長びく咳の原因となると考えられている．喉頭アレルギーは，咳嗽に関するガイドライン第2版[2]にも掲載されている．類似した疾患にアトピー咳嗽がある．

症　状

長びく咳嗽，咽喉頭異常感（「あまい診断基準」では3週間以上，「きびしい診断基準」では8週間以上）の二大症状である．咳は診断基準にあるように乾性であり，咽喉頭異常感の内容は，搔痒感，イガイガ感，痰が絡んだような感じ，チクチクした感じの咽頭痛などである．

検　査

「あまい診断基準」にあるように，アトピー素因（血液好酸球数，血清総IgE値，抗原特異的IgE抗体，皮内反応）を検索する．喉頭の局所所見は主として喉頭ファイバースコピー（**図1**）を施行する．典型的には喉頭披裂部の蒼白浮腫状腫脹（**図2**）が見られるが，その頻度はあまり高くない．本検査は喉頭における典型的な所見を得るためではなく，咽頭・喉頭でのその他の咳の原因〔後鼻漏の喉頭への流下（**図3**），喉頭真菌症（**図4**），喉頭がんなど〕を除外することも大きな目的である．

「きびしい診断基準」では，胸部X線撮影，肺機能検査の必須検査のほかに，胃食道逆流症の検査（食道ファイバースコピー，24時間食道pHモニター），後鼻漏の検査（副鼻腔X線またはCT，鼻咽頭ファイバースコピー）が要求されることもある．

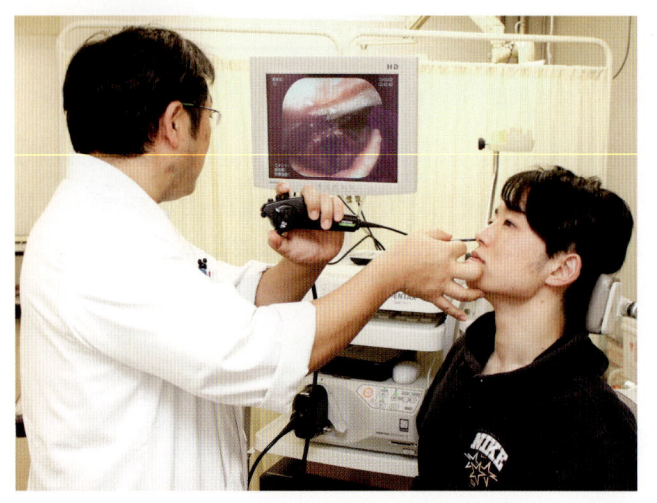

図1 喉頭ファイバースコピー（電子スコープ）施行中の風景

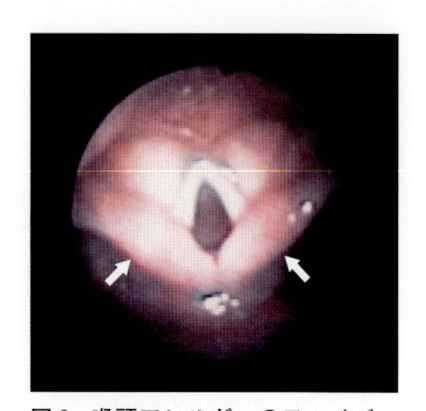

図2 喉頭アレルギーのファイバースコピー所見
両側被裂部が蒼白浮腫状に腫脹している（⇨）．

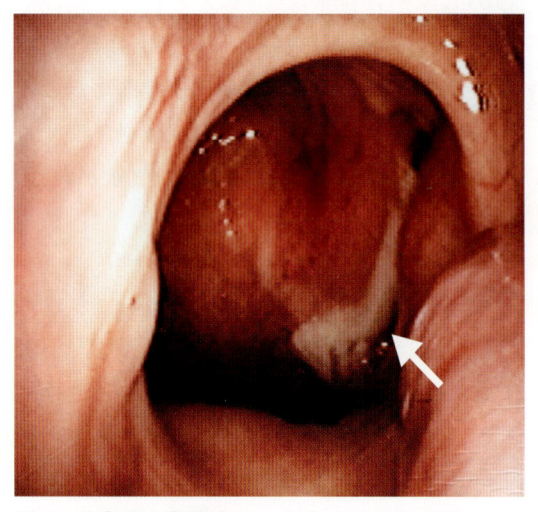

図3 後鼻漏の鼻咽腔ファイバースコピー所見
後鼻孔に膿性の鼻漏が流下している（⇨）．

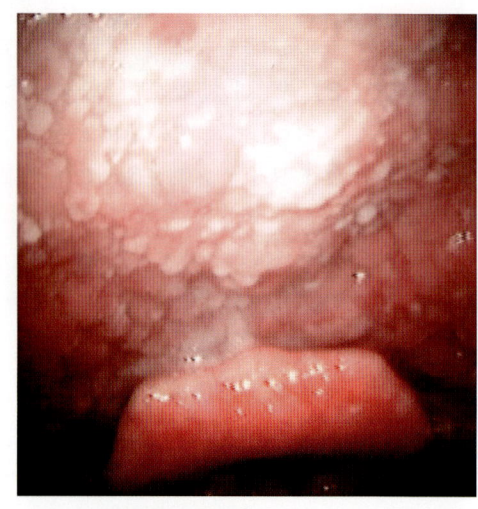

図4 喉頭真菌症の喉頭ファイバースコピー所見
舌根部や喉頭内腔全体にカンジダ感染による白苔がみられる．

診察・診断

　喉頭アレルギーの診断基準は2005年基準[1]が最新であるが，臨床研究用の「きびしい診断基準（季節性，通年性）」は，一般診療所での利用には適さないため，通常の診療で使用しやすい「あまい診断基準」を採用するのが現実的と考える．すなわち長びく乾性咳嗽（3週間以上）で，アトピー素因があり，喉頭にその他の咳の原因が確認できず，抗ヒスタミン薬の内服で劇的な有効性がみられたら，喉頭アレルギーと考えて概ねよいということである．一方，咽喉頭異常感のほうは頑固に持続することがある．そのような場合，下咽頭がん，食道入口部がん，甲状腺がんなど見落としやすい重篤な疾患の再精査や経過観察を怠ってはならない．

治療方針

治療の実際

　診断基準にも採用されている有効薬剤の抗ヒスタミン薬の中では，エビデンスレベルは低いものの，セチリジン塩酸塩（ジルテック®），フェキソフェナジン塩酸塩（アレグラ®），オロパタジン塩酸塩（アレロック®）の3薬剤は臨床的に有効性が示されている[3]．喉頭アレルギーの診断が確実であれば，2週ほどでかなり高い有効性が得られる．抗ヒスタミン薬が無効の場合，漢方薬の麦門冬湯や麻黄附子細辛湯が有効とされる[4]．それでも効果がなければ咳喘息，胃食道逆流症，後鼻漏症候群などほかの疾患を考える．また，特に見逃すと問題となる重篤な疾患の除外にも努める．

診断的治療

　喘息（吸入ステロイド薬，気管支拡張薬），胃食道逆流症（PPI，消化運動促進薬），副鼻腔炎による後鼻漏（マクロライド系抗菌薬，粘液溶解薬）の治療が有効であれば，喉頭アレルギーとは言い難くなる．一方で，それぞれが重複することもあるので，有効性が不十分なときには複数の治療法をあわせることも必要となる．喉頭アレルギーと極めて類似した疾患のアトピー咳嗽との鑑別は甚だ困難であるが，両疾患は基本的に治療法が類似しているので，一般医がこの2疾患を厳密に分ける臨床的意義はあまり大きくない．

専門医に紹介するタイミング

　日常の診療において，内科で喘息として診療を受けていた症例が耳鼻咽喉科の診察で喉頭がんであったり，逆に，喉頭アレルギーと思っていた症例が気管支結核であったりと，治療の時期を逸すると重大な問題をはらむ疾患が稀に経験される．それぞれの診療科での精査がされていない場合，治療に入って2～3週間全く反応がみられないとき，あるいは初期に反応があってもその後膠着するようなときには，それぞれの専門医に除外診断を依頼しておくとピットフォールに陥らないものと考える．

処方例

> アレグラ錠（60 mg），アレロック錠（5 mg），ジルテック錠（10 mg）のいずれか1種類を通常量内服投与する
> ❶ **アレグラ錠（60 mg）**：1回1錠　1日2回　朝夕食後　2～4週間分
> もしくは，
> ❷ **アレロック錠（5 mg）**：1回1錠　1日2回　朝夕食後　2～4週間分
> もしくは，
> ❸ **ジルテック錠（10 mg）**：1回1錠　1日1回　就寝前　2～4週間分

> ■抗ヒスタミン薬の効果が乏しい場合
>
> 抗ヒスタミン薬の効果が乏しい場合に有効とされる漢方の内服
> ❶ **ツムラ麦門冬湯エキス顆粒**：
> 　1回3g　1日3回　食前または食間　2～4週間分
> もしくは，
> ❷ **コタロー麻黄附子細辛湯エキスカプセル**：
> 　1回2カプセル　1日3回　朝昼夕食前　2～4週間分

生活指導

抗原の曝露を低下させるために，ダニ抗原では環境の整備を行うこと．花粉対策ではマスクの着用を指示すること．最近話題の黄砂やPM2.5など咳の増悪因子からの防護のためにも，春季のマスク着用は欠かせない．外出から戻ったら上気道の抗原やPM2.5を含むSPM曝露の減量と保湿の目的でうがいを励行する．気道の乾燥で咳発作を増悪させないため，室内の保湿をはかる．

[文　献]
1）内藤健晴：喉頭アレルギー（laryngeal allergy）．"慢性咳嗽の診断と治療に関する指針（2005年度版）"藤村政樹 監修．前田書店，石川，pp16-21，2006
2）内藤健晴：第Ⅶ章　主要な原因疾患　H．耳鼻科疾患（含異物）　CQ1　喉頭アレルギーの治療効果のエビデンスは．"咳嗽に関するガイドライン第2版"日本呼吸器学会，大阪，pp57-58，2012
3）内藤健晴：喉頭のアレルギー疾患と治療薬の使用法．"耳鼻咽喉科アレルギーの治療薬"岡本美孝 編．MB ENT 104：21-26，2009
4）内藤健晴：慢性咳嗽に対する漢方薬の選択法．"耳鼻咽喉科医が知っておきたい漢方薬のイロハ"山際幹和 編．MB ENT 110：53-58，2010

成人編

心不全・心疾患（肺血栓塞栓症, 不整脈）による咳

秋田大学医学部附属病院 循環器内科/呼吸器内科（第二内科）　田村善一
同　渡邊博之

心不全

どのような疾患か？

　心不全とは，心臓の収縮能力あるいは拡張能力が低下することにより，心臓の内圧が上昇，心拍出量が低下し，その結果，臓器うっ血や呼吸困難，運動能力の低下をきたす症候群と定義される．左房圧の上昇に伴い，左心系の上流に位置する肺にうっ血が生じ，これが湿性咳嗽や呼吸困難の原因となる．ほかの症状として，息切れ，動悸，下腿浮腫などが挙げられる．

　検査として，血液検査，心電図，胸部X線，心エコー検査を行う．胸部X線では，肺うっ血・胸水・心陰影の拡大などが特徴的所見であり，心エコーによる収縮能と拡張能評価，BNP測定は診断に有用である．心電図は，心不全の基礎疾患を推定するうえで重要である．

　心不全の身体所見としては，肺野での湿性ラ音聴取や，Ⅲ/Ⅳ音聴取，頸静脈怒張などが観察される．フラミンガムの心不全診断基準（**表1**）では，自覚症状と他覚症状，身体所見を組合せて心不全の診断を行うことを提唱している．重症度は，NYHA心機能分類（**表2**）に基づいて評価する．

表1　心不全の徴候（フラミンガム基準）(文献1より引用)

大基準	・発作性夜間呼吸困難ないし起坐呼吸 ・頸静脈怒張 ・湿性ラ音 ・胸部X線での心拡大 ・急性肺水腫	・Ⅲ音，奔馬調律 ・中心静脈圧上昇（＞16 cmH$_2$O） ・肝・頸静脈逆流 ・循環時間延長＞25秒
大または小基準	・治療に反応して5日間で4.5 kg以上の体重減少	
小基準	・両足首の浮腫 ・夜間咳嗽 ・労作時呼吸困難	・肝腫大 ・胸水貯留 ・頻拍（≧120 bpm）

2つ以上の大基準，1つの大基準と2つ以上の小基準で心不全と診断．

表2　NYHA（New York Heart Association）心機能分類

Ⅰ度	心疾患はあるが，身体所見に制限はない． 日常的な身体活動では，著しい疲労，動悸，呼吸困難あるいは狭心痛を生じない．
Ⅱ度	軽度の身体所見の制限がある．安静時には無症状． 日常的な身体活動で，疲労，動悸，呼吸困難あるいは狭心痛を生じる．
Ⅲ度	高度な身体活動の制限がある．安静時には無症状． 日常的な身体活動以下の労作で，疲労，動悸，呼吸困難あるいは狭心痛を生じる．
Ⅳ度	心疾患のため，いかなる身体活動も制限される． 心不全症状や狭心痛が安静時にも存在する．わずかな労作でこれらの症状は増悪する．

治療方針

実際の治療

　実際には，図1のように，心不全の進行段階，重症度に応じて，薬物治療の選択を行う．無症候の段階から，ACE阻害薬，β遮断薬を導入することが基本となるが，ACE阻害薬には，ブラジキニン増加に起因する咳嗽の副作用がある．ACE阻害薬の忍容性が得られない場合には，ARBを用いる．急性心不全や慢性心不全の急性増悪において，咳嗽や呼吸困難などの肺うっ血症状や全身浮腫などの体液貯留の症状が認められる場合には，ループ系や抗アルドステロン作用をもつ利尿薬を用いる．

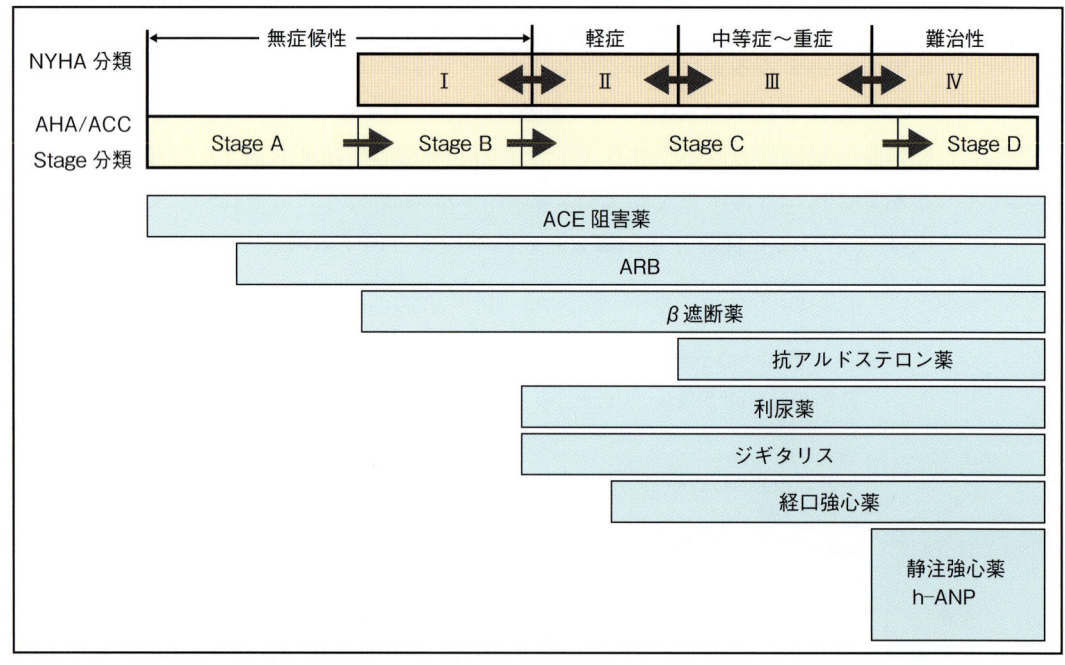

図1　心不全の重症度からみた薬物治療指針〔慢性心不全治療ガイドライン（文献2）より転載〕

専門医へ紹介するタイミング

臥位による湿性咳嗽や呼吸困難の訴えがあって来院し，湿性ラ音，頸静脈怒張，下腿浮腫などを認めた際には，本症を疑い前述の検査を行う．NYHA Ⅲ−Ⅳ度の重症心不全では，強心薬やh−ANPによる治療が必要となるため，速やかに専門医へ紹介する．また，肺うっ血に対して利尿薬を投与しても，症状の改善が乏しい例は，専門医へ紹介する．

処方例

1．湿性咳嗽や呼吸困難などの肺うっ血症状を認める場合
❶ ラシックス錠（20～40 mg）：1回1錠　1日1回　朝食後
❷ アルダクトンA錠（25～50 mg）：1回1錠　1日1回　朝食後
　〕必要に応じて併用

2．慢性心不全に対して
❶ レニベース錠（5 mg）：1回1錠　1日1回　朝食後
　※ACE阻害薬に忍容性がない場合，
　ブロプレス錠（4～8 mg）：1回1錠　1日1回　朝食後
❷ アーチスト錠　初期量：1.25～2.5 mg/day，1～2回に分服
　　　　　　　　維持量：5～20 mg/day，1～2回に分服
　〕必要に応じて併用

生活指導

心不全の増悪要因には，塩分制限の不徹底，内服中断などの予防可能な要因も多く，患者教育，アドヒアランス向上などの一般管理も重要である．

肺血栓塞栓症

どのような疾患か？

肺血栓塞栓症は，静脈内で形成された血栓が遊離して，急激に肺動脈を閉塞することによって生じる疾患であり，その塞栓源の90％以上は，下肢あるいは骨盤内静脈である．

特徴的発症状況としては，安静解除直後の最初の歩行時，排便・排尿時，体位

変換時があり，呼吸困難，胸痛が主要症状である．局所的な気管支攣縮により咳嗽が生じることもある．これは，血流の低下した肺区域でのサーファクタントの産生低下，セロトニン，トロンボキサン A_2 などの神経液性因子の関与によりひき起こされる．実際には，動悸，倦怠感，発熱などの非特異的な症状で受診することも多く，症状，発症状況を総合的に検討して，本症を疑うことが最も重要である．

検査として，胸部 X 線，心電図，D ダイマー，動脈血液ガス分析，心エコー，下肢エコー，造影 CT，肺動脈造影，肺シンチグラフィーなどがある．心エコーによる右心負荷所見の評価，心内血栓の検索は必須の検査である．ただし，脱水時には右心負荷所見が顕在化しない場合もあり，注意を要する．腎機能が正常であれば，造影 CT を行い，肺動脈と深部静脈血栓，右心負荷所見を同時に評価する．下肢エコーによる深部静脈血栓の検索も重要である．D ダイマーの上昇がなければ，本症は否定的と考えられ，除外診断に有用である．

治療方針

実際の治療

実際には，フローチャート 1，2 のアルゴリズムに基づいて，抗凝固療法や血栓溶解療法が施行される．いずれにしろ，入院加療が必要な疾患であるため，非特異的な自他覚症状から，いかに本症を疑うことができるかが重要である．

フローチャート 1 急性肺血栓塞栓症の診断手順 〔肺血栓塞栓症および深部静脈血栓症の診断，治療，予防に関するガイドライン（文献 3）より転載〕

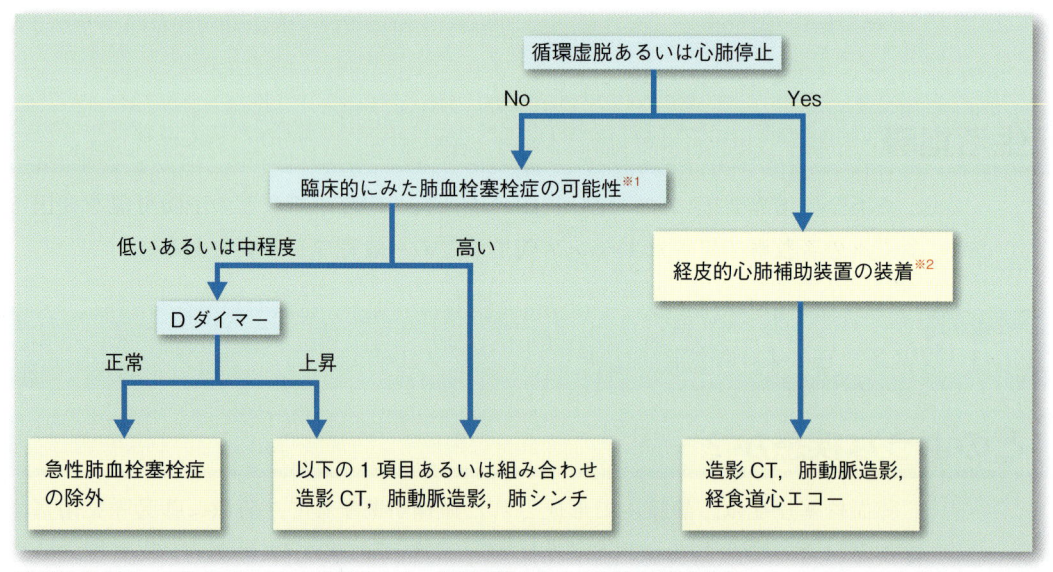

```
                    循環虚脱あるいは心肺停止
                      No         Yes
                      ↓           ↓
          臨床的にみた肺血栓塞栓症の可能性[※1]     経皮的心肺補助装置の装着[※2]
          低いあるいは中程度    高い
              ↓              ↓
           D ダイマー
          正常    上昇
           ↓       ↓           ↓                    ↓
      急性肺血栓塞栓症  以下の 1 項目あるいは組み合わせ    造影 CT，肺動脈造影，
      の除外        造影 CT，肺動脈造影，肺シンチ        経食道心エコー
```

肺塞栓症を疑った時点でヘパリンを投与する．深部静脈血栓症も同時に検索する．
[※1] スクリーニング検査として胸部X線，心電図，動脈血ガス分析，経胸壁心エコー，血液生化学検査を行う．
[※2] 経皮的心肺補助装置が利用できない場合には心臓マッサージ，昇圧薬により循環管理を行う．

フローチャート2 急性肺塞栓症の治療

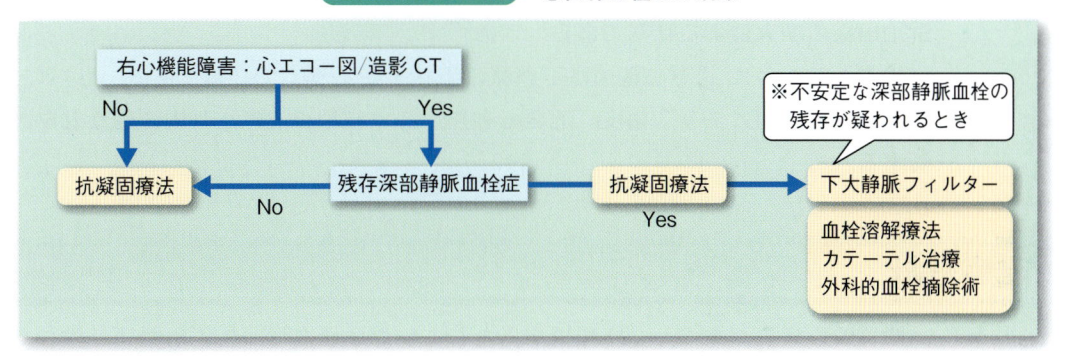

```
右心機能障害：心エコー図/造影CT
   │
  No ── Yes
   │     │
   ▼     ▼
抗凝固療法  残存深部静脈血栓症
         │
        No ── Yes
         │     │
         ▼     ▼
      抗凝固療法  下大静脈フィルター
                  ※不安定な深部静脈血栓の
                    残存が疑われるとき
                  血栓溶解療法
                  カテーテル治療
                  外科的血栓摘除術
```

● 専門医へ紹介するタイミング

　前述の特徴的発症状況に続発して，突然の胸痛，呼吸困難，咳嗽を訴え，胸部X線，心電図などで他疾患の診断がつかないときに本症を疑い，至急，専門医にコンサルトすることが必要である．

処方例

■**入院後の治療**
❶初期治療：未分画ヘパリン 5,000 単位 単回静注後，1,300 単位/h の持続静注，APTT を 1.5〜2.5 倍に調整
❷血栓溶解療法：クリアクター　27,500 単位/kg 静注
❸予防投与：ワーファリン内服，PT-INR　1.5〜2.5 目標

不整脈（心室性期外収縮）

　種々の不整脈で咳嗽が生じる可能性があるが，その一つの例として，ここでは心室性期外収縮について述べる．

どのような疾患か？

　心室性期外収縮は，ヒス束分岐部より遠位，つまり脚，プルキンエ線維を含む心室に起源をもち，予測されるよりも早期に発生する興奮である．心筋梗塞や心筋症などの基礎疾患がないものを特発性心室性期外収縮と呼ぶ．
　全く自覚症状を欠く場合もあるが，多くの場合，「ドキンとする感じ」，「心臓が一時止まる感じ」，「咳や咳払いをしたくなる感じ」などの訴えがある．脈の脱

落感は期外収縮後の代償性休止による症状で，大脈感や咳嗽は代償性休止後の正常拍出量の増大による症状である[4]．

検査として，12誘導心電図は不整脈の性状を知るうえで必須である．さらに，ホルター心電図により，頻度，連発の有無，心室頻拍の有無，日内変動などを評価する．

治療方針

器質的心疾患がなく，心室頻拍をきたしていない場合は，抗不整脈薬を投与せず，生活習慣の改善や軽い精神安定薬のみで経過をみることも多い．動悸などの自覚症状が強く，QOLの低下が著しい場合には，薬物療法が推奨される．

実際の治療

薬物療法を行う際には，期外収縮の波形から発生起源を推定し，交感神経緊張との関連や肝障害・腎障害の合併の有無を考慮し，薬剤を選択する．

右脚ブロック＋左軸偏位型QRS波形の場合には，発症機序は左脚後枝領域のCa電流依存性組織におけるリエントリーと考えられ，第一選択としてCaチャネル遮断薬（ベラパミル）を用いる．左脚ブロック＋右軸偏位型QRS波形の場合には，多くはカテコラミン依存性で，第一選択としてβ遮断薬あるいはβ遮断作用を有するプロパフェノンが選択される．その他の場合，発生機序を推定することは困難であるが，運動や興奮など交感神経緊張時に期外収縮が多い例ではβ遮断薬を用い，それ以外では，肝障害や腎障害の合併の有無に注意し，Naチャネル遮断薬を選択する．

専門医へ紹介するタイミング

咳嗽に動悸や脈の不整感を伴い，胸部X線や心電図，心エコーなどで，一つでも器質的心疾患を疑う所見がある場合には，専門医へのコンサルトを考慮する．また，ホルター心電図で心室頻拍の出現を認める場合や，失神，浮動感などの自覚症状を伴う場合には，専門医へ紹介する．

処方例

1．器質的心疾患が否定的で，症状が軽い場合
- セルシン錠（2mg）：発作時 頓用

2．症状が強く，薬物療法を選択する場合

Ⅰ．右脚ブロック＋左軸偏位型 QRS 波形
- ●ワソラン錠（40 mg）：1回1〜2錠　1日3回　朝昼夕食後

Ⅱ．左脚ブロック＋右軸偏位型 QRS 波形
- ❶メインテート錠（2.5〜5 mg）：1回1錠　1日1回　朝食後

　もしくは，
- ❷プロノン錠（150 mg）：1回1錠　1日3回　朝昼夕食後

　　　　　　　　　　　　　　　　　　　　　　　　　　必要に応じて併用

Ⅲ．上記以外の QRS 波形
- ❶運動，興奮など交感神経緊張時に多くみられる場合，
    メインテート錠（2.5〜5 mg）：1回1錠　1日1回　朝食後
- ❷Ⅲ-❶以外で，肝障害がなければ，
    メキシチールカプセル（100 mg）：
    1回1カプセル　1日3回　朝昼夕食後
- ❸Ⅲ-❶以外で，腎障害がなければ，
    サンリズムカプセル（25〜50 mg）：
    1回1カプセル　1日3回　朝昼夕食後

生活指導

　ストレス，過労，脱水，アルコール・カフェイン摂取が誘因となることがあり，これらの生活指導が効果的である場合も多い．

［文　献］
1）McKee PA et al：The natural history of congestive heart failure：the Framingham study. N Engl J Med 285：1441-1446, 1971
2）日本循環器学会 他：慢性心不全治療ガイドライン（2010年改訂版）
　http://www.j-circ.or.jp/guideline/pdf/JCS2010_matsuzaki_h.pdf（2013年8月閲覧）
3）日本循環器学会 他：肺血栓塞栓症および深部静脈血栓症の診断，治療，予防に関するガイドライン（2009年改訂版）
　http://www.j-circ.or.jp/guideline/pdf/JCS2009_andoh_h.pdf（2013年8月閲覧）
4）五十嵐正男，山科章：不整脈の診かたと治療 第5版．医学書院，東京，1997
5）日本循環器学会 他：不整脈薬物治療に関するガイドライン（2009年改訂版）
　http://www.j-circ.or.jp/guideline/pdf/JCS2009_kodama_h.pdf（2013年8月閲覧）
6）真田昌爾，山田貴久："循環器病学 基礎と臨床" 川名正敏，北風政史 編．西村書店，pp 316-318, 2010

成人編

誤嚥による咳 ―特に高齢者―

東北大学大学院医学系研究科　内部障害学分野　海老原　覚（えびはら　さとる）

どのような疾患か？

症　状

　高齢者がよく食事の後，湿性の咳をしていることがある．また，寝たきり胃瘻の患者などでも経管栄養注入後に咳が続くことがある．そのような典型例でなくても，要介護や要支援高齢者が日中突然連続的に咳を繰り返す場面に遭遇したりすることがよくある．通常は発熱などもなく，咽頭痛や鼻水などもない．そのような高齢者を診察した場合は，可能性の一つとして誤嚥による咳を考える．また高齢者以外でも，神経筋疾患や重症身体障害児など嚥下障害が存在する疾患患者でみられる咳は誤嚥による咳を疑ってみる必要がある．

検　査

　本書のこれまでの項目で述べてきたような疾患や肺がんを除外することが基本である．そのうえで，誤嚥による咳の診断をするには，嚥下障害の診断をする必要がある．それには嚥下機能評価を行ってみることが重要である．
　嚥下機能評価の簡単な方法としては，反復唾液嚥下テスト（repetitive saliva swallowing test：RSST），改訂水飲みテスト（modified water swallowing test：MWST），食物テスト（food test：FT）がよく使用される．反復唾液嚥下テストは比較的状態が悪い患者にも行うことができ，呼吸状態が安定している場合には水や食物を利用した改訂水飲みテストや食物テストが有用な評価法である．また，不顕性誤嚥の評価法としては嚥下反射測定などがある．詳しい検査として嚥下造影検査，鼻腔咽喉頭ファイバー検査がある[1]．

反復唾液嚥下テスト

　反復唾液嚥下テストでは，検者は指腹を患者の喉頭隆起に置き，唾を実際に嚥下するよう命じ，嚥下運動を観察する．患者に空嚥下（唾液嚥下）を反復しても

表1　改訂水飲みテストの判定基準

1点	嚥下なし
2点	嚥下あり，ムセなし，呼吸変化あり（silent aspirationの疑い）
3点	嚥下あり，ムセあり and／or 湿性嗄声あり
4点	嚥下あり，ムセなし，湿性嗄声・呼吸変化なし
5点	4点に加え，追加の空嚥下運動が30秒以内に2回可能

評価基準が4点以上なら最大2試行（合計3試行）を繰り返し，最も悪い場合を評価として記載する．

表2　食物テストの判定基準

1点	嚥下なし
2点	嚥下あり，ムセなし，呼吸変化あり（silent aspirationの疑い）
3点	嚥下あり，ムセあり and／or 湿性嗄声あり and／or 口腔内残留中程度
4点	嚥下あり，ムセなし，湿性嗄声・呼吸変化なし，口腔内残留ほぼなし
5点	4点に加え，追加の空嚥下運動が30秒以内に2回可能

評価基準が4点以上なら最大2試行（合計3試行）を繰り返し，最も悪い場合を評価として記載する．

らい，嚥下反射の随意的な惹起能力を評価する．口腔乾燥のある場合は，人工唾液などで口腔を湿潤させてから空嚥下を行ってもらう．高齢者では30秒間に3回以上，空嚥下の反復ができることが正常の目安となり，2回以下だと誤嚥をしている者が多い．空嚥下の評価は嚥下とともに喉頭がしっかり挙上運動することで判断する[1]．

改訂水飲みテスト

改訂水飲みテストは3 mLの冷水を口腔に入れて嚥下を行わせ，嚥下反射誘発の有無，ムセ，呼吸の変化を評価する（**表1**）．頸部聴診法・動脈血酸素飽和度測定を併用すると，本検査の判定をより正確に行うことができる[1]．

食物テスト

食物テストはプリンあるいは粥4gを口腔に入れ，改訂水飲みテストと同様に嚥下反射誘発の有無，ムセ，呼吸の変化を評価する（**表2**）．本検査も頸部聴診法・動脈血酸素飽和度測定との併用で判定をより正確に行うことができる[1]．

嚥下反射検査

蒸留水（1 mL）を口蓋垂の高さまで挿入した経鼻カテーテル（8 Fr）より注入し，蒸留水注入から嚥下運動が起こるまでの時間を嚥下反射の潜時として測定する．潜時が5秒以上かかるときは，嚥下反射の遅延によって夜間の不顕性誤嚥などが存在している可能性が高い[1]．

咳嗽反射検査

刺激物をネブライザーより噴霧し，吸入させて咳嗽反射を誘発させる方法である．刺激物としてカプサイシンやクエン酸を使用するのが一般的である．誤嚥の有無の判別ではなく，気道防御反射の有無をみている．クエン酸法では最低5回咳が出るまで，0.03 %から36 %まで溶液の濃度を増加させる．4.5 %のクエン酸溶液でも咳が出なければ咳嗽反射が低下してる可能性が高い[1]．咳嗽反射が低

下している場合はこの本の趣旨と少し外れるが，誤嚥しているのに咳が出ない狭義の不顕性誤嚥を起こしている可能性が高く，肺炎予防上の対処が必要となってくる[2]．

診察・診断

　嚥下障害があっても，それを主訴とする高齢者は実はそれほど多くない．したがって，嚥下障害はその存在を積極的に疑うことが重要である．上記の検査にて嚥下機能の低下が認められた場合には，嚥下機能障害があると考えられる．

治療方針（指針）

実際の治療

　嚥下機能評価と対処について，筆者が考えている**フローチャート**を下に示した．球麻痺症状が存在していたり，はっきりした誤嚥のエピソードがある高齢者または脳卒中後や長期絶食後の食事開始前の高齢者は，4つの除外基準にあては

フローチャート 誤嚥の危険性が存在したり嚥下障害が疑われる高齢者の対処法

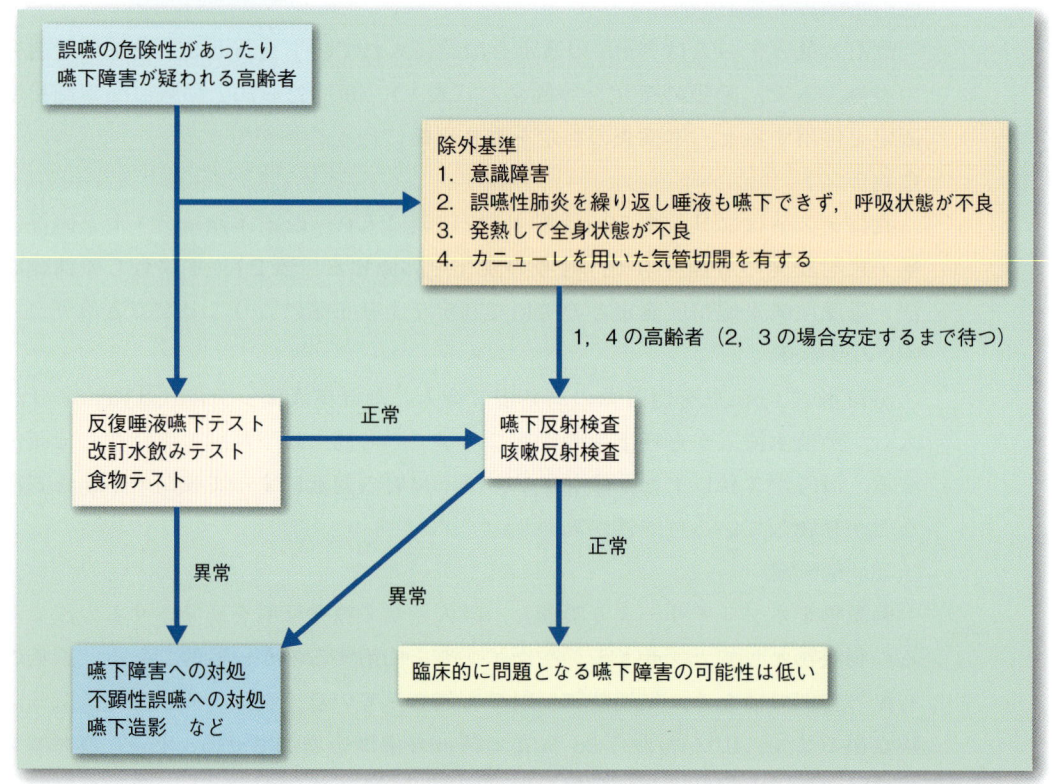

```
┌─────────────────┐
│誤嚥の危険性があったり│
│嚥下障害が疑われる高齢者│
└─────────────────┘
         │         ┌──────────────────────────────────────┐
         │         │除外基準                                │
         ├────────▶│1. 意識障害                             │
         │         │2. 誤嚥性肺炎を繰り返し唾液も嚥下できず，呼吸状態が不良│
         │         │3. 発熱して全身状態が不良                │
         │         │4. カニューレを用いた気管切開を有する     │
         │         └──────────────────────────────────────┘
         │                        │
         │                        │ 1，4の高齢者（2，3の場合安定するまで待つ）
         ▼                        ▼
┌─────────────┐  正常  ┌─────────────┐
│反復唾液嚥下テスト│──────▶│嚥下反射検査    │
│改訂水飲みテスト │        │咳嗽反射検査    │
│食物テスト    │        └─────────────┘
└─────────────┘              │
     │ 異常      異常           │ 正常
     ▼           ▼              ▼
┌─────────────┐        ┌────────────────────┐
│嚥下障害への対処│        │臨床的に問題となる嚥下障害の│
│不顕性誤嚥への対処│       │可能性は低い           │
│嚥下造影　など │        └────────────────────┘
└─────────────┘
```

（文献1を参照して作成）

表3 誤嚥をきたしやすい病態

神経疾患	脳血管障害（急性期，慢性期），中枢性変性疾患，パーキンソン病（症候群），認知症（脳血管性，アルツハイマー型，レビー小体型）
寝たきり状態	（原因疾患問わず）
口腔の異常	歯の噛み合わせ障害（義歯不適合を含む），口内乾燥，口腔内悪性腫瘍
胃食道疾患	食道憩室，食道運動異常（アカラシア，強皮症），悪性腫瘍，胃食道逆流，胃切除（全摘，亜全摘）
医原性	鎮静剤，睡眠薬，抗コリン薬，経管栄養

（文献3を参照して作成）

まらなければ改訂水飲みテスト，食物テストにて簡便なスクリーニングをすることは重要である．明確な病歴がなくても，繰り返す発熱や動脈血酸素飽和度低下を繰り返している可能性のある高齢者も一度は改訂水飲みテスト，食物テストを行ってよいと思われる．不顕性誤嚥のみの高齢者は改訂水飲みテスト，食物テストが正常である可能性も高く，そのようなときは嚥下反射検査，咳嗽反射検査を行う必要がある．

さらに対処としては，まず嚥下障害をひき起こしている原因を検索し（表3），できるだけそれに対処する．次に，抗誤嚥薬の投与，嚥下訓練，体位，食事法，代償的栄養法，歯科的管理などがあり，さらに必要に応じて手術的対応がある．うまく対処できないときは，それぞれの専門医への紹介も考慮する．

抗誤嚥薬としては，以下のものが提唱されている．

温度感受性 TRP 受容体作動薬

高齢者の嚥下反射はたとえ障害されていたとしても，ある程度 温度感受性がある．体温より離れた温度の食物や水分のほうが飲み込みやすい．研究により，知覚神経上の温度感受性受容体である TRP 受容体を活性化することが，温度刺激と同じように高齢者の遅延した嚥下反射を改善することが実証されてきた．高温度の受容体である TRPV1 のアゴニストであるカプサイシン，カプシエイト，TRPV1 修飾作用を持つ赤ワインポリフェノールが高齢者の嚥下反射を改善する．また，冷温度受容体である TRPM8 のアゴニストであるメンソールも嚥下反射を改善する．さらにこれらの TRP 受容体作動薬は知覚神経に直接的に作用するだけでなく，慢性的に嚥下に関与する島皮質を活性化し，嚥下を改善する可能性も示唆されている[4]．

黒胡椒精油

黒胡椒精油の匂い刺激は嚥下の皮質制御に重要な島皮質を活性化することにより，嚥下反射を改善する．嚥下の神経伝達物質であるサブスタンス P を増加する作用ももつ．この匂い刺激によるアロマセラピーは意識レベルや ADL の低い高齢者にも行うことができ，適応範囲が広い[4]．

シロスタゾール

ホスホジエステラーゼⅢ阻害薬であるシロスタゾールは抗血小板薬であるとともに脳血流を増やすことが知られ，脳梗塞の治療に用いられる．シロスタゾールはサブスタンスPを増加させるとともに，嚥下反射を改善することが知られている．嚥下関連神経においてサブスタンスPは嚥下反射の神経伝達物質なので嚥下反射を改善する[4]．

アマンタジン

ドーパミンの遊離促進作用をもつアマンタジンは大脳基底核においてその作用を発揮することにより，下位の嚥下反射にかかわる神経を活性化し，嚥下反射を改善すると考えられている．長期投与により肺炎の発症を抑えている報告もある[4]．

テオフィリン

気管支拡張薬であるテオフィリンはそれより低い濃度で，抑制性神経伝達物質であるアデノシンがそのA2受容体につくのを阻害する．A2受容体は基底核のドーパミン作動性神経上に存在し，テオフィリンはこの阻害作用によりドーパミン神経の脱抑制をひき起こし，基底核などのドーパミン神経を活性化し，嚥下反射を改善すると考えられている[4]．

ACE 阻害薬

降圧薬である ACE 阻害薬はアンジオテンシン変換酵素を阻害する．アンジオテンシン変換酵素はアンジオテンシンⅠの切断のみならず，類似ペプチドであるサブスタンスPも切断する．したがって ACE 阻害薬は活性体アンジオテンシンⅡの生成を阻害するだけでなく，サブスタンスPの分解を防ぎ，嚥下に重要なサブスタンスPの活性を上げることとなる[4]．

診断的治療

抗誤嚥薬の投与

嚥下反射を改善する可能性のある薬剤として，ACE 阻害薬，アマンタジン，シロスタゾールなどの投与を患者の基礎疾患をふまえて考慮する．さらに嚥下反射改善作用のある香辛料（カプサイシン，メンソール，黒胡椒の香り）などの投与を考慮する．カプサイシンは現在三和化学研究所から口腔内溶解フィルム「カプサイシンプラス®」が販売されており，黒胡椒の香りは「むせにご縁なし®」（オオノ）という商品を用いることにより簡便に投与できる．

嚥下訓練

嚥下は嚥下運動によって最もよく訓練できる．嚥下反射惹起性が低下し，嚥下中誤嚥を伴う患者では，thermal stimulation などにより嚥下惹起の促進を行う．さらに嚥下呼吸協調性を強化し，安全性の高い嚥下様式を身につけさせるようにする[1]．

専門医へ紹介するタイミング

スクリーニングで異常が発見された場合，できる限り嚥下造影をしてどのような嚥下障害か調べることがその後の有効な介入につながる．しかし，移送の問題や嚥下造影を行っている施設の少なさもあり，嚥下造影が可能な高齢者は限られている．また，改訂水飲みテストや食物テストの除外基準は嚥下造影の除外基準でもある．したがって，はっきりした悪性疾患があり，その確定診断や専門的治療が必要な場合を除いて，先に述べた嚥下障害に対する対処法を試みることが多くの場合現実的である．時間経過とともに改善される場合もある[1]．これらの対処法のうち ACE 阻害薬やプレタール® などの医薬品以外は副作用がほとんど認められない．

以上の試みでも改善しない場合は，専門医にて嚥下造影検査も考慮する．言語聴覚士（ST）の介入は，嚥下造影による病態把握後に行うほうが効率的である．

処方例

❶タナトリル錠（5 mg）：1回1錠　1日1回　朝食後　14日分
　血圧により適宜投与量増減
　もしくは，
❷コバシル錠（2 mg あるいは 4 mg）：
　1回1錠　1日1回　朝食後　14日分
　血圧により適宜投与量増減

●プレタール OD 錠（100 mg）：
　1回1錠　1日2回　朝夕食後　14日分
　年齢や脈拍により適宜投与量増減

●カプサイシンプラス（1シート含量 0.75 μg）：
　1回 0.75 μg　1日3回　毎食前　14日分

●むせにご縁なし：1週間で1チップ
　ホルダーに入れて 2〜4 週間胸元に下げる

これらを適宜組み合わせる．

生活指導

嚥下訓練，体位，食事法，代償的栄養法，歯科的管理などがあり，さらに必要に応じて手術的対応がある．うまく対処できないときはそれぞれの専門医への紹介も考慮する[1]．

● 口腔ケア

口腔ケアは口腔内雑菌をきれいにする役割のみならず，嚥下機能を改善することが知られている[4]．

● 食 事

嚥下障害食として適切な性質は，（1）風味：はっきりとした味と強めの香り，（2）温度：はっきりと，（3）きめ：ゼリーのきめが最良，（4）食塊形成：くずれにくいもの，水溶液と固形物の混合は避ける．また，増粘剤などの使用が有効である．

● 体 位

嚥下時はリクライニング位が安全な嚥下において有効であるが，食事後も少なくとも30°以上の坐位を保つことが逆流防止上重要である．左右差がある場合は，頸部患側回旋が誤嚥しにくい．

[文 献]
1) 海老原覚：誤嚥性肺炎と嚥下機能．"健康長寿ハンドブック"日本老年医学会 編．メジカルビュー社，pp58-61，2011
2) Wakasugi Y, Tohara H, Hattori F et al：Screening test for silent aspiration at the bedside. Dysphagia 23：364-370, 2008
3) 医療・介護関連肺炎診療ガイドライン作成委員会：誤嚥性肺炎．"医療・介護関連肺炎診療ガイドライン"日本呼吸器学会 編．メジカルビュー社，pp32-35, 2011
4) 海老原覚：嚥下機能を改善する抗誤嚥薬の種類・効果．日本医事新報 4605：50-52, 2012

成人編

その他の咳

札幌せき・ぜんそく・アレルギーセンター/医大前南4条内科 田中裕士(たなかひろし)

はじめに

　成人における遷延性・慢性咳嗽において，本書に示された多くの疾患を除外したその他の咳嗽は表1に示した．薬剤の副作用としての咳嗽[1]，職業性アレルギー疾患の一つとしての職業性咳嗽[2,3]，心因性・習慣性咳嗽[4]の3疾患については，一般臨床医としての対応について詳細に述べる．気管・気管支腫瘍に伴う咳嗽[5]の原因としては，扁平上皮がんが約半数を占め，次に腺様囊胞がん（adenoid cystic carcinoma）であり，フローボリューム曲線で呼気流量と吸気流量が抑制されているパターンが認められる．気管支結核[5]は微熱と喀痰を伴う（初期には喀痰を伴わない）咳嗽である．これは，外来においてステロイド薬，免疫抑制薬，関節リウマチ疾患で用いられている生物学的製剤などを投与されている患者での発症が多く注意が必要であり，喀痰中の結核菌検査がポイントとなる．間質性肺炎の初期には乾性咳嗽のみであることが多く，胸部CT検査や血液中SP-DまたはKL-6の検査が有効である．気道内異物は小児で多いが，成人では義歯，歯冠が多く，胸部X線写真では写らないこともある．その際，CT検査や気管支鏡検査が必要になる場合があり，専門施設での診断・治療が必要である．本項では紙面の都合上，薬剤性咳嗽，職業性咳嗽，心因性咳嗽の3つについて述べる．

表1　その他の咳嗽

●薬剤性咳嗽（降圧薬が多い）	●気管・気管支結核による咳嗽
●職業性咳嗽	●間質性肺炎による咳嗽
●心因性・習慣性咳嗽	●気道内異物による咳嗽
●肺がん，気管・気管支腫瘍による咳嗽	●気管支瘻による咳嗽

薬剤性咳嗽

どのような疾患か？

症　状

　アンジオテンシン変換酵素（ACE）阻害薬による副作用としての咳嗽は頑固な乾性咳嗽で，内服直後から数週間後に発現し，その頻度は10〜30％で，中年女性に多い傾向がある．稀ではあるが，これまでACE阻害薬を内服していても発現していなかった咳嗽が，感冒をきっかけに誘発されることもある．また一方，β_1非選択的遮断薬やCa拮抗薬でも咳嗽が起こることがあり注意が必要である．咳嗽発症の機序として，ACE阻害薬はブラジキニン，サブスタンスPの分解酵素であるキニナーゼⅡ，ニュートラルエンドペプチダーゼを阻害し，これらの二つの物質の濃度が気道で上昇し，咳受容体が存在するC線維を刺激し，咳嗽が起こると推測されている．β_2遮断薬は，内因性カテコラミンの作用をブロックすることにより生じる気管支平滑筋トーヌス亢進がトリガーとなり咳嗽が起こると推測されている．Ca拮抗薬の中には，アカラシアにおける下部食道括約筋の過剰収縮を改善する作用（保険適用外使用）が認められるので，GERD（胃食道逆流症）の誘発や増悪を起こす結果，咳嗽を誘発するのではないかと推測されている．

検　査

　問診で薬剤の内服を確かめ，胸部X線，呼吸機能で異常陰影がないことを確かめる．短時間作用型β_2刺激薬吸入前後で症状や呼吸機能の改善はない．喀痰中の好酸球数は増加しない．

診察・診断

　咳喘息，アトピー咳嗽，副鼻腔気管支症候群，胃食道逆流症などの除外診断を行った後に疑う．吸入ステロイド薬，吸入配合薬，吸入β_2刺激薬はすべて無効である．

治療方針

実際の治療

　疑われる薬剤を中止し，ほかの種類の薬剤に変更する．鎮咳薬，吸入ステロイド薬は無効である．

診断的治療

疑われる薬剤の中止で1週間以内に咳嗽は消失する場合が多い．薬剤性咳嗽を疑う場合，医療用医薬品の添付文書情報で検索し，該当する薬剤があれば一時すべての該当薬を中止または変更し，咳嗽が止まるか否かを確かめる．

専門医へ紹介するタイミング

疑われる薬剤の中止で改善しない場合に紹介する．

処方例

降圧薬では，疑われる薬剤を中止しアンジオテンシンII受容体拮抗薬（ARB）などへ変更する．筆者らの過去の検討[1]でエビデンスがある．

> ❶ブロプレス錠（8 mg）：1回1錠　1日1回　朝食後
> もしくは，
> ❷オルメテック錠（20 mg）：1回1錠　1日1回　朝食後

生活指導

処方頻度の点から降圧薬（ACE阻害薬，$β_1$非選択的遮断薬，Ca拮抗薬）などの循環器製剤による副作用としての慢性咳嗽が多い．しかし，脂質異常症や閉塞性動脈硬化症に伴う潰瘍などに用いられるイコサペント酸エチル（EPA）製剤でも0.1％未満に咳嗽が発現することが知られているため，定期的な内服薬のチェックが必要である．表2に発症頻度の多い原因薬剤を列記した．

表2　咳嗽の原因となりうる主な薬剤（内科治療薬を中心に）

- ●血圧降下薬
  - ACE阻害薬（すべてのACE阻害薬）
  - $β_1$非選択的遮断薬・内因性交感神経刺激作用（ピンドロール，カルテオロールなど）
  - Ca拮抗薬（マニジピン，シルニジピン，フェロジピン，ニルバジピンなど）
- ●イコサペント酸エチル製剤（イコサペント酸）
- ●呼吸促進薬（ジモルホラミン，ドキサプラム）
- ●去痰薬（フドステイン）
- ●アレルギー治療薬（スプラタスト）
- ●糖尿病薬
  - 速効型インスリン分泌促進薬（ミチグリニド）
  - 糖尿病食後過血糖改善薬（ミグリトール）
- ●肝臓疾患用薬（グリチルリチン）
- ●痛風治療薬（アロプリノール）
- ●禁煙補助薬（バニクレリン，ニコチン）

職業性咳嗽

どのような疾患か？

症　状

職場に勤務している日や時間帯に咳嗽が発現し，勤務のない週末，休日，時間帯には寛解する．これまでに職業性慢性咳嗽についてまとまった総説は少ない[2]．

検　査

症状日記をつけてもらい，勤務時間と咳の発現時間との関係について把握する．
職場によって咳嗽を起こす疾患は異なる．検査項目は，喘息・咳喘息（p.34），喉頭アレルギー（p.70），心因性による咳（p.189）の検査の項を参照．

診察・診断

咳喘息，アトピー性咳嗽，喉頭アレルギーや，職場内の空気中の抗原物質，化

フローチャート ぶなしめじ工場で職業性慢性咳嗽の診断（文献3を参照して作成）

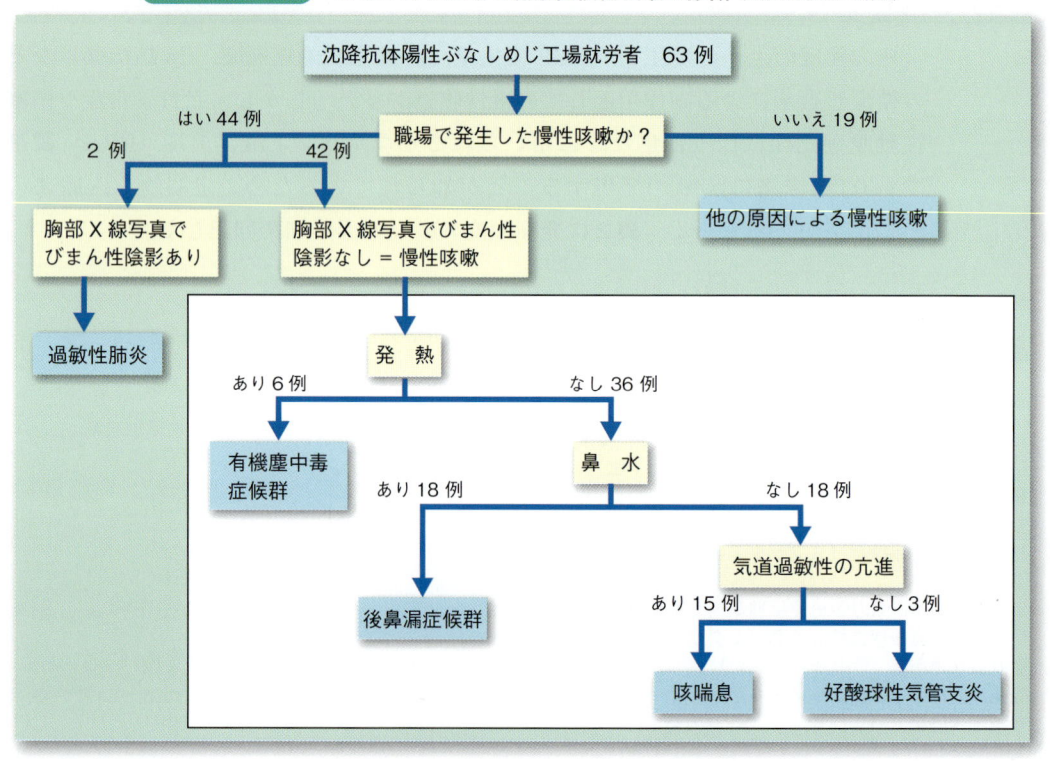

```
沈降抗体陽性ぶなしめじ工場就労者　63例
                    │
        ┌───────────┴───────────┐
      はい44例                 いいえ19例
                    │
        職場で発生した慢性咳嗽か？
                                    │
   ┌────┬────┐              他の原因による慢性咳嗽
  2例  42例
   │    │
胸部X線写真で    胸部X線写真でびまん性
びまん性陰影あり  陰影なし＝慢性咳嗽
   │                │
過敏性肺炎         発　熱
              ┌────┴────┐
           あり6例      なし36例
              │            │
         有機塵中毒       鼻　水
         症候群      ┌────┴────┐
                  あり18例    なし18例
                     │           │
                 後鼻漏症候群   気道過敏性の亢進
                            ┌────┴────┐
                         あり15例    なし3例
                            │           │
                          咳喘息    好酸球性気管支炎
```

学物質であることが多く[3]，通常の治療では完全には改善せず，咳嗽が勤務時間帯に発現するという点に疑問をもち，問診を詳しく聞くことが診断のきっかけとなる．職業性喘息では，ピークフローメーターをもたせ，職場内でのピークフロー値が低下する傾向をみるのが一般的である．

筆者らが検討した屋内きのこ工場における慢性咳嗽では[3]，工場内に浮遊しているきのこ胞子とエンドトキシンが咳嗽の原因であった．疾患の内訳では，エンドトキシンが原因の有機塵中毒症候群（organic dust toxic syndrome），きのこ胞子が原因のアレルギー性鼻炎，咳喘息，好酸球性気管支炎が咳嗽の原因であった（フローチャート）．診断される疾患はそれぞれの職場環境によって全く異なり，咳嗽の原因となる物質に対しての生体の反応をみることが基本である．前述のきのこ工場では，きのこ抗原を独自に作製し，患者血清中の特異的IgG，IgE抗体を検出した．しかしこれらの検査は一般臨床では不可能なので，臨床的な診断で治療に入ることを勧める．

治療方針

実際の治療

職業性咳嗽の基本は，職場の原因物質からの回避である．しかし，経済的理由で職場の変更が不可能の場合は，症状は完全にとれないがそれぞれの原因疾患の治療を行う．

診断的治療

短〜長期休暇などによる職場からの隔離を行い，症状改善の有無をチェックする．

専門医へ紹介するタイミング

それぞれの疾患の通常の治療を行い，咳嗽の原因物質からの隔離を行っても，治療効果に満足が得られない場合，転職を考慮するための医学的根拠（血清中抗体価，職場への曝露試験による咳嗽の再現性の検討）が必要な場合に紹介する．

処方例

喘息・咳喘息（p.34），喉頭アレルギー（p.70）の処方例を参照．

生活指導

N95マスクや防護服の装着，職場の換気，職場内の配置転換などにより，咳嗽をコントロールしながら就労を続けられることがある．帰宅時には，服や毛髪に付いた原因物質を除去し，家庭内に原因物質を持ち込まないことが重要である．

心因性咳嗽

どのような疾患か？

● 症　状

器質的疾患がなく，症状の出現や増悪に心理的要因が関与している慢性乾性咳嗽である．心因性咳嗽単独では，待合室で大きく響き，耳障りで，周囲に迷惑がられる咳き込みや咳払いが多く，入眠するまでは咳嗽が出るが入眠後は全く咳嗽は出ない．古典的には，犬がほえるような（barking），霧笛のようなといわれるように大きな音のする咳嗽が反復性，発作性に起こる．

● 検　査

胸部X線では異常なく，末梢血の特異的IgE値（RAST）および好酸球数は正常のことが多い．呼吸機能ではフローボリューム曲線下降脚が直線で，ピークフロー値が低下していることが多い．筆者の経験では，アストグラフを用いた気道過敏検査において，メサコリン最高濃度まで吸入しても呼吸抵抗は全く上昇せず，咳嗽は一度も生じなかったが，検査終了後に大きな音のする咳嗽が出現した．このように，ほかのことに集中している間は咳嗽が出現しない．

● 診察・診断

心因性咳嗽単独では，強制呼出で肺野に乾性ラ音は聴取せず，頸部のみの乾性ラ音を聴取するときは心因性の可能性がある．最も特徴的なことは，睡眠中には全く咳嗽がないことであり，問診を詳細にとると，職場内ストレス，家庭内環境の悪化，生活環境の大きな変化などが浮かび上がる．喘息，アトピー咳嗽，副鼻腔気管支症候群，胃食道逆流症などの除外診断を行った後に疑うことが原則であるが，心因性咳嗽単独でないことも多く，アトピー咳嗽や喉頭アレルギーなど軽症の上気道・下気道のアレルギー疾患を合併していることも多い．

治療方針

実際の治療

　吸入ステロイド薬，吸入配合薬，吸入 β_2 刺激薬，鎮咳薬は心因性咳嗽単独の場合無効であり，上気道・下気道のアレルギー疾患を合併した心因性咳嗽の場合にはこれらの薬剤が一部有効である．

診断的治療

　抗不安薬，マイナートランキライザーが著効する．

専門医へ紹介するタイミング

　抗不安薬の投与で改善しない場合には，専門家によるカウンセリングが必要である．小児の場合と同様に，強化暗示療法や行動療法的治療が必要であり，心療内科・精神科への紹介が必要である．

処方例

❶リーゼ錠（5～10 mg）：1回1錠　1日3回　朝昼夕食後　14日分
もしくは，
❷ソラナックス錠（0.4 mg）：1回1錠　1日3回　朝昼夕食後　14日分
もしくは，
❸パキシル錠（20 mg）：1回1錠　1日1回　夕食後　14日分

生活指導

　小児～思春期に多いが，成人でもストレスの多い環境で発症するので，職場変更やメンタルクリニック通院など，メンタルサポートを主体とした生活指導が必要である．

[文　献]
1) Tanaka H, Teramoto S, Oashi K et al：Effects of candesartan on cough and bronchial hyperresponsiveness in mildly to moderately hypertensive patients with symptomatic asthma. Circulation 104：281-285, 2001
2) Groneberg DA, Nowak D, Wussow A et al：Chronic cough due to occupational factors. J Occupational Med Toxicol 1：3, 2006
3) Tanaka H, Saikai T, Sugawara H et al：Workplace related chronic cough on a mushroom farm. Chest 122：1080-1085, 2002
4) 十川　博：心因性咳嗽の特徴と対処方法．アレルギー・免疫 18：1810-1817, 2011
5) 田中裕士：気管・気管支腫瘍，気管・気管支結核による咳嗽．Modern Physician 26：1751-1753, 2006

成人編

見落としてはいけない疾患
—胸部X線を中心に—

昭和大学医学部 内科学講座 呼吸器・アレルギー内科学部門　相良博典（さがら　ひろのり）

はじめに

　咳は日常診療の中で最も多い症状の一つである．咳そのものは，気道内に貯留した分泌物や異物を気道外に排除するため，あるいは気道内に吸い込まれた異物の排除や刺激性のガスなどによって起こる生体防御反応である．したがって，生体を維持していくためには重要な症状ではある．咳は，ほぼすべての呼吸器疾患が原因になりうるため，詳細な問診を行い，背景・病歴を聞き取ることが重要である．また，肺炎，腫瘍性疾患，結核，間質性肺炎，肺血栓塞栓症など重篤化する疾患を除外することが重要であり，持続する咳嗽の患者ではまず胸部X線（正面像と，なるべく側面像もあわせた2方向）を撮影する．本項では，遷延性咳嗽および慢性咳嗽をきたす主な疾患の特徴的な胸部X線を提示する．

各種疾患における胸部X線の特徴

自然気胸

　気胸は，身長が高いやせ型の男子に発症することが多いのが特徴である．特発性の気胸（自然気胸）が特に多い．突然の胸の痛みで発覚する場合もあれば，程度が軽いと軽い咳のみで胸の痛みが伴わない場合もあり，発見が困難な場合もある（図1）．

COPD

　慢性閉塞性肺疾患（chronic obstructive pulmonary desease：COPD）は，「COPD診断と治療のためのガイドライン第4版」にも記載されているように，タバコ煙を主とする有害物質を長期に吸入曝露することで生じた肺の炎症性疾患である（図2）．臨床的には，徐々に生じる体動時の呼吸困難や，慢性の咳や痰

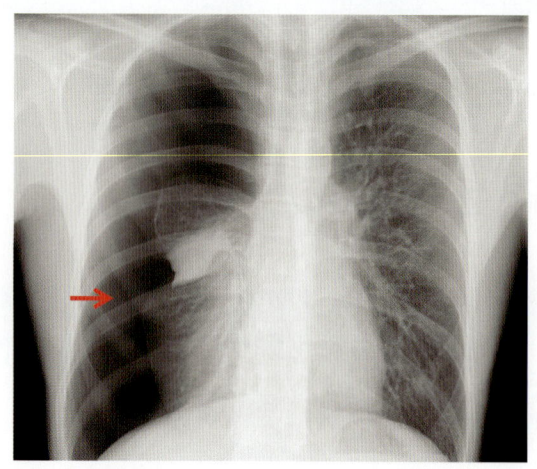

図1　自然気胸
胸痛と咳嗽が主訴で来院した症例（右気胸）．

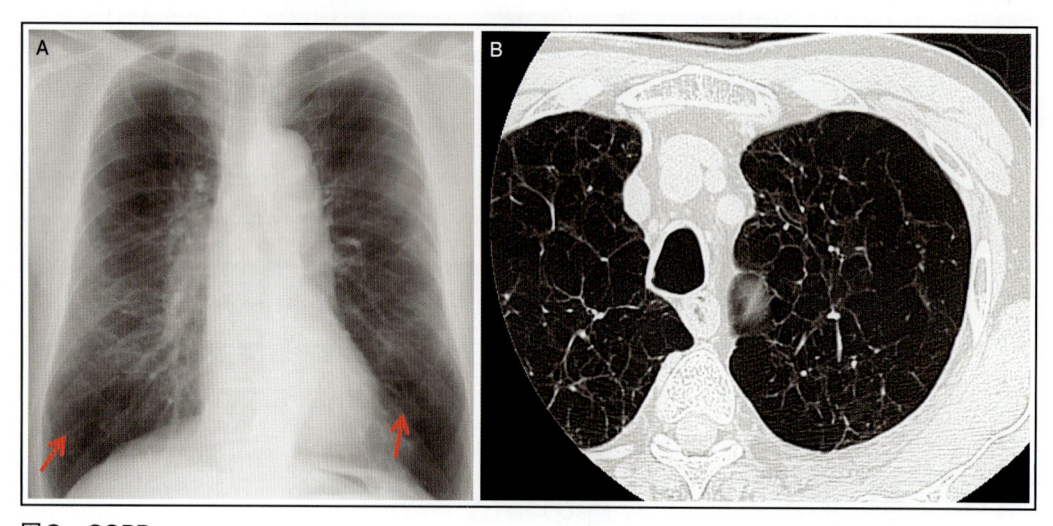

図2　COPD
A）両側下肺野に気腫変化があり透過性が亢進している．B）肺胞壁破壊が著明．

を特徴とする．

　胸部X線で確認することは重要だが，初期の段階では胸部X線ではわからないことが多く，疑わしい場合にはHigh Resolution CTで確認する必要がある．

肺結核

　結核はあらゆる臓器に感染して障害を与える全身の疾患であり，代表的なものが肺結核である（図3）．特に活動性肺結核の患者においては咳が主症状である．咳で放出された結核菌は当初，結核菌と水分の小さな塊だが，水分が蒸発すると，結核菌の塊は重さが軽くなり，空気中に長く浮遊するため，感染の機会が増える．したがって，慎重に診断しなくてはいけない．

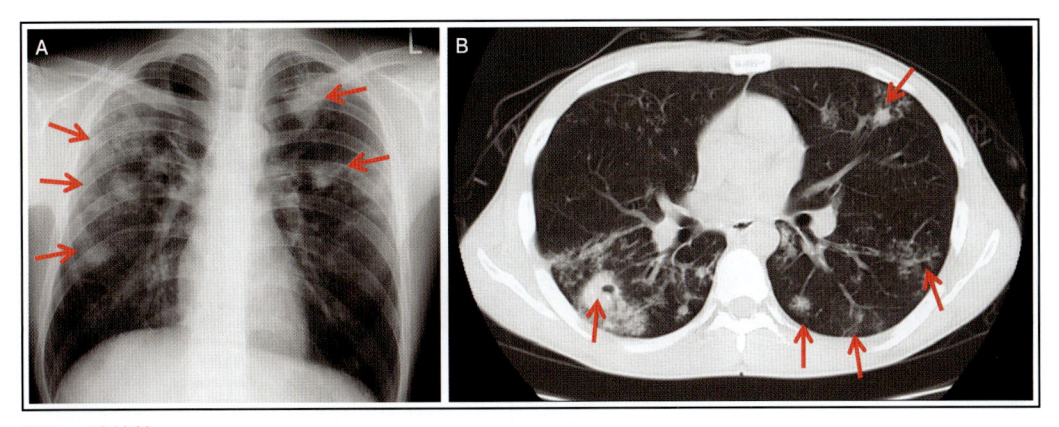

図3 肺結核
空洞性陰影（A）と散布性陰影（B）.

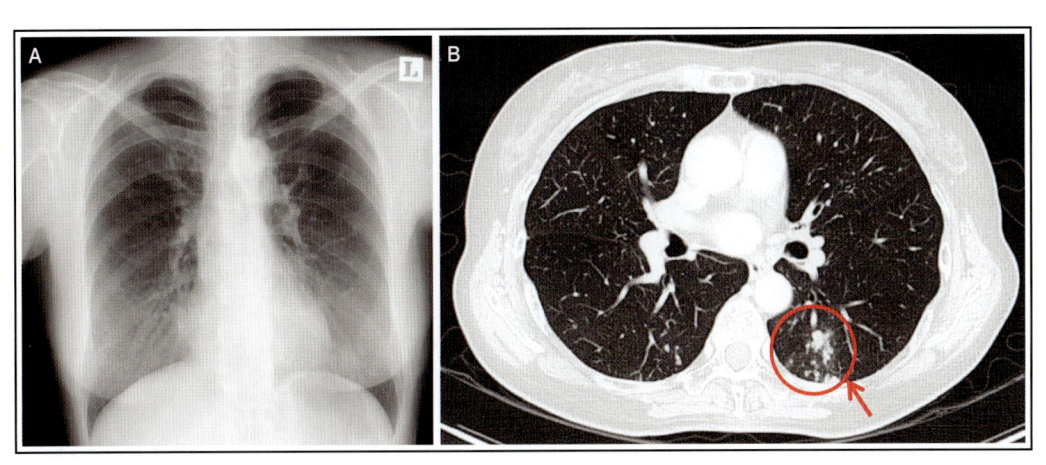

図4 非結核性抗酸菌症
結節影集簇（B）.

非結核性抗酸菌症

　自覚症状が全くなく，胸部検診や結核の経過観察中などに偶然見つかる場合もある（**図4**）．症状として最も多いのは咳で，次いで，痰，血痰・喀血，全身倦怠感などを認める．原因となる非結核性抗酸菌のうち，わが国では最も多いのはMAC（マイコバクテリウム・アビウム・イントラセルラーレ）で，約80％を占めている．次いでマイコバクテリウム・カンサシが約10％を占め，その他が約10％を占める．

マイコプラズマ肺炎

　マイコプラズマ肺炎の主症状の咳は，初期症状の段階から乾性咳嗽が繰り返し起こるようになり，終盤になるとやや湿性咳嗽がでるようになるのが一つの特徴

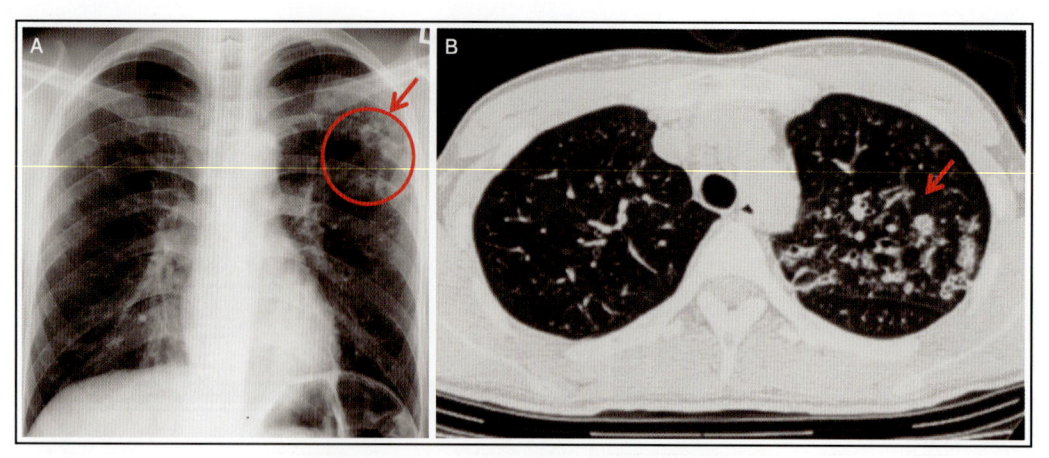

図5　マイコプラズマ肺炎　気管支肺炎型

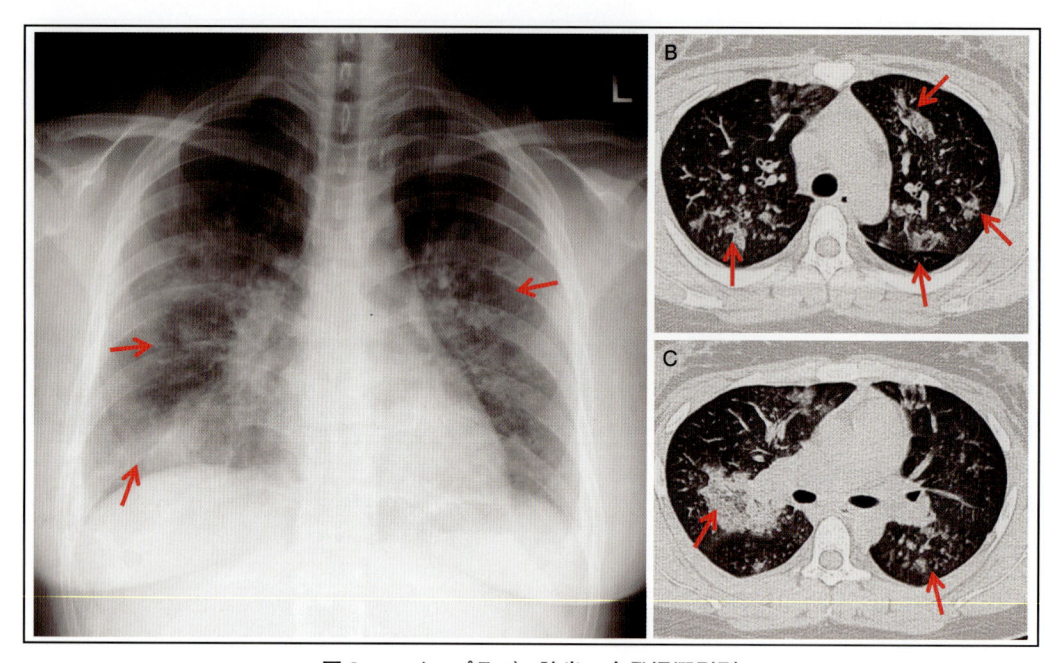

図6　マイコプラズマ肺炎　多発浸潤影型

である．図に示すように典型的なものとして気管支肺炎型（図5），そして多発浸潤影型（図6）がある．

特発性肺線維症（IPF）

　特発性肺線維症（IPF）の症状としては主に慢性咳嗽，呼吸困難がある．進行すると二次性に肺高血圧をきたす．IPFの病理組織は斑状の線維化，すなわち線維化している部分としていない部分が不均一で混在しているのが特徴で，線維化は胸膜直下で優位である．また，線維芽細胞巣（fibroblastic foci）が多数認めら

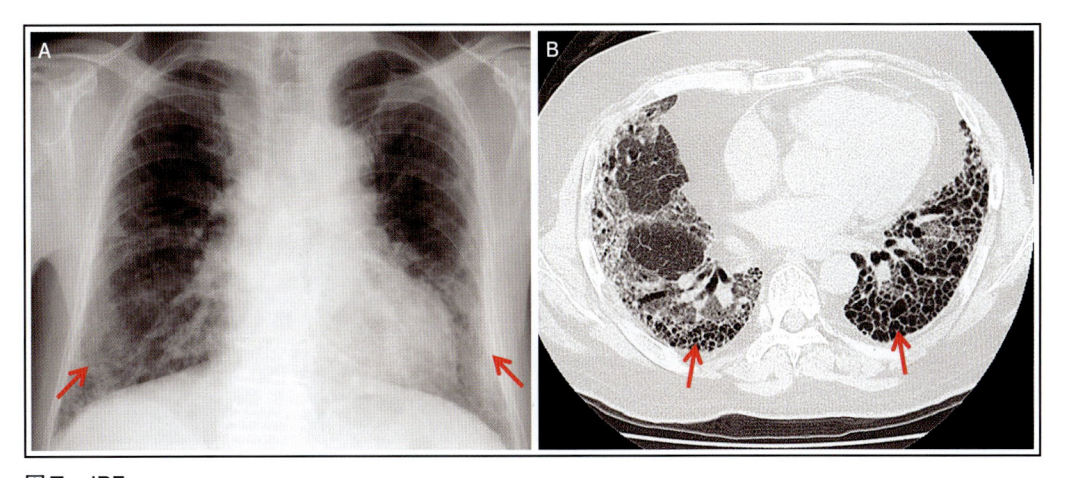

図7 IPF
A) わずかなすりガラス陰影.
B) HRCT で両側肺底部・胸膜直下優位に明らかな蜂巣肺所見を伴う網状陰影（UIP パターン）.

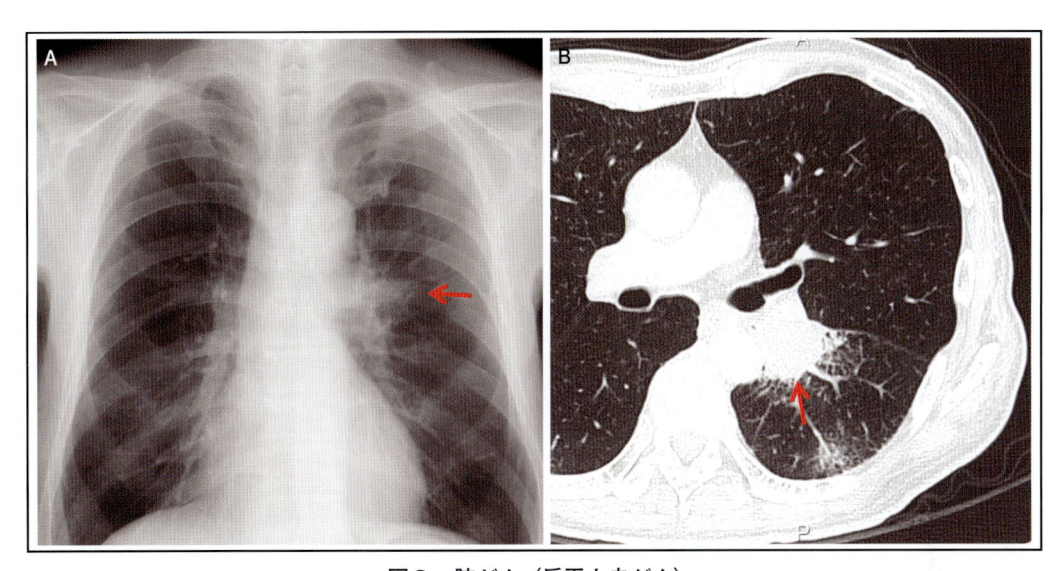

図8 肺がん（扁平上皮がん）

れる．高分解能 CT（HRCT）でみると線維化し肥厚した隔壁は蜂巣肺としてみられるほか，牽引性気管支拡張（traction bronchiectasis）を伴う所見が得られる．このような病理像は通常型間質性肺炎（usual interstitial pneumonia：UIP）と呼ばれる（**図7B**）（これに対し IPF は臨床病名である）．

肺がん

　慢性咳嗽の場合には悪性疾患の鑑別は常に頭に入れておくべきである．本症例は肺がんの症例で，**図8A** の胸部 X 線所見の左肺門部（矢印），**図8B** の胸部 CT で腫瘤影が確認される．

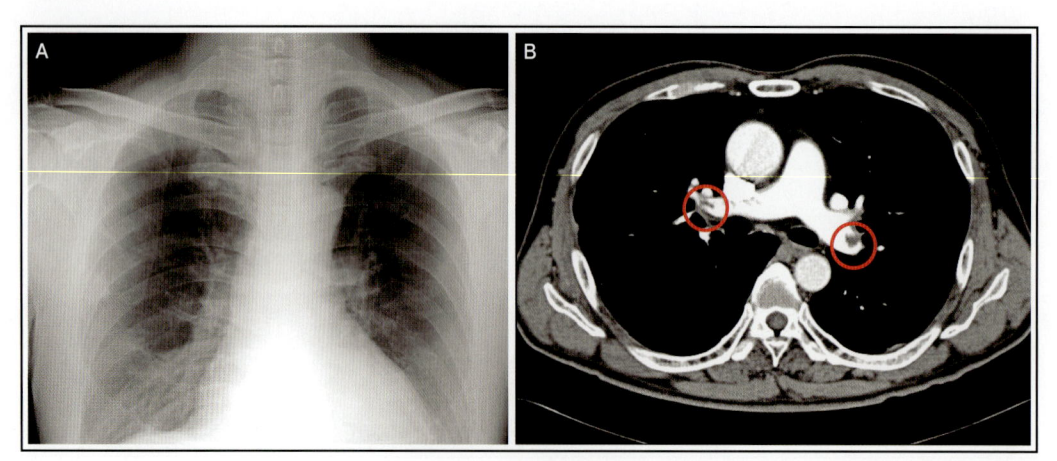

図9　肺血栓塞栓症

🌓 肺血栓塞栓症

　最も多いのは，下肢（脚）の静脈内でできた血栓が原因となるもので，いわゆる「エコノミークラス症候群」もこの一つである（**図9**）．肺血栓塞栓症の3つの徴候として，突然の胸痛，呼吸困難，頻呼吸が挙げられる．血栓が小さい場合には症状があまりなく，持続する咳症状のみのケースもあり，注意を要する．

　以上，ごく一部の典型的な症例のみを示した．遷延性および慢性咳嗽の際には重大な疾患が隠れている可能性もあるため，まずは胸部X線を撮り，異常陰影があるか否か確認してから診断を進めていく必要がある．

小児編

小児編

咳の分類 —小児—

住友病院 小児科　井上壽茂（いのうえとししげ）

はじめに

　咳は小児にとって医療機関を受診する最も頻度の高い症状の一つで，患児だけでなく保護者を含め，不安やストレスの原因となっている場合が多い．咳の原因を明らかにし，適切に対応することは，症状の軽減とともに患児・保護者のQOL改善に不可欠である．咳は生理的な生体防御反射であり，在胎27週齢の早産児では機械的刺激を加えても10％程度にしか誘発されないが，正期産児では90％以上に誘発されるようになる[1,2]．また，咳受容体の感受性は思春期以降では女性のほうが亢進傾向にあるが，小児期には男女差を認めないことが示されている[1,2]．

　小児の咳をみる場合には，解剖学的あるいは生理学的，免疫学的な特殊性を考慮する必要があり，成人における知見をそのまま適用することは問題である[1]．患児の年齢や咳の性状，持続期間や経過，基礎疾患の有無などの特徴を考慮することにより，成人に比し確定診断に至る可能性が高いといわれており，種々の側面から分類が行われている．

咳の原因

　咳受容体への刺激は，求心性神経を介して延髄の咳中枢に伝わり，高位中枢の制御のもとに，遠心性に呼吸筋群を収縮させ咳反射を誘発する[2]．咳受容体は喉頭から区域気管支にかけての気道粘膜を中心に鼻咽頭や上部消化管などに広く分布し，また介在する神経への直接の影響や高位中枢からの刺激なども関与するため，咳の発生原因は多岐にわたる（**表1**）．

表1　咳嗽をきたす主な原因

- 呼吸器の感染，炎症（鼻咽頭炎，喉頭炎，気管・気管支炎，肺炎，胸膜炎，縦隔炎など）
- 気道の物理的刺激（唾液・鼻汁の流入，圧迫，異物，乾燥，冷気など）
- 胸膜，横隔膜の物理的刺激（胸膜腔貯留液，横隔膜疾患，腹部膨満，胸壁腫瘍など）
- 化学的刺激（喫煙，刺激性ガス，塵埃など）
- アレルギー性（気管支喘息，喉頭浮腫など）
- 心血管系（肺浮腫，塞栓，肺高血圧など）
- 神経性（反回神経圧迫，外耳道を介する迷走神経刺激など）
- 心因・精神性（チック，習慣性，vocal cord dysfunction など）

臨床的にみた咳の分類

性状に基づく分類

　特徴的な性状の咳は，それだけで比較的容易に確定診断に至ることが可能である[2〜4]（表2）．咳の性状を正しく把握するには，可能な限り自分の耳で聴くことが重要であり，体動や体位変換，前頸喉頭部の圧迫などで誘発を試みたり，自宅で保護者が記録した動画・音声を持参してもらうのが有用である．

　気道分泌の多寡により湿性か乾性かに分けられる．湿性咳嗽は，ゴホゴホなどと擬音化され，成人では痰を喀出することが多い．小児では痰の喀出は困難であるが，咳き込んで嘔吐した吐物中に多量の喀痰を確認できる．湿性咳嗽では気道感染の関与が強く疑われる．一方，乾性咳嗽はコンコンといった表現が用いられ，気道分泌が少ないことを反映している．途中から乾性咳嗽が湿性咳嗽に推移する場合もあるので，経過を確認する必要がある．

　クループ症候群でみられる犬吠様咳嗽や，百日咳の笛声吸気を伴う痙攣性咳嗽（痙咳）などは特徴的である．しかし，原因に関係なく，喉頭周辺の病変がある場合には犬吠様咳嗽が聞かれる．また，百日咳以外にも種々のウイルスやマイコプラズマなどの感染時に痙攣性咳嗽が認められる．心因性咳嗽では自己顕示的な激しい咳嗽が続き他者にとって耳障りであるが，睡眠により消失するのが特徴である．一方，胸膜炎や気胸などでは痛みを回避するため抑制し，小刻みな咳き込みがみられる．

表2　咳の性状と疾患

咳の性状	特徴	疾患
乾性咳嗽	喀痰を伴わない	上気道炎・下気道炎の初期，気管支圧迫（リンパ節腫大，縦隔腫瘍，心疾患），喉頭異物，胸膜炎，心因性咳嗽，外耳道炎
湿性咳嗽	喀痰を伴う	鼻・副鼻腔炎，下気道炎，気管支拡張症，肺ヘモジデローシス
犬吠様咳嗽	喉頭部病変で著明　時に嗄声を伴う	クループ症候群，喉頭・気管異物（突然発症，ムセのエピソード），気管狭窄/軟化症，心因性咳嗽（顕示的，睡眠時消失）
痙攣性咳嗽	強く連発し顔面紅潮　嘔吐を伴う	百日咳，気管支喘息，気道異物，マイコプラズマ肺炎，クラミジア肺炎
咳嗽抑制	疼痛をかばって小刻みな咳	術後，胸膜炎，気胸

持続期間に基づく分類

咳の経過は様々で，短期間で消失する場合もあれば，長期にわたって持続したり，軽減増悪を繰り返す場合もある（図1）．一般的には，持続期間に基づいて急性咳嗽，遷延性咳嗽，慢性咳嗽に分類される．慢性咳嗽（chronic cough）は時に持続性咳嗽（persistent cough）と表現されることもあり，反復性咳嗽（recurrent cough）との異同が問題となる．咳嗽の持続期間は原因疾患を診断するための一助となる場合が多く，成人では3週未満を急性，3～8週未満を遷延性，8週以上を慢性と分類するのが一般的である．これに対し，小児では持続期間による咳の分類は明確に定義されておらず，成人の分類を踏襲して用いる場合もあるが，慢性咳嗽の持続期間は報告により3～12週と様々である．Changら[4]は，小児の急性咳嗽の原因の大半を占めるウイルス性気道感染に伴う咳は50％が10日以内に，90％が25日以内に消失するというデータに基づき，急性咳嗽を2週未満，2～4週未満を遷延性咳嗽，4週以上を慢性咳嗽とすることを提案している．10歳以下の小児ではウイルス性気道感染が原因の呼吸器症状を年間2.2～5.3回繰り返すが，持続期間は5.5～6.8日間で，多くは自然軽快する[1~3]．また，急性咳嗽で受診した0～4歳の小児の自然経過をみると，重篤化する例は稀で，5～10％の患児が再診を要するが，発熱の遷延化や呼吸数の増加，異常胸部所見などに注目することで予後不良例の鑑別が可能である[1,2]．しかし，急性咳嗽の中にはクループ症候群や気道異物，下気道感染症など緊急性が高く迅速な対応を必要とする疾患が含まれることがあり，詳細な問診，診察による鑑別が不可欠である．

ウイルス性気道感染の多くは急性に経過するが，かぜをひいた小児のおよそ1/4は2週間経っても咳が残る．年間3～5回程度のかぜを反復すると仮定すれば，正常児であっても比較的長期に咳の消長を繰り返す可能性がある．また，一部の児ではウイルス性気道感染に伴い咳感受性が亢進し，咳が遷延することが

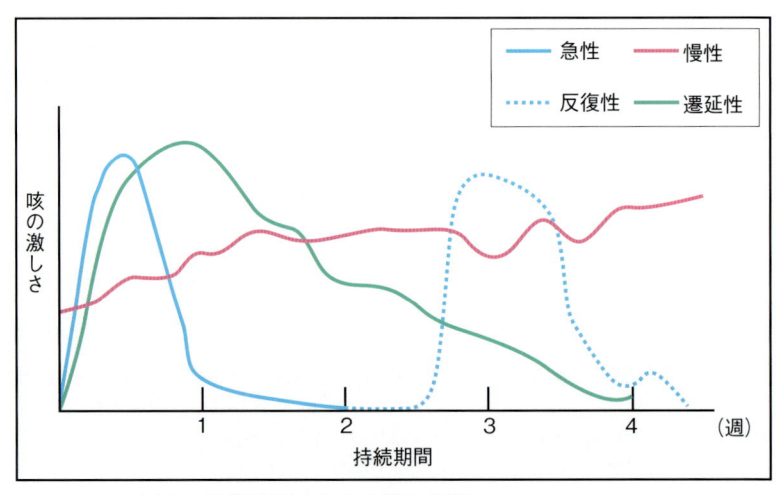

図1　持続期間からみた咳の分類 (文献3を参照して作成)

ある（感染後咳嗽）．遷延性咳嗽はこのような気道感染に伴う場合が多いが，慢性咳嗽の原因となる基礎疾患に伴う場合があるので注意が必要である．

🔴 基礎疾患の有無に基づく分類

臨床的には，正常（normal or expected cough），明らかな基礎疾患に伴う咳（specific cough），ほかの症状を認めず基礎疾患の存在が明確でない持続する乾性の咳（non-specific cough）に分類される[4]．適切な日本語訳がないが，本項ではそれぞれを仮に生理的咳嗽，症候性咳嗽，非症候性咳嗽と呼ぶことにする．詳細な問診，理学的所見のもとに胸部X線像や呼吸機能検査を行い，正しい診断に基づいて適切な治療を行うことが重要である．

生理的咳嗽

正常小児（平均年齢10歳で4週以内に呼吸器疾患罹患歴のない健康学齢小児）を対象に行われた終日モニターでは，1日当たり平均11回程度（最高34回）の咳が出ていることが示されている[2,4]．ただしこのような生理的な咳は，夜間にはほとんど認められない．病的な症状としての基準は明確でなく，回数や強度，性状などについての患児や家族の捉え方は客観的に観察された結果と異なる[2]ことが示されており，混乱を生じる元となっている．

感染後咳嗽も，病的意義が乏しく経過をみると消退するような場合は，この範疇に含まれる．

症候性咳嗽

慢性の呼吸器疾患の存在を疑わせる所見（**表3**）が存在したり，胸部X線像や呼吸機能検査で異常を認める[2〜4]．さらに詳細な検討が必要で，咳の原因となる基礎疾患の検索を十分に行う必要がある．

非症候性咳嗽

慢性的に乾性咳嗽のみが持続し，ほかの症状や所見の異常を認めず，咳の原因疾患を明らかにできないものである．前述の生理的咳嗽との異同が問題となる場合がある．治療的診断として抗喘息薬や抗菌薬，抗ヒスタミン薬，制酸薬などの使用が試みられる場合があるが，長期の使用は避け，期間を限って効果判定を行い，無効の場合は速やかに中止する[2〜4]．

表3 咳の原因となる基礎疾患の存在を疑わせる所見

●新生児期からの咳	●血痰，喀血
●慢性の湿性または膿性痰を伴う咳	●摂食嚥下障害
●むせた後に咳が続く	●免疫異常
●聴診上の異常（喘鳴，副雑音，呼吸音の減弱，呼気延長など）	●神経・筋発達異常
	●反復性肺炎
●多呼吸，呼吸困難（安静時，労作時），低酸素血症	●心臓の異常
●胸郭変形	●全身状態や発育の異常
●バチ状指	●薬剤（アンジオテンシン変換酵素阻害薬）の服用

おわりに

　日常診療における咳の重要性が再認識され，慢性咳嗽を中心に社会的注目が集まっているが，エビデンスは不十分である．しかし，科学的な検討が試みられガイドライン作成も行われている．咳受容体の感受性を検討するためのカプサイシン吸入試験により，アトピー性咳嗽は咳喘息と鑑別可能である．Changら[5]は，反復性咳嗽を示す児の中に，気道過敏性が亢進し咳感受性が正常の群と，気道過敏性は正常で咳感受性が亢進している群が存在することを示している（**図2**）．このような呼吸生理学的反応性の違いを臨床応用することが疾患分類に有用となるのではないかと期待される．また，咳を経時的にモニターし音響学的解析を行うことにより，その特性や頻度，好発時間などから疾患ごとの特徴を明らかにすることで診断ならびに臨床経過把握への手がかりとする試みが行われている[6]．

　症状に依存するだけでなく，安全で簡便な検査法が開発され診療の場に導入されることで，悩ましい咳の分類が科学的に行われることを期待したい．

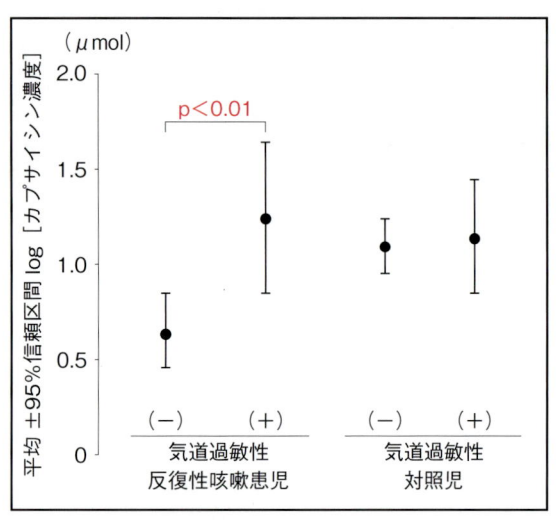

図2　反復性咳嗽患児における気道過敏性と咳受容体感受性（文献5を参照して作成）
気道過敏性：4.5％高張食塩水吸入試験で判定

[文　献]

1) Chang AB：Pediatric cough：Children are not miniature adults. Lung 188：S33–S40, 2010
2) Goldsobel AB, Chipps BE：Cough in the pediatric population. J Pediatr 156：352–358, 2009
3) Shields MD, Bush A, Everard ML et al：BTS guidelines：Recommendations for the assessment and management of cough in children. Thorax 63：ⅲ1–ⅲ15, 2008
4) Chang AB, Glomb WB：Guidelines for evaluating chronic cough in pediatrics：ACCP evidence-based clinical practice guidelines. Chest 129：S260–S283, 2006
5) Chang AB, Phelan PD, Sawyer SM et al：Airway hyperresponsiveness and cough-receptor sensitivity in children with recurrent cough. Am J Respir Crit Care Med 155：1935–1939, 1997
6) Morice AH, Fontana GA, Belvisi MG et al：ERS guidelines on the assessment of cough. Eur Respir J 29：1256–1276, 2007

小児編

咳の疫学 —小児—

やまだ胃腸内科小児科クリニック 小児科　山田裕美
獨協医科大学医学部 小児科学　吉原重美

はじめに

　「咳嗽」は，日常診療において頻度の高い症候の一つであり，遷延する症例にもしばしば遭遇する．近年，欧米では小児に特化した咳嗽ガイドラインが刊行され，さらにわが国における「咳嗽に関するガイドライン第2版」[1]では小児科領域についても概説されており，成人同様に小児の咳嗽診療も大幅な進展をみせている．しかし，とりわけ小児の遷延性，慢性咳嗽の疫学的検討は極めて少なく，欧米や成人における長びく咳嗽の原因頻度が必ずしもわが国の小児の現状には合致しない可能性がある．本項では，報告されている小児の遷延性，慢性咳嗽の疫学調査を示すとともに，筆者らが実施した多施設の小児科外来における咳嗽患児の実態調査について言及する．

小児の咳嗽に関する疫学的検討

　小児では気道ウイルス感染症による急性咳嗽が圧倒的に多く，遷延性，慢性の経過をとるものとしては気管支喘息や鼻・副鼻腔炎の頻度が高いことは経験的に認知されている．Faniran らは6〜12歳児における長びく咳嗽患児は5〜10％存在することを示し[2]，前方および後方視的検討において，2〜3歳児が長びく咳嗽患児の多くを占めると報告されている[3,4]．成人の報告数に比べて少ない現状はあるが，小児の遷延性，慢性咳嗽の原因疾患の頻度調査の報告を**表1**に示す．オーストラリアでの調査は，6ヵ月以上咳嗽が持続していた乳幼児の40％は遷延性細菌性気管支炎（protracted bacterial bronchitis：PBB）と診断され，後鼻漏症候群（postnasal drip syndrome：PNDS または upper airway cough syndrome：UACS）や気管支喘息，胃食道逆流症（gastroesophageal reflux disease：GERD）は10％未満であった[4]．トルコにおける Asilsoy らの検討では，気管支喘息，PBB，UACS がおよそ各20％で，GERD が5％の頻度であった[5]．さらに米国においては，GERD 単独や気管支喘息単独が各27.5％，12.5％

表1　小児の遷延性, 慢性咳嗽の原因疾患（文献4～9を参照して作成）

報　告（前方視的検討）	対象年齢（歳）	咳嗽期間	喘　息	UACS	PBB	GERD
Marchant JM et al [4]	2.6	3週間	△	△	◎	△
Asilsoy S et al [5]	8.4	4週間	○	○	○	△
Khoshoo v et al [6]	7.8	8週間	△	○	—	○

報　告	対象年齢（歳）	咳嗽期間	喘　息	耳鼻疾患	呼吸器感染症	GERD
増田ら [7]	4	4週間	◎ 合併症が多い	◎	△	—
倉持ら [8]	7.5	3週間	△	◎ 合併症が多い	—	
望月ら [9]	5.2	8週間	◎ 合併症・アレルギー・家族歴が多い	○	○	△

◎：特に多い，○：多い，△：少ない
UACS：upper airway cough syndrome（postnasal drip sydrome），PBB：protracted bacterial bronchitis（遷延性細菌性気管支炎），GERD：gastroesophageal reflux（胃食道逆流症），耳鼻疾患：副鼻腔炎・アレルギー性鼻炎

で，アレルゲンの皮膚テスト陽性を伴うGERDまたは気管支喘息を併せると，これらが80％以上の原因を占めると報告している[6]．

　一方で，わが国においては，まず耳鼻科と小児科が共同して検討した増田らの調査報告がある[7]．結果として，4週間以上遷延する咳嗽の原因疾患は，小児科では気管支喘息または咳喘息が42％を占め，耳鼻科では78％に何らかの鼻疾患が認められ，双方の科の疾患合併例も多く存在したために，診療科の連携の重要性が考察されている．そして，倉持ら[8]の検討では，アレルギー性鼻炎と百日咳，マイコプラズマ感染症の割合が高かったとしているが，対象となった年齢が高い点や咳嗽の持続期間が短い点が結果に影響している可能性がある．原因となる疾患や治療にかかわらず8週間以上咳嗽が続いた症例を対象とした望月ら[9]の報告では，咳嗽の原因として気管支喘息が36％と最も多く，耳鼻科的疾患の合併を認める児は全体の45％，アレルギーの家族歴は全体の78％と高率に認められている．以上より，PBBの認識が少ないわが国における小児の長びく咳嗽の原因として，まずは気管支喘息やアレルギー性鼻炎，副鼻腔炎を考慮することが咳嗽診療において重要である．

小児科外来における咳嗽患児実態調査の概要

　「咳嗽」を主訴として小児科外来を受診した患児2,623名（男児1,448名，女児1,175名，平均年齢4.2歳）を対象とした筆者らの調査[10]では，咳嗽の持続期間が3週間未満（以下，非遷延性咳嗽）例は2,426名（92.5％）であり，遷延性咳嗽は197名（7.5％）に認められた．咳嗽の性状は，非遷延性および遷延性問わず，「湿性」咳嗽が多くを占め（図1），特に遷延性咳嗽例では，乳幼児に「湿性」が，学童で「乾性」が多い傾向が認められた．また，咳嗽出現の時間帯や状

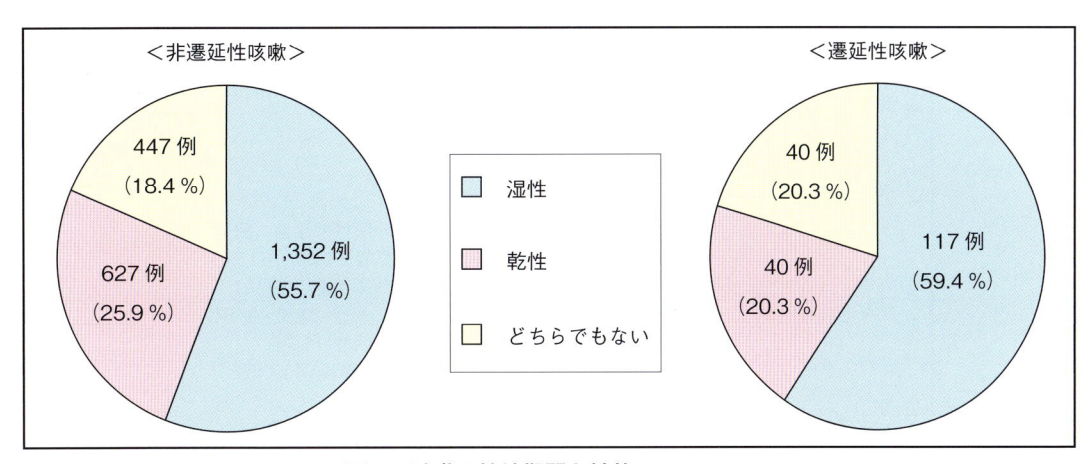

図1 咳嗽の持続期間と性状（文献10より引用）

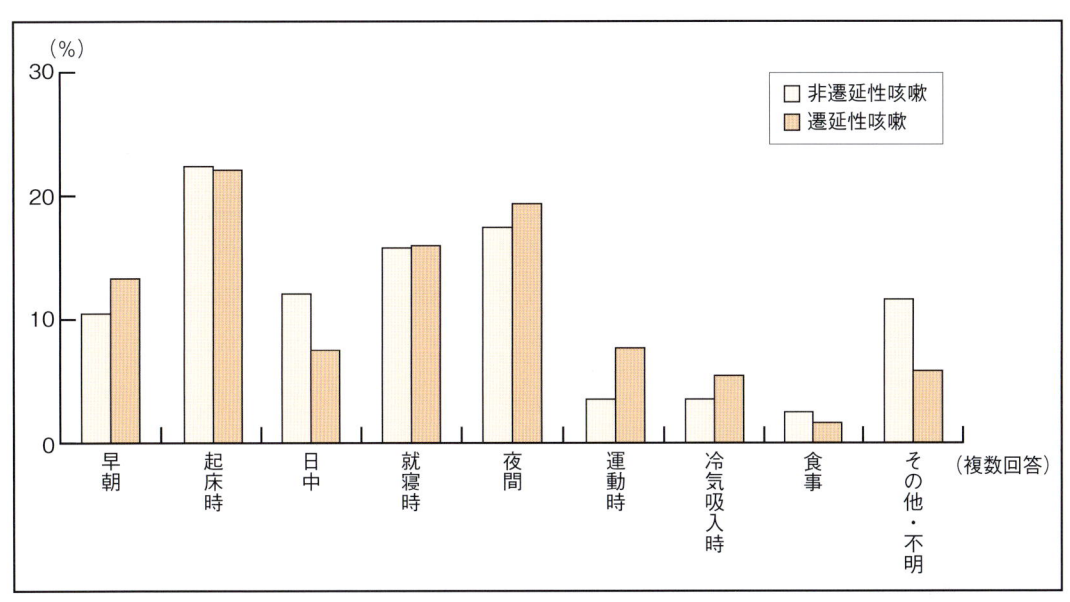

図2 咳嗽出現の時間帯や状況（文献10より引用）

況については，非遷延性および遷延性問わず，起床時や就寝時，夜間に多いことが示された（**図2**）．さらに，医師の診断による遷延性咳嗽の原因疾患は，呼吸器感染症が35.1％，気管支喘息が33.4％，次いで耳鼻疾患（後鼻漏，鼻炎，副鼻腔炎）が24.3％であり（**図3**），特に低年齢層では，呼吸器感染症が多くを占めていた．また，例数は少ないがアトピー咳嗽（2例）や心因性咳嗽（1例）を疑う症例も存在していた．

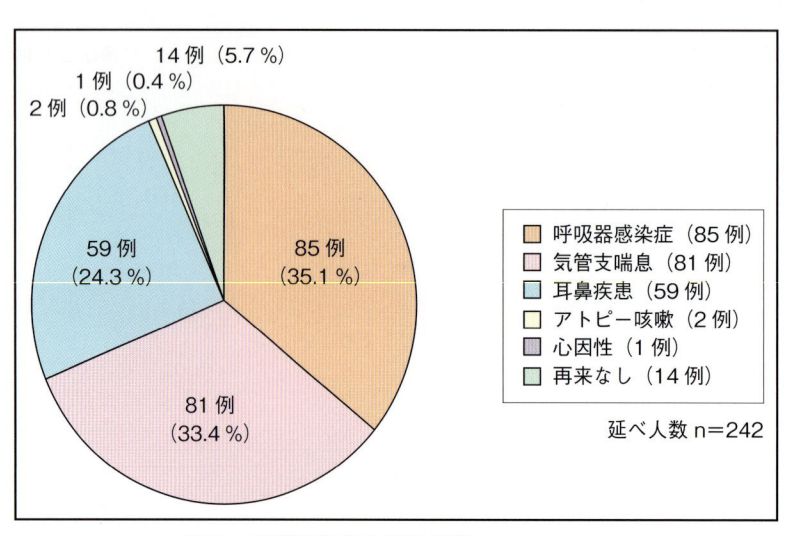

図3　遷延性咳嗽の原因疾患（文献10より引用）

- 呼吸器感染症（85例）
- 気管支喘息（81例）
- 耳鼻疾患（59例）
- アトピー咳嗽（2例）
- 心因性（1例）
- 再来なし（14例）

延べ人数 n=242

今後の疫学調査の課題

　小児における咳嗽に関する疫学研究は未だ十分でなく，わが国特有の生活習慣や医療事情をふまえた，前方視的な大規模疫学調査の実施が必要である．特に，小児における咳嗽期間の定義や，オーバーラップする疾患概念の整理や診断基準の確立は急務である．

[文　献]

1) 日本呼吸器学会 咳嗽に関するガイドライン第2版作成委員会 編：咳嗽に関するガイドライン第2版. 日本呼吸器学会，東京，2012
2) Faniran AO, Peat JK, Woolcock AJ：Persistent cough：is it asthma? Arch Dis Child 79：411-414, 1998
3) Thomson F, Masters IB, Chang AB：Persistent cough in children and the overuse of medications. J Paediatr Child Health 38：578-581, 2002
4) Marchant JM, Masters IB, Taylor SM et al：Evaluation and outcome of young children with chronic cough. Chest 129：1132-1141, 2006
5) Asilsoy S, Bayram E, Agin H et al：Evaluation of chronic cough in children. Chest 134：1122-1128, 2008
6) Khoshoo V, Edell D, Mohnot S et al：Associated factors in children with chronic cough. Chest 136：811-815, 2009
7) 増田佐和子，藤澤隆夫，臼井智子 他：小児科と耳鼻咽喉科による小児の遷延する咳嗽の検討．小児耳 28：24-30, 2007
8) 倉持雪穂，長谷川 理：幼児，学童における遷延咳嗽の前方視的検討．小児感染免疫 21：379-384, 2009
9) 望月博之，森川昭廣：小児の慢性咳嗽の診断と治療．日児誌 108：956-964, 2004
10) 山田裕美，吉原重美：小児科外来における咳嗽患児に関する実態調査．日小呼誌 23：42-45, 2012

小児編

年齢別咳嗽疾患の分類

浜松医療センター 小児科 西田光宏（にしだ みつひろ）

獨協医科大学医学部 小児科学 吉原重美（よしはらしげみ）

はじめに

　咳嗽を主訴に医療機関を受診する子どもは多い．乳幼児が多いが，学童も稀ではない．また，発症から数日以内の咳嗽もあれば，1ヵ月以上の咳嗽もある．発症から数日以内の咳嗽は，新生児であれば精査が必要な症例が多いが，幼児や学童は，対症療法で十分な症例がほとんどであろう．1ヵ月以上持続する咳嗽は，乳幼児は感染症またはアレルギー疾患を疑うが，思春期以降は心因性咳嗽を考慮する必要がある．このように，咳嗽を主訴とする症例には，咳嗽の重症度と年齢と発症からの日数などを考慮する必要がある．本項は，遷延性・慢性咳嗽を中心に，新生児期・乳児期，幼児期，学童期以降の年齢別に原因となる疾患を解説する．

急性咳嗽

　日本呼吸器学会は，咳嗽の持続期間により，3週未満は急性咳嗽，3週から8週未満は遷延性咳嗽，8週以上持続する場合は慢性咳嗽と分類している[1]．欧米

表1　年齢別の咳嗽の主な原因疾患 (文献2を参照して作成)

新生児期	乳児期	幼児期	学童期以降
先天性気道奇形*（気管食道瘻，気道狭窄，喉頭脆弱症など） 誤嚥*（喉頭協調運動機能不全，胃食道逆流） 慢性肺疾患*（周産期異常）	急性鼻咽頭炎 急性気管支炎 細気管支炎 慢性肺疾患*（周産期異常） クラミジア肺炎 百日咳* 誤嚥*（喉頭協調運動機能不全，胃食道逆流）	急性鼻咽頭炎 急性気管支炎 アレルギー性*（気管支喘息，咳喘息，アトピー咳嗽） 後鼻漏（副鼻腔炎，アレルギー性鼻炎） マイコプラズマ肺炎* クラミジア肺炎* 百日咳* 気道異物 クループ症候群	急性鼻咽頭炎 急性気管支炎 アレルギー性*（気管支喘息，咳喘息，アトピー咳嗽） 後鼻漏*（副鼻腔炎，アレルギー性鼻炎） マイコプラズマ肺炎* クラミジア肺炎* 百日咳* 心因性咳嗽* 肺結核

*遷延性・慢性咳嗽の原因となる．

は，4週以上を慢性咳嗽（chronic cough）と定義している報告が多い．表1に，吉原の総説にある年齢別の急性および遷延性・慢性咳嗽の原因疾患を示す[2]．

急性咳嗽の原因の多くは，年齢の区別なく，ウイルスを主体とする気道感染症である．この場合は，安静と栄養の指導および対症療法で，2週間以内に軽快する．したがって，発症から数日以内の咳嗽は，重症化する可能性のある疾患と，対応が不適切な場合に遷延性・慢性化する疾患の鑑別が必要である．

新生児・乳児期に重症化しやすい疾患は，

1．細気管支炎　　　　4．クループ
2．百日咳　　　　　　5．慢性肺疾患（周産期異常）
3．誤嚥性肺炎　　　　6．重複大動脈や気道狭窄などの先天異常

などである．これらを診断するには，注意深い理学的所見と重症度評価と必要に応じた精査が必要である．家族歴や周辺の感染症情報を十分把握しておくことが大切である．

幼児期に重症化しやすい疾患は，

1．気道異物　　　　　3．気管支喘息
2．クループ

などである．発症時と発症からの経過を十分確認する必要がある．

学童期以降は，先天異常や異物による咳嗽はほとんどなくなる．注意深い理学的所見と重症度評価を行う．マイコプラズマなどの周辺の感染症情報を十分把握しておくことが大切である．各疾患の詳細は別項を参照してほしい．遷延性・慢性咳嗽の原因となる疾患は，遷延性・慢性咳嗽の項で記載する．

遷延性・慢性咳嗽

遷延性・慢性咳嗽の診療は，原因疾患に特異的な手がかりとなる所見に注目する．特に，呼吸機能などの生理的検査が容易でない新生児期〜幼児期は，特異的な手がかりが重要なポイントとなる．遷延性・慢性咳嗽の手がかりとなる所見を年齢別に紹介する．

新生児期・乳児期

先天異常

出生後あるいは乳児期早期の吸気性喘鳴は，先天異常を疑う．

誤嚥

哺乳時に多く，原因として胃食道逆流症や鼻咽頭逆流症がある．

百日咳

特徴的な咳嗽である連続性発作性のスタッカート（staccato）が続いた後，急に吸気になり，この時「ヒーッ」という笛声〔ウープ（whoop）〕が聞かれる一連の咳発作が特徴である．

● 幼児期

後鼻漏（副鼻腔炎，アレルギー性鼻炎）

後鼻漏に伴う咳嗽は，床に就いた時に一時的に増加するが，眠ると止まることが多い．咽頭後壁に鼻漏を認めることが多い．睡眠中も持続する湿性の咳嗽は，副鼻腔気管支症候群や遷延性細菌性気管支炎を疑う．

気管支喘息

運動時や深呼吸時の呼気性喘鳴が特徴である．$β_2$刺激薬や抗ロイコトリエン拮抗薬の内服で軽快する．喘息に合併するアレルギー性鼻炎や副鼻腔炎が原因の場合は，ヒスタミンH_1受容体拮抗薬などで改善することが多い．

受動喫煙

表1には受動喫煙の記載はないが，家族内の喫煙が遷延性・慢性咳嗽の原因となることがある[1]．

● 学童期以降

心因性咳嗽

日中に激しく，睡眠中あるいは遊びや勉強に熱中しているときには全く聞かれない乾性咳嗽が特徴である．

アトピー咳嗽

気管支拡張薬が無効で，ヒスタミンH_1受容体拮抗薬と吸入ステロイド薬が有効な乾性咳嗽を呈する疾患である．

咳喘息

慢性乾性咳嗽を唯一の症状として，喘鳴や呼吸困難はない．$β_2$刺激薬と吸入ステロイド薬が有効である．

診断の手がかりをもとにした新生児期～幼児期の遷延性・慢性咳嗽診断アルゴリズムを**フローチャート1**に示す．また，当院で用いている学童期以降の遷延性・慢性咳嗽診断アルゴリズムを**フローチャート2**に示す．後者の特徴は，第一ステップのアトピー素因の診断と呼気中一酸化窒素濃度（FeNO）の測定である．このアルゴリズムを用いた14例の診断結果は，咳喘息3例，アトピー咳嗽3例，アレルギー性鼻炎＋後鼻漏3例，副鼻腔気管支炎1例，心因性咳嗽2例，胃食道逆流症2例であった．

フローチャート1　新生児〜幼児の遷延性・慢性咳嗽の鑑別疾患

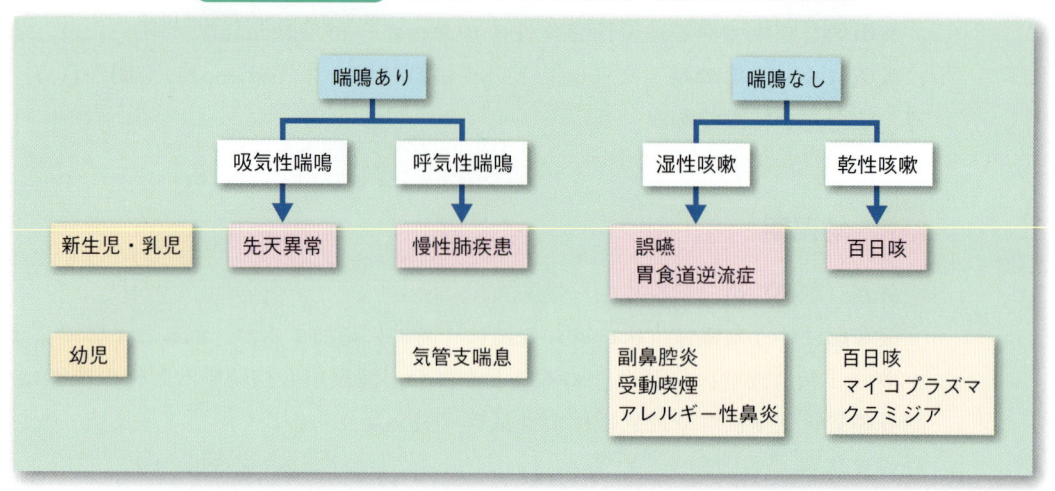

```
                        喘鳴あり                              喘鳴なし
                    ┌──────┴──────┐                    ┌──────┴──────┐
                 吸気性喘鳴      呼気性喘鳴              湿性咳嗽        乾性咳嗽
                    ↓              ↓                    ↓              ↓
  新生児・乳児    先天異常        慢性肺疾患            誤嚥            百日咳
                                                      胃食道逆流症

  幼児                            気管支喘息            副鼻腔炎        百日咳
                                                      受動喫煙        マイコプラズマ
                                                      アレルギー性鼻炎  クラミジア
```

フローチャート2　学童期以降の遷延性・慢性咳嗽の鑑別疾患

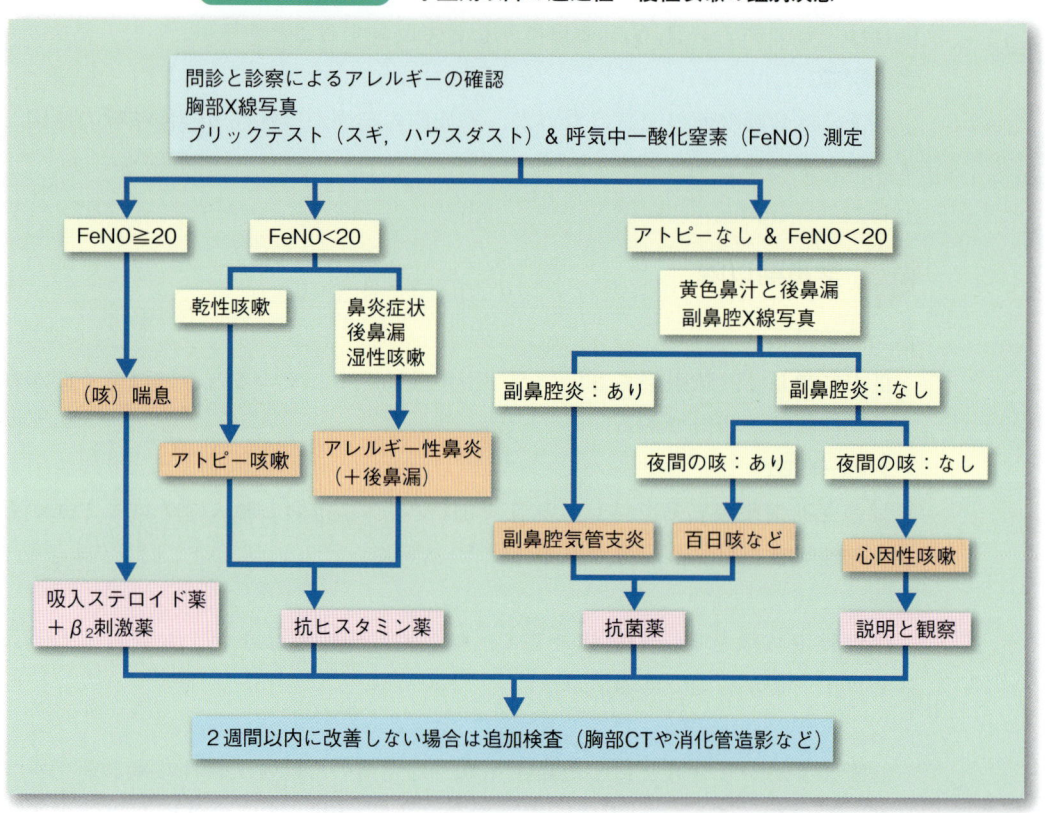

```
                  問診と診察によるアレルギーの確認
                  胸部X線写真
                  プリックテスト（スギ，ハウスダスト）＆ 呼気中一酸化窒素（FeNO）測定

      ┌──────────────┬─────────────────────────┬──────────────────────────────┐
   FeNO≧20         FeNO<20                                    アトピーなし ＆ FeNO<20
      │         ┌─────┴─────┐                            黄色鼻汁と後鼻漏
      │      乾性咳嗽    鼻炎症状                          副鼻腔X線写真
      │         │        後鼻漏                       ┌────────┴────────┐
      │         │        湿性咳嗽                 副鼻腔炎：あり      副鼻腔炎：なし
      │         │           │                    ┌────┴────┐      ┌────┴────┐
      │         │           │                 夜間の咳：あり 夜間の咳：なし
      ↓         ↓           ↓                    ↓        ↓         ↓
   (咳)喘息  アトピー咳嗽  アレルギー性鼻炎      副鼻腔気管支炎 百日咳など 心因性咳嗽
                           （＋後鼻漏）
      ↓         ↓           ↓                    ↓                   ↓
  吸入ステロイド薬        抗ヒスタミン薬          抗菌薬              説明と観察
  ＋β₂刺激薬

            2週間以内に改善しない場合は追加検査（胸部CTや消化管造影など）
```

［文　献］
1）日本呼吸器学会　咳嗽に関するガイドライン第2版作成委員会　編：咳嗽に関するガイドライン第2版．日本呼吸器学会，東京，2012
2）吉原重美：咳の新しい捉え方　小児科でみる咳．"成人病と生活習慣病"　日本成人病（生活習慣病）学会　40：1305-1310, 2010

小児編

鑑別診断のストラテジー
―長びく咳を中心に・急性を含む―

東海大学医学部 専門診療学系 小児科学 望月博之（もちづきひろゆき）

はじめに

　小児科の日常診療において咳嗽を主訴として来院する児は数多く，その原因疾患は多岐に及ぶため，当初の診断・治療計画に沿うことなく，不本意に治療期間が長くなる症例も少なくない．咳嗽は定量化，定性化することが困難な症状であり，原因疾患を特定できずに治療が開始されることも，咳嗽が長期化する理由の一つであろう．また，長期に及ぶ咳嗽では，原因疾患が重複して存在することも考えられる．本項では，このような小児の長びく咳嗽を中心に述べる．

小児の咳嗽の特殊性

　乳幼児期の肺機能には，気道径が狭小であることや気道内分泌が多いことなど，解剖学的な特殊性がある．また，呼吸生理学的に，胸郭，横隔膜による呼吸運動が小さいため，喀痰排出の不利があり，免疫学的にも未熟であることから感染に弱く，さらに，胃食道逆流による咳嗽も起こりやすい．いずれにしても，咳嗽を遷延化しやすい状態にあると推測される[1]．小児の咳嗽疾患には好発年齢と

表1　年齢別の小児の咳嗽の主な原因 （文献2より引用）

幅広い年齢層	気道感染症 後鼻漏症候群 アレルギー性鼻炎 受動喫煙	喘息 百日咳 結核
新生児・乳児期	急性細気管支炎 咽喉頭逆流症 胃食道逆流症	慢性肺疾患 先天異常（咽頭・喉頭軟化症，気管狭窄，血管輪など）
幼児期	クループ 気道異物	遷延性細菌性気管支炎 胃食道逆流症
学童期以降	副鼻腔炎 マイコプラズマ肺炎 クラミジア肺炎	心因性咳嗽 気管支拡張症

もいうべき，年齢的な偏りがみられる（**表1**）[2]．

一方，咳嗽の持続期間による分類として，日本呼吸器学会による成人を中心とした「咳嗽に関するガイドライン第2版」によれば，咳嗽疾患は，①急性咳嗽：3週間未満の咳嗽，②遷延性咳嗽：3〜8週間未満続く咳嗽，③慢性咳嗽：8週間以上続く咳嗽，に分類されるが[2]，現在までに小児においては，咳嗽の頻度や期間により疾患を分類する明確な定義はない．

小児の咳嗽疾患の診察

問　診

咳について

咳嗽疾患の鑑別には問診，既往歴，家族歴，さらに環境や生活歴についての確認が極めて重要である．これらを正確に把握することにより，原因疾患の診断とその後の治療選択が容易となる．

1）咳に特徴はあるか

湿性咳嗽か乾性咳嗽か，咳嗽のパターンはいかなるものかを記録する．犬吠様咳嗽は主にクループ症候群による．百日咳では吸気性笛声（ウープ）のあと，痙（攣）性咳嗽と呼ばれる発作性の連続的な咳き込み（スタッカート）がみられ，これを繰り返すこと（レプリーゼ）が特徴である（**図1**）[3]．

2）いつから始まったか

急性咳嗽のほとんどの原因はウイルス性感染症であるが，3〜8週間未満の遷延性咳嗽として多いものは，感染後の遷延性咳嗽であり，百日咳，マイコプラズマ肺炎，クラミジア肺炎なども挙げられる．慢性咳嗽については後述する．

3）日内変動はあるか

一日中みられるのか，朝方に多いか，夜間に多いかなど確認する．気管支炎・

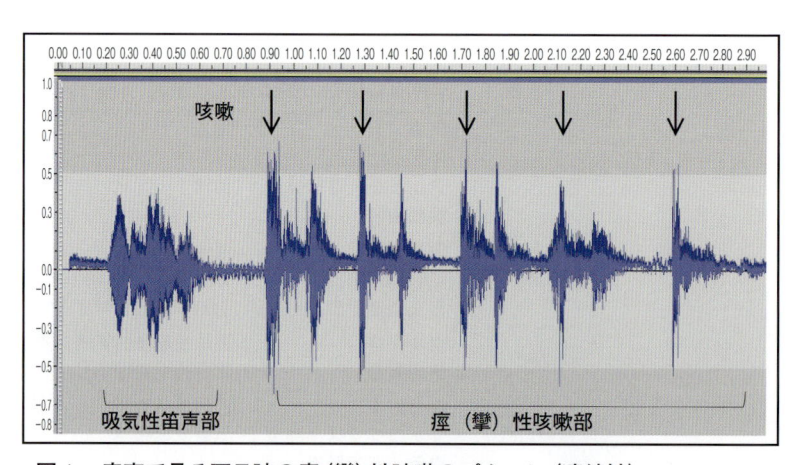

図1　音声で見る百日咳の痙（攣）性咳嗽のパターン（連続性）（文献3より引用）

肺炎など感染性の咳嗽では寝入りに多く認められるが，喘息の咳嗽は，寝入りだけでなく，深夜〜朝方にも増強すると考えられている．心因性咳嗽は，睡眠時には消失するのが特徴である．

4）随伴する症状はあるか

発熱，喘鳴，嗄声，呼吸困難，胸痛，咳き込みによる嘔吐など，呼吸に関する随伴症状についても詳細に確認する．特に，慢性咳嗽の主な原因疾患である喘息の鑑別のため，呼気時の高調性喘鳴の確認は重要である．

既往歴，家族歴

1）出生歴・既往歴

在胎週数，出生時体重，新生児期の酸素投与や呼吸管理の有無などに注目する．低出生体重児で長期に人工呼吸管理を行った児における咳嗽では，新生児慢性肺疾患が鑑別診断として重要である．既往歴として，アレルギー性疾患の有無，肺炎・中耳炎などの既往，先天性心疾患の有無などを確認する．

2）家族歴

アレルギー性疾患の家族歴の有無，家族内感染症の有無，結核の家族歴などを確認する．小児の慢性咳嗽患者において，アレルギー性疾患の家族歴をもつ児は78％と高率に認められ，中でも喘息児においては90％に認められたという報告[1]もあり，診断の手がかりとしても重要である．

3）予防接種歴・生活歴

三種混合ワクチンやBCGワクチン接種歴に注目する．集団保育の有無とその周囲で流行している疾患の有無，家庭や環境での喫煙の有無，冷暖房の方法，ペットやその他の動物との接触の有無なども問診する．

● 理学的所見

全身状態・バイタルサインのチェックに加え，視診（チアノーゼ・陥没呼吸・鼻翼呼吸の有無，咽頭発赤・後鼻漏・鼓膜の発赤の有無，胸郭の形など），触診（頸部リンパ節腫脹・胸壁の圧痛や腫瘤の有無など），聴診（呼吸音の左右差・呼気延長の有無，喘鳴・呼吸性副雑音の有無，心音・心雑音の有無など）について注意して診察を行う．特に胸部聴診が重要であり，問診と合わせれば，おおよその鑑別診断が可能である．

緊急性の高い急性の咳嗽疾患

急性咳嗽のほとんどの原因はウイルス性気道感染症で経過も短いが，呼吸困難を伴う咳嗽には注意する．突然の発症であれば，気道異物やアナフィラキシーを疑う（表2）．気道異物はピーナッツの誤嚥による場合が多く，可能なら吸気時と呼気時の胸部X線撮影を行う．食物アレルギーによるアナフィラキシーが疑

表2 呼吸困難のある小児の咳嗽疾患の受診時の注意点

アナフィラキシー	アレルギー歴，発疹 原因となる食物・薬剤の摂取，虫刺の既往
誤嚥・誤吸入	刺激物吸引の既往 胸部X線写真の異常陰影
気道異物	異物吸引の既往 胸部聴診での呼吸音の左右差
喘息	反復する喘鳴の既往 呼気時の高調性喘鳴（wheezing）
クループ症候群 （急性喉頭蓋炎）	犬吠様咳嗽，嗄声，吸気性喘鳴（stridor） 〔嗄声，吸気性喘鳴（stridor），流涎〕
百日咳	痙(攣)性咳嗽，ワクチンの未接種 家族・地域での流行
細気管支炎	乳幼児，特に生後6ヵ月以下の乳児 呼気時の高調性喘鳴（wheezing）

われたら既往歴を確認するが，多くの場合，皮膚所見を伴う．

低酸素血症を伴う場合，年齢を考慮してクループ症候群，急性細気管支炎，肺炎，喘息などの鑑別を行う．急性喉頭蓋炎は特に重症であり，疑ったら複数の医師で対応すべきである．発作性の咳嗽でも，酸素飽和度の低下がみられない学童～思春期の患児であれば，心因性咳嗽も考慮する．

長びく咳嗽疾患の鑑別診断

咳嗽，特に夜間の咳嗽は患児のQOLを著しく低下させるだけでなく，家族への影響も大きい．8週間以上持続する慢性の咳嗽では，速やかに下記の諸検査などを行い，原因疾患の究明を行うべきである．注意すべき疾患とその診断のアプローチをフローチャートに示す．

胸部単純X線撮影

喘鳴，呼吸困難を伴う症例，咳嗽が遷延化しているような症例ではルーチンであり，有用な検査である．肺野では，左右差，浸潤影，気管支透亮像，肋骨横隔膜角，過膨脹や無気肺の有無，シルエットサインなどに注意する．また肺尖部の左右差や異常陰影，心周囲の陰影では，心拡大の有無，大血管の走行などに注意する．

副鼻腔X線撮影

小児の遷延する咳嗽では鼻・副鼻腔疾患の頻度は高く，その診断のためには有用な検査である．しかし，小児では上顎洞粘膜が肥厚していることなどから偽陽

フローチャート 症状・検査から考える小児の慢性咳嗽の診断のポイント

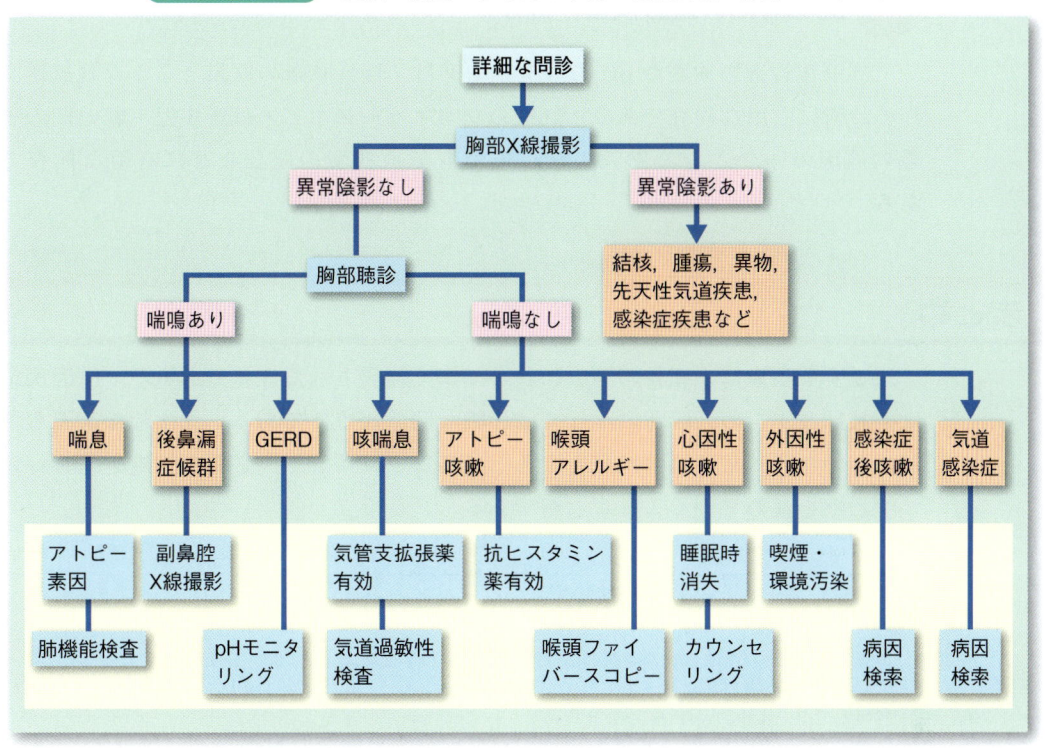

```
                         詳細な問診
                            │
                         胸部X線撮影
                         ┌──┴──┐
                    異常陰影なし  異常陰影あり
                         │         │
                      胸部聴診   結核, 腫瘍, 異物,
                    ┌────┴────┐ 先天性気道疾患,
                 喘鳴あり    喘鳴なし  感染症疾患 など
```

喘鳴あり			喘鳴なし						
喘息	後鼻漏症候群	GERD	咳喘息	アトピー咳嗽	喉頭アレルギー	心因性咳嗽	外因性咳嗽	感染症後咳嗽	気道感染症
アトピー素因	副鼻腔X線撮影		気管支拡張薬有効	抗ヒスタミン薬有効		睡眠時消失	喫煙・環境汚染		
肺機能検査		pHモニタリング	気道過敏性検査		喉頭ファイバースコピー	カウンセリング		病因検索	病因検索

性が多いことに留意する[4].

胸部 CT

　胸部 X 線撮影の結果, 陰影が残存・反復する場合などさらに精査が必要とされる場合に行う.

血液検査・抗原検査

　一般的な血液検査（血算, 白血球分画, 生化学, CRP など）のほかに必要に応じた検査を行う. ウイルス, マイコプラズマやクラミジア, 百日咳菌などによる気道感染が疑われた場合は抗体価の測定や抗原検査を行い, アレルギー疾患の関与が疑われた場合は総 IgE 値や特異的 IgE 抗体（RAST 値）をチェックする.

肺機能検査

　学童期以上の児で遷延する咳嗽を認める場合は, スパイロメトリーによる肺機能検査を行うことが勧められる. 喘息の診断にあたっては, 可能な限り, 気道過敏性試験を行うべきである.

● 上部消化管造影検査，ほか

　上部消化管造影検査や pH モニタリングは，慢性咳嗽の原因となる胃食道逆流症の診断に有用な検査である．気道のファイバースコピーは新生児・乳児期の咳嗽の原因の一つとなる先天異常，中でも気道狭窄の確認などに有用な検査である．

まとめ

　遷延する咳嗽は小児科の診療においてよく経験される症状であるが，原因疾患は多岐に及ぶため，診断に際しては詳細な問診が重要である．致死的な疾患も稀ではないため，常に原因疾患を突きとめることに留意し，必要な検査を適宜行いつつ治療を進めていくことが大切である．

[文　献]

1) 望月博之 他：小児の慢性咳嗽の診断と治療．日本小児科学会雑誌 108：956-964, 2004
2) 日本呼吸器学会 咳嗽に関するガイドライン第 2 版作成委員会 編：咳嗽に関するガイドライン 第 2 版．日本呼吸器学会，東京，pp4-6, 2012
3) 額賀真理子, 望月博之：咳．小児科 53：1535-1540, 2012
4) 尾内一信：5．EBM に基づく小児副鼻腔炎の治療．"EBM 小児疾患の治療 2011-2012" 五十嵐隆 監修．中外医学社，東京，pp28-32, 2011

小児編

代表的な急性咳嗽疾患

急性上気道炎による咳

同愛記念病院 小児科　増田　敬

どのような疾患か？

　小児期の急性咳嗽の多くが，ウイルス性急性上気道炎[1,2]（**表1**）によると考えられる．多様性を示す病態で，定義はあいまいである．いわゆる普通感冒（かぜ症候群）が急性上気道炎を指すと考えられる．いうまでもなく子どもの受診理由では最も多い疾患である．望月らが実施した未就学児（0～6歳）を対象にした呼吸器症状の実態調査[4]がある．質問票から解析した最近1年間の呼吸器症状で鼻水・鼻づまりが94.8％，乾性咳嗽が73.7％，湿性咳嗽が64.3％，喘鳴が19.2％であった．慢性咳嗽の有症率は乾性咳嗽で0.9％，湿性咳嗽で1.5％であった．医療機関への通院に関する質問では，鼻水・鼻づまりでは73.0％，乾性咳嗽では71.6％，湿性咳嗽では91.9％，喘鳴では94.0％という通院状況が判明した．この受診率の高さは，わが国の医療制度の利便性によると考えられた．子どもの日常生活に対する支障の程度によっては親（保護者）の心配が増強し，さらに親自身のQOLが低下することなどから受診に至る．全身状態が良好で鼻症状のみであれば，受診しないことも多いはずである．

　病因となるのはNelson Text book of Pediatrics[5]に従えば，ほぼウイルスに限定される．

表1　急性上気道炎の原因ウイルスと咳嗽合併率

ウイルス	比　率	咳嗽合併率
ライノウイルス	30～50％	75～93％
コロナウイルス	10～15％	10～50％
インフルエンザウイルス	5～15％	75～93％
RSウイルス	5％	61％以上
パラインフルエンザウイルス	5％	2～45％
アデノウイルス	5％以下	32～60％
エンテロウイルス	5％以下	26％程度
ヒトメタニューモウイルス	6～7％	75％程度
不明	20～30％	―

（文献1～3を参照して作成）

ライノウイルスが最も頻度が高く，コロナウイルス，RS ウイルスが相対的頻度は高い．インフルエンザウイルスは流行に左右される傾向があり，ほかにパラインフルエンザウイルス，アデノウイルスなども関係する．急性上気道炎は通年的に発症するが，初秋から春にかけて最も発症率が高い．これはライノウイルスの好発時期と一致する．また，2001 年にヒトメタニューモウイルスが同定され，急性上気道炎の 6～7％程度がこの新たなウイルスによるのではないかとの報告がある[3]．好発時期は春から初夏であるという．

ライノウイルスは血清型特異的な感染防御反応を認めるが，多くの血清型があることから反復感染が生じる．インフルエンザウイルスは表面に提示される抗原の変化により，異なる血清型と同様な状態となり，反復して発症する．RS ウイルスには血清型は少なく，感染後防御反応が生じないために再感染を起こす．

ライノウイルスや RS ウイルスはインフルエンザウイルス，アデノウイルスなどと異なり粘膜上皮の破壊を起こさない．ウイルスによる直接的な細胞障害ではなく，炎症性サイトカインの放出と粘膜における炎症細胞の浸潤により特徴づけられた炎症反応によって症状が発現する．また，ライノウイルスが気道上皮に侵入する際，細胞接着分子 ICAM-1（intercellular adhesion molecule-1）を受容体としてウイルスが細胞内に引き込まれる[6]．

予防として感染者との接触を避ける，手洗いをすることでウイルスの拡散を抑制することが重要である．

● 症　状

潜伏期間はウイルスにより多様であるが，ライノウイルスは 10 時間程度，インフルエンザウイルスは 1 日～数日といわれている．症状の強さは 2～3 日でピークに達する．症状は 1 週間で約半数，10 日で約 70％，2 週間で 90％以上が改善する[7]．

主症状は鼻汁と鼻閉であり，発熱などの全身症状は軽度であることが多い．初期に出現するのは咽頭痛であり，鼻閉，鼻漏，くしゃみが続く．咽頭痛は早期に消失する．咳嗽は 30％程度に発現すると考えられている．水様鼻汁は経過とともに粘稠性，膿性に変化する．この変化は必ずしも細菌感染を示す所見ではない．ほかに嗄声，頭痛，倦怠感，眠気，筋肉痛などが現れるが，インフルエンザウイルスなどと比べるとライノウイルスでの出現は少ない．

● 検　査

急性上気道炎では治療に反映されないことが多く，最初から血液検査を行うことはない．臨床的には他疾患との鑑別が重要である．確定診断にはウイルス培養，抗原検出，PCR 検査，抗体価検査が有用であるが，コスト，測定機器，時

間などを考慮すると抗原検出以外は現実的ではない．現在，RSウイルス，インフルエンザウイルス，アデノウイルス，ヒトメタニューモウイルス（保険適用はない）に対する迅速診断キットが市販されているので活用できる．ライノウイルスは血清型が多いため，使用できる検査キットが開発されていない．鑑別を進めるうえで，血液検査（白血球数，CRP），肺炎マイコプラズマ・肺炎クラミジア・百日咳・A群溶連菌などの抗体価検査や細菌培養は必要に応じて行う．一部は肺炎への進展もあり，経過に応じて胸部X線検査を実施する．迅速診断検査は治療するうえで，絶対に必要なものではないが，保護者の希望から実施することも多い．

診察・診断

検査の前段階として重要なことは，問診と確実な視診，聴診である．地域での感染症の流行，旅行歴，異物誤嚥にかかわる聞き取りなども重要である．経過を把握しなければ，鑑別すべき疾患も挙げることができない．軽微であっても特徴的な所見を見逃せば，より重い疾患の進行を許してしまう可能性もある．呼吸器領域の疾患において聴診は，検査以上に重要である．上気道炎と思っていたために，十分な聴診をせず，ラ音を聞き逃し，気づいたときには肺炎が進行していたなどという症例は珍しくない．安静時だけでなく，深呼吸させて呼気終末までしっかり聴診することが望ましい．かぜによってひき起こされる喘息小発作が確認できることもある．

鑑別すべき疾患としては，アレルギー性鼻炎，異物誤嚥，急性副鼻腔炎，急性細菌性咽頭炎（小児では特にA群β溶連菌が重要），百日咳がある．肺炎マイコプラズマ，肺炎クラミジアも考慮すべきである．

表2に，小児期の幅広い年齢層でみられる咳嗽をひき起こす疾患を示す[8]．フローチャートに急性咳嗽診断の流れを示す．

表2 小児の幅広い年齢層でみられる咳嗽を生じる疾患

	手がかりとなる所見	疾　患
幅広い年齢層	感冒症状（発熱）	気道感染症
	咽頭後壁の鼻漏	後鼻漏症候群
	咳払い，鼻啜り　鼻汁，くしゃみ	アレルギー性鼻炎
	家族の家庭内喫煙	受動喫煙
	呼気の喘鳴　呼気性呼吸困難	気管支喘息
	発作性の咳き込み　吸気性笛声（whoop）　咳き込み後の嘔吐	百日咳
	発熱，家族内発症	結　核

フローチャート 小児における急性咳嗽診断

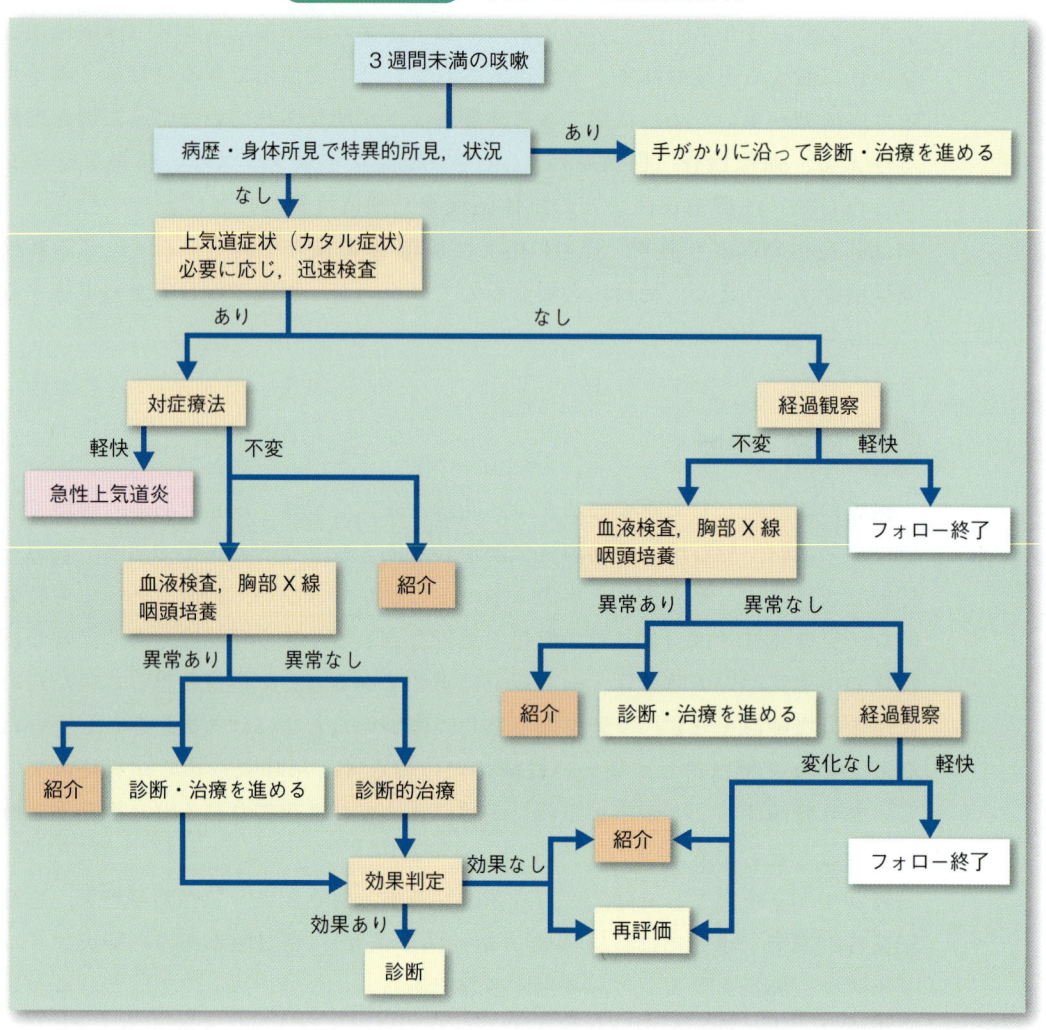

```
3週間未満の咳嗽
    ↓
病歴・身体所見で特異的所見，状況 ──あり──→ 手がかりに沿って診断・治療を進める
    ↓なし
上気道症状（カタル症状）
必要に応じ，迅速検査
    ├──あり──┐              ┌──なし──┐
    ↓                                    ↓
  対症療法                            経過観察
  ├軽快  ├不変                    ┌不変  ┌軽快
  ↓      ↓                         ↓      ↓
急性上気道炎                   血液検査，胸部X線   フォロー終了
         ├──────┐             咽頭培養
         ↓      ↓              ├異常あり  ├異常なし
  血液検査，胸部X線  紹介         ↓         ↓
  咽頭培養                      紹介  診断・治療を進める  経過観察
  ├異常あり ├異常なし                                ├変化なし ├軽快
  ↓    ↓     ↓                                      ↓         ↓
 紹介 診断・治療 診断的治療                           紹介    フォロー終了
      を進める    ↓
              効果判定 ──効果なし──→ 紹介
                ↓効果あり              再評価
                診断
```

治療方針

実際の治療

　基本的な治療は対症療法となる．薬剤投与に関して，小児では十分なエビデンスが得られていないものがある．効果と，潜在的に考えられる副作用に配慮して投与を決定するべきである．最近，気管支喘息を伴わない急性上気道炎に対して，おそらく咳止めとして，ロイコトリエン受容体拮抗薬，長時間作用性 β_2 刺激薬貼付薬の処方が目立つが，使用に際しては熟考すべきであろう．

　保護者に対しては，ほとんどの子どもが罹患し，たとえ発熱を認め，咳嗽が生じていても，自然治癒する病気であることを丁寧に説明して安心させることも治療の一環である．

発 熱

　全身状態が保たれている場合には必ずしも治療する必要はない．38.5℃以上あり，水分摂取不良で脱水の恐れがある，あるいは不機嫌，睡眠困難などを認めた場合は解熱鎮痛薬を考慮する．家族には，発熱の防御的側面を説明し，氷枕などで冷やすことを優先させる．また，低年齢児における脳症，ライ症候群のリスクを減らすためにはアセトアミノフェン製剤に限定して使用する．

鼻 汁

　感染性の鼻汁には抗ヒスタミン作用だけでなく，抗コリン作用を併せもつ第一世代（鎮静性）抗ヒスタミン薬が有効である．鎮静性のタイプは低年齢児で，痙攣閾値を低下させるという報告がある．一般的には熱性痙攣，てんかんの素因がなければシプロヘプタジンを選択することが多い．筆者は，第二世代に分類されているがフェノチアジン系のメキタジン®を使用している．ただし，抗ヒスタミン薬を使用することで鼻閉を助長しやすい4ヵ月未満の乳児である場合や，使用後に鼻閉や喀痰の排出困難をきたす場合は投与しない．

　膿性鼻汁に対し，経験的に粘液修復薬（カルボシステイン）を使用するが，エビデンスは十分でない．

鼻 閉

　鼻閉に引き続く後鼻漏が咳嗽を誘発することがある．鼻閉を治すことが咳嗽を改善させるのであれば，血管収縮薬の鼻腔内使用は考慮される．乳児での保険適用はなく，使用する年齢や期間は限定的とする．鼻汁吸引は一時的には効果はあるが，単回では不十分である．

咳 嗽

　急性上気道炎では必ずしも，咳嗽の抑制は必要ないとの考えがある．異物，痰などの分泌物を排出させるための生体防御反応であることを忘れてはならない．しかしながら，前述したように保護者の一番の心配事が咳嗽である．咳止めをもらうために受診したのに処方しないわけにはいかないだろう．筆者はいわゆる咳止めの効果に疑問をもっているため使用頻度は比較的少ないが，中枢性鎮咳薬を処方する．痰を伴う場合は粘液修復薬（カルボシステイン）や，粘膜潤滑薬（アンブロキソール）を併用する．

病原微生物に対する治療

　現在，わが国で承認されている抗ウイルス薬はインフルエンザウイルスに対する4種類のノイラミニダーゼ阻害薬（タミフル®，リレンザ®，イナビル®，ラピアクタ®）のみである．リバビリンはRSウイルスに効果はあるが，保険適用はC型肝炎のみである．マクロライド系抗菌薬によるインフルエンザウイルス，ライノウイルス，RSウイルスの感染抑制効果は複数の報告[9,10]がある．ライノウイルスに関してステロイド薬，$β_2$刺激薬，粘液修復薬がICAM-1に作用し，ウイルスの細胞内侵入を抑制するという報告がある．RSウイルスに関してはロイコトリエン受容体拮抗薬の有効性の報告があるが，十分なエビデンスには至って

いない.

　急性上気道炎の多くはウイルス性であり，抗菌薬は無効である．抗菌薬の不適切な投与により薬剤耐性菌の増加が懸念される．抗菌薬の必要な状況を適切に評価し，投与することが望まれる．

診断的治療

　患児周囲で溶連菌感染症，インフルエンザなどが流行している可能性があれば迅速検査を実施して，抗菌薬，抗ウイルス薬を投与する．迅速検査が陰性であっても，症状，状況を優先しての薬剤投与が必要なこともある．薬剤使用理由を保護者に説明し，納得が得られるのであれば使用してよいと考えている．

　症状が持続する場合，細菌感染の合併や炎症が上気道から下気道に進展していることがある．適宜検査を行い，抗菌薬の投与を考慮する．インフルエンザウイルス，RSウイルス感染での混合感染はしばしば認められる．

　肺炎マイコプラズマ，肺炎クラミジアによる感染の感染初期は急性上気道炎と区別はできない．咳嗽が遷延する場合は感染を疑って治療にあたる．

　急性中耳炎，急性副鼻腔炎の合併はそれぞれ5～30%，5～13%と小児における発症は多い．多くは自然治癒するが，細菌の二次感染があれば抗菌薬を使用する．必要に応じて耳鼻咽喉科を受診させる．

　急性上気道炎に伴う気管支喘息発作の誘発，増悪には注意する．ライノウイルスの影響が大きいと考えられるが，いずれのウイルスでも影響を受ける．基礎疾患に喘息があれば，気管支拡張薬の投与が必要である．$β_2$刺激薬，テオフィリン薬（2歳以上で考慮）が処方されていなければ使用する．上気道炎が発症のトリガーとなることもある．

　急性上気道炎後に引き続き咳嗽が持続することがある．鼻症状，咽頭痛などが改善したにもかかわらず，咳嗽が3週間以上持続する状態が感染後咳嗽と定義されている．気道上皮の傷害あるいは炎症に基づく機序が考えられている．それによるC線維を介する咳嗽反射，ヒスタミン分解酵素の活性低下などの可能性が報告されている．

　エビデンスは十分でないが，吸入抗コリン薬，抗ヒスタミン薬の効果が示されている．筆者は吸入抗コリン薬としてアトロベント®，テルシガン®を使用しており，十分に効果を示す症例も存在するが一定ではない．

専門医へ紹介するタイミング

　急性上気道炎は，たかが"かぜ"ではあるが，万病のもとである．重症化した場合には，入院を要することも少なくない．細菌感染の徴候がなくとも，全身状態不良であれば，低年齢児ほど入院加療が必要である．特に乳児では鼻症状が主

体でも鼻閉が著しく強く，哺乳困難・睡眠困難である場合には脱水，酸素飽和度の低下を認めることもある．

下気道炎（気管支炎，肺炎）が存在し，抗菌薬内服に対する治療効果が乏しい場合には，入院対応可能な医療機関での管理が適当であろう．合併する喘息発作がコントロールできず，呼吸困難が強い，特に酸素飽和度の低下を認めたときには当然緊急入院を考慮する．

急性期を過ぎ，3週間以上咳嗽が持続する場合には，専門医受診が望ましい．薬物治療が必要ではないかもしれないが，潜んでいる可能性のある疾患の有無を確認することは重要である．

処方例

1. 発熱
❶カロナール細粒（20%）：10 mg/kg/回　頓用
❷アンヒバ坐薬：
10 mg/kg/回（体重に応じ1/3，1/2，2/3と調節）
頓用　1日2回まで

2. 鼻汁
❶ペリアクチン散（1%）：
0.05〜0.1 mg/kg/回　1日3回　朝昼夕食後または就寝前　5日分
❷ゼスラン細粒（0.6%）：
0.6 mg/kg/回　1日2回　朝夕食後または就寝前　5日分
（※ただし保険適用はない）
❸ムコダインDS（50%）：
10 mg/kg/回　1日3回　朝昼夕食後または就寝前　5日分

3. 鼻閉
❶プリビナ液（0.05%）：鼻腔内点鼻　適宜（1日2回まで）
❷トラマゾリン点鼻薬「AFP」（0.118%）：
鼻腔内点鼻　適宜（1日2回まで）
基本的に小児では使用は避けることが好ましい．しかし，睡眠障害がある場合や，後鼻漏のため咳嗽が強い場合，あるいは喘息発作が誘発された場合など限定的，短期的に投与する．2歳未満は禁忌である．

4．咳　嗽

❶ アスベリン散（10%）：
　0.5〜1 mg/kg/回　1日3回　朝昼夕食後または就寝前　5日分

❷ ムコダイン DS（50%）：
　10 mg/kg/回　1日3回　朝昼夕食後または就寝前　5日分

❸ ムコソルバン DS（3%）：
　0.3 mg/kg/回　1日3回　朝昼夕食後または就寝前　5日分

5．抗ウイルス薬（インフルエンザウイルス）

❶ タミフルドライシロップ（3%）：
　2 mg/kg/回　1日2回　朝夕食後　5日分
もしくは，

❷ リレンザ（5 mg）：1回2ブリスター　1日2回　朝夕食後　5日分
もしくは，

❸ イナビル吸入粉末剤（20 mg）：
　10歳未満　20 mg を単回吸入　診断後速やかに
　10歳以上　40 mg を単回吸入　診断後速やかに
もしくは，

❹ ラピアクタ点滴静注液：
　1日1回　10 mg/kg　外来にて単回点滴静注

これらを適宜組み合わせる．

生活指導

　保護者には，自然経過で治癒する疾患であり，薬以上に家庭でのケアが重要であることを十分に説明する．水分の補充や冬場の居住空間の湿度を保つことなどに留意する．食事は消化のよいものが好ましい．発熱のパターン，咳嗽出現の時間，きっかけ，喀痰の有無，鼻症状は鼻汁・鼻閉のどちらが主体であるかなどの経過を記録してもらう．また，表情，顔色，機嫌，活動性，睡眠の状態など患児の状態を観察してもらうことも必要である．症状が軽快しても，咳嗽が持続するときなどは他人に感染させる可能性もあり，通園，通学前に再度の受診を勧めることが望ましい．

[文　献]

1) Gwaltney JM Jr : Acute bronchitis. "Principles and Practice of Infectious Disease Edition-2 Volume Set, 6th edition." Churcill Livingstone, Philadelphia, pp803-806, 2005
2) Heikkinen T Jarvinen A : The common cold. Lancet 361 : 51-59, 2003
3) Edwards KM et al : Burden of human metapneumovirus infection in young chilgren. N Engl J Med 368 : 633-643, 2013
4) 望月博之, 藤澤隆夫：未就学児の呼吸器症状の実態—保護者を対象としたアンケート調査報告—. アレルギー 57：1166-1174, 2008
5) Turner RB, Hayden GF : The common cold. "Nelson Text book of Pediatrics, 17th edition" Elsevier, Orlando, pp1389-1393, 2003
6) Winther B et al : Expression of ICAM-1 in nasal epithelium and levels of soluble ICAM-1 in nasal lavage fluid during human experimental rhinovirus infection. Arch Otolaryngol Head Neck Surg 128 : 131-136, 2002
7) Butler CC et al : Clinical course of acute infection of the upper respiratory tract in children : cohort study. BMJ 327 : 1088-1089, 2003
8) ニューロペプタイド研究会：年齢別代表的疾患フローチャート. "こどもの咳嗽診療ガイドブック" ニューロペプタイド研究会 編. 診断と治療社, 東京, pp2-3, 2011
9) 山谷睦雄：序—マクロライドの新作用と炎症性呼吸器疾患治療法開発への展開—. 化学療法の領域 26：22-24, 2010
10) 木戸　博：気道の生体防御能. 粘膜免疫を増強するマクロライド系薬とインフルエンザ感染. 医薬ジャーナル 47：154-159, 2011

小児編

代表的な急性咳嗽疾患
急性細気管支炎による咳

日本医科大学 多摩永山病院 小児科 高瀬眞人（たかせまさと）

どのような疾患か？

症状

　急性細気管支炎は，2歳未満の乳幼児において上気道から下気道へと気道全体に広がる気道感染症であり，気道粘膜上皮細胞の広汎な傷害を基礎に粘膜浮腫と分泌物貯留による細気管支の閉塞をきたし，喘鳴，呼吸困難をきたす疾患である．毎年，秋から春にかけて流行するRSウイルス（respiratory syncytial virus：RSV）感染症に伴うものが大部分であり，乳児期における入院の原因疾患として最も多い．鼻汁，咳嗽に多くは発熱を伴って発症する．発病初期には急性鼻咽頭炎と区別がつかない．発熱は不定で必発ではないが，4～5日続くことも多い．程度は微熱から高熱まで様々である．2～3日の経過で生まれて初めての喘鳴が出現し，多呼吸，陥没呼吸など呼吸困難の徴候が出現してくる．呼吸困難が悪化すると経口摂取不良のため脱水傾向となり，激しい咳のために嘔吐を反復するなどして急速に悪化することも少なくない．生後2ヵ月未満の幼若乳児では無呼吸発作をきたすこともある．

検査

　経皮的動脈血酸素飽和度（SpO_2）モニターで低酸素状態の有無と程度を評価する．本症では，SpO_2の若干の低下を認めることが多い．心拍数の増加も認められる．

　病因はRSVの初感染である場合が最も多いので，鼻腔内から検体を採取してRSV抗原検出キットでRSV感染が証明されると急性細気管支炎と診断されることが多い．ただし，RSV初感染時に急性細気管支炎と診断されるのは20％程度であり，RSV陰性の急性細気管支炎も少なくない．RSV検査結果はあくまで参考にとどめ，総合的に判断する必要がある．

胸部単純X線写真では，肺全体は過膨張で透過性亢進を認めるが，境界不明瞭な斑状影や索状影などが併存する場合が多い．十分な呼気ができなくなるため，正面像と側面像がそろって吸気位で撮れている（呼気像は撮れない）ことが最も重要な所見である．

診察・診断

気道分泌物を排除する粘液線毛輸送系が破綻して，脱落した上皮細胞や粘液による気道閉塞が生じている．したがって，肺聴診では両側全肺野において，吸気，呼気ともに水泡音（coarse crackles）を聴取する．連続性ラ音も聴取されるが必発ではなく，典型的な喘息発作の笛様音（high-pitched wheezes）とは異なり，低調性かつ非楽音様のことが多い（rhonchi, low-pitched wheezes）．診断は上記症状，検査，診察所見を総合して決定する．

フローチャート 2歳未満で呼気性喘鳴を伴う急性咳嗽の鑑別

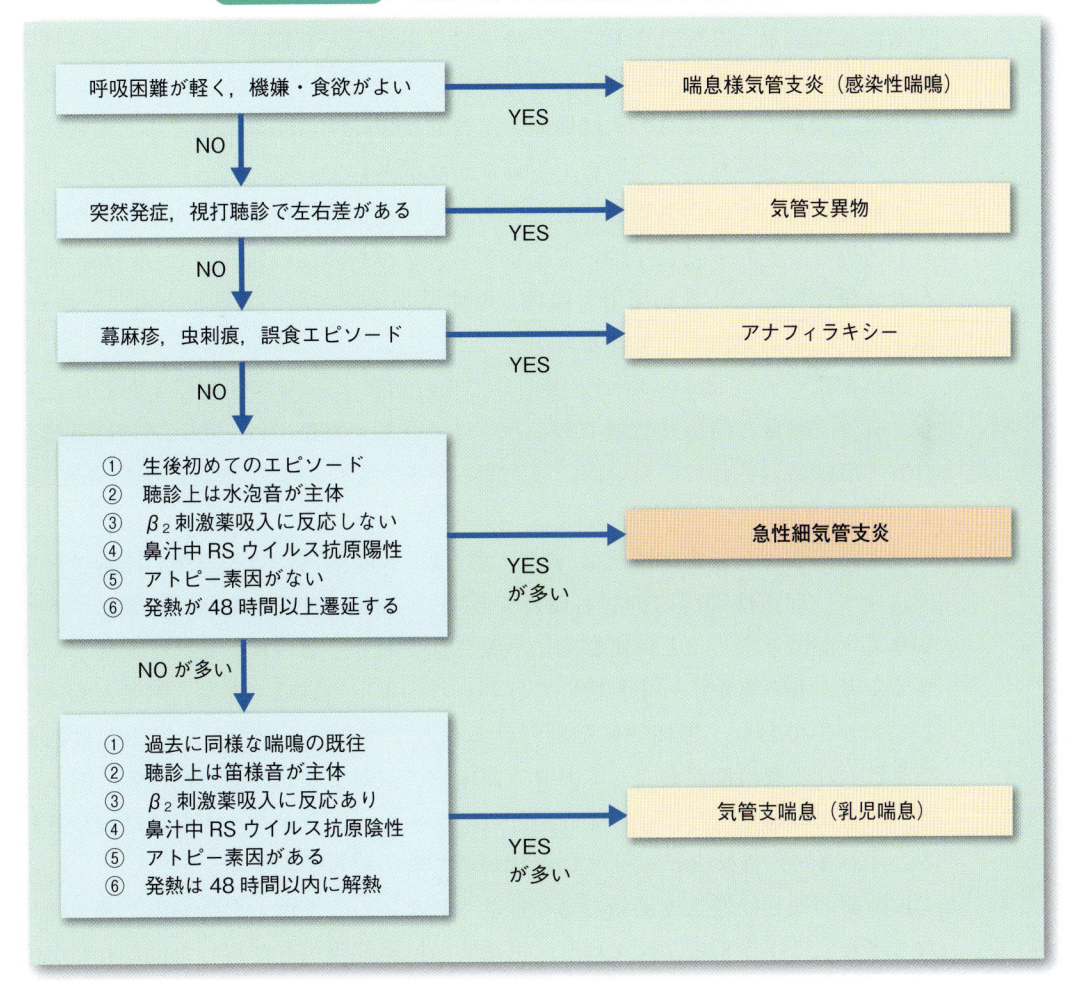

```
呼吸困難が軽く，機嫌・食欲がよい ──YES──▶ 喘息様気管支炎（感染性喘鳴）
        │NO
        ▼
突然発症，視打聴診で左右差がある ──YES──▶ 気管支異物
        │NO
        ▼
蕁麻疹，虫刺痕，誤食エピソード ──YES──▶ アナフィラキシー
        │NO
        ▼
① 生後初めてのエピソード
② 聴診上は水泡音が主体
③ β₂刺激薬吸入に反応しない       ──YESが多い──▶ 急性細気管支炎
④ 鼻汁中RSウイルス抗原陽性
⑤ アトピー素因がない
⑥ 発熱が48時間以上遷延する
        │NOが多い
        ▼
① 過去に同様な喘鳴の既往
② 聴診上は笛様音が主体
③ β₂刺激薬吸入に反応あり         ──YESが多い──▶ 気管支喘息（乳児喘息）
④ 鼻汁中RSウイルス抗原陰性
⑤ アトピー素因がある
⑥ 発熱は48時間以内に解熱
```

フローチャートに 2 歳未満で呼気性喘鳴を伴う急性咳嗽の鑑別についてまとめた．急性細気管支炎と感冒罹患時の喘息発作とを臨床的に確実に鑑別する方法はない．多くの場合，喘息を完全に否定して急性細気管支炎と確定診断することは不可能であり，急性細気管支炎と感冒誘発の喘息発作との間で，どちらの確率が高いかで判断するほかはない．例えば，両親いずれかの喘息，患児のアトピー性皮膚炎，血清 IgE 高値，好酸球増多症などは喘息発症のリスク因子であり，これらアトピー素因を示唆する病歴があれば，乳児喘息の可能性が高まる．

治療方針（指針）

実際の治療

脱水に対して補液を行い，低酸素血症に対して酸素投与を行うこと以外にエビデンスが確立した治療はほとんどない．鼻閉は哺乳障害の原因となり，授乳前の適切な操作による鼻汁吸引は有用性が確認されているため，家庭でも入院中でも適宜行うことが強く推奨される．入院患者では，痰の粘性を下げて排除しやすくする高張食塩水（3％食塩水）吸入療法に，過敏反応を抑える意味で気管支拡張薬を加えて，1 日 3〜4 回吸入させている．入院患者における高張食塩水の吸入療法は，欧米で 3〜4 日の入院期間を 1 日程度短縮する効果があることが複数のトライアルで示され，メタ解析でも効果が証明されている．

去痰薬については，気管支喘息を含めて下気道疾患全般に広く保険適用が認められている．その有効性についてエビデンスレベルの高い研究は乏しいが，無効とする根拠もなく，乳幼児でも服用しやすく安全性が高い薬剤であることから，臨床的には広く使用されている．

鎮咳薬については，本症が気道内分泌物貯留による閉塞性疾患であることから，気管支喘息と同様に禁忌であるとされている．実際には，これまでに重篤な有害作用は報告されていないが，咳が激しいことを理由に安易に処方すべきではない．

ロイコトリエン受容体拮抗薬（LTRA）は，入院症例に継続投与しても予後を改善せず，反復性喘鳴の抑制も期待できない．RSV 細気管支炎の病態にロイコトリエンが関与することは実験的に示唆されており，急性期の効果を期待して投与する考えもあるが，近年相次いで行われた二重盲検試験で有効，無効と相反する結論が出ており，積極的に推奨される状況ではない．ただし，LTRA は乳児喘息における有用性が確立しており，臨床的に気管支喘息の除外が困難であること，内服が容易で投与による副作用の危険も少ないことから，実際には投与されることが多い．漫然と継続せずに症状が落ち着いたら中止する．

抗菌薬の投与は通常は無効であり推奨されないが，細菌の混合感染が強く疑われる場合には投与する．マクロライド系薬の抗炎症作用を期待した投与もわが国

では広く行われているが，有効性を示すデータは不十分である．最近の海外での臨床研究では，入院症例の経過改善にアジスロマイシン投与は無効であったとの報告がある一方，小規模な無作為二重盲検試験でRSV細気管支炎においてクラリスロマイシン内服（15 mg/kg/dayを3週間）が入院期間の短縮，再入院の減少に有効であったとする報告がある．

診断的治療

気管支拡張薬

　本症の気道閉塞の原因は粘膜の浮腫と分泌物によるもので，典型例では気管支平滑筋の攣縮はない．実際に，β_2刺激薬は吸入，経口ともにほとんど効果がないことが示されている．ただし，家族歴や既往歴，検査成績からアトピー素因が示唆され，気管支喘息の初発作である可能性が高い症例などで時に有効例が存在する．そもそも本症と気管支喘息を明確に鑑別することは困難で，本症の患者群に気管支喘息が一定の割合で混入することは避けられない．β_2刺激薬吸入に対する反応が良ければ気管支喘息，反応が悪ければ急性細気管支炎と考えれば，診断的治療としての意味もあると考えられる．β_2刺激薬に反応がある場合，ツロブテロール貼付剤は安全性が高く比較的使用しやすい．

　アドレナリン吸入はそのα作用によって粘膜の浮腫を改善することが期待され，海外では多くの無作為二重盲検試験で短期の吸入効果が示されている．しかし，効果は短時間にとどまり，外来からの入院率を減らす効果や入院期間を短縮する効果は認められていない．呼吸困難が一時的にでも改善するなら使用する意味はあるが，欧米での使用量は，1,000倍希釈液3 mL/回（3.0 mg/回）とわが国の通常使用量（0.3 mg/回）の10倍である．

副腎皮質ステロイド薬

　気管支拡張薬と同様に気管支喘息に対して効果が期待できるものに副腎皮質ステロイド薬がある．副腎皮質ステロイド薬の全身投与については，有効とする報告と無効とする報告がある．最近カナダで行われた大規模な臨床試験において，デキサメタゾン内服（初回1 mg/kg，その後0.6 mg/kg/dayを5日間）とアドレナリン吸入（1,000倍希釈液3 mL/回）の併用群ではプラセボ群に比して入院率が有意に低下し，ステロイド薬と気管支拡張薬の併用効果が注目されている．ただし，わが国では許容されない大量の薬用量であるにもかかわらず，入院を1名減らすには11名を治療しなければならないと計算されている．わが国で喘息発作に用いられる薬用量で効果が得られる保証は全くないが，比較的重症例において試験的投与を行い，明らかに改善が認められた場合には使用してもよいと考えられる．

専門医へ紹介するタイミング

特に専門医に紹介すべき疾患ではない．嘔吐が頻繁なとき，呼吸困難のため経口摂取が困難なとき，睡眠障害が生じているときには入院可能な施設へ紹介する．経皮的動脈血酸素飽和度（SpO_2）を測定したときは，95％以下であれば紹介を考える．

呼吸困難が強く，SpO_2が90％未満でチアノーゼが出現しているような症例は，呼吸管理が可能な小児集中治療ユニット（PICU）がある病院を選択して搬送すべきである．

急性期を過ぎて咳が長びく例は多い．特に，早産児，心疾患児などハイリスク群では症状が長びく傾向がある．救急外来を受診した1歳未満の本症患者について前方視的に臨床経過を調べた最近の研究によれば，咳持続の中央値は15日間で，3週間後でも約25％の症例で咳が残存していた．およそ1ヵ月経過すると90％程度は咳が消失するので，1ヵ月を超えて咳がおさまらないときは小児呼吸器の専門医に紹介することを考慮する．

処方例

生後6ヵ月未満では❶のみ，生後6ヵ月以上で喘息が否定できない場合は❷，❸を加えてもよい．

❶ムコダインDS（50％）：0.02 g/kg/回　1日3回　経口投与 ⎫
　小児用ムコソルバンDS（1.5％）： ⎬併用
　0.02 g/kg/回　1日3回　経口投与 ⎭
❷オノンドライシロップ（10％）：0.035 g/kg/回　1日2回　経口投与
❸ホクナリンテープ（0.5 mg）：1日1枚　貼付

生活指導

咳き込み嘔吐については，1日2～3回程度は許容範囲であることを説明する．本症が悪化するのは，RSVなどのウイルス感染により上皮細胞の線毛運動が障害されて，分泌物が気道内に貯留して閉塞するためである．年長児や成人では，強い咳嗽によって粘稠な痰を喀出することができる．しかし，本症に罹患するような乳幼児では，咳の力が弱いため，咳だけでは痰を十分に喀出することができない．咳による腹圧上昇に伴い，胃内容物が逆流して嘔吐するとき，気管内に貯留した分泌物も同時に喀出される．気管は膜様部で食道に接しており，食道内を胃内容が逆流するときに気管が背側からしごかれるようになるため，咳き込

み嘔吐は気道内分泌物の排除に極めて有効な現象である．実際，咳き込み嘔吐の後には咳や喘鳴が一時軽減して状態が落ち着くことが多い．このような嘔吐は，吐き気によるわけではないので，水分が摂取できれば脱水が進行する恐れは少ない．嘔吐の後に状態が落ち着いたところでしっかり水分を摂らせるように指導する．もちろん，嘔吐回数が多すぎる場合には点滴補液が必要であり，入院適応となることは言うまでもない．

鼻汁吸引については，授乳や食事の度にしっかり行えるように指導する．

[文　献]
1) Weinberger MD：Bronchiolitis. In "Pediatric Pulmonology" eds. American Academy of Pediatrics Section on Pediatric Pulmonology. American Academy of Pediatrics, Illiois, pp377-390, 2011
2) Nagakumar P, Doull I：Current therapy for bronchiolitis. Arch Dis Child 97：827-830, 2012
3) Schuh S：Update on management of bronchiolitis. Curr Opin Pediatr 23：110-114, 2011
4) Zorc JJ, Hall CB：Bronchiolitis：recent evidence on diagnosis and management. Pediatrics 125：342-349, 2010
5) Hartling L, Fernandes RM, Bialy L et al：Steroids and bronchodilators for acute bronchiolitis in the first two years of life：systematic review and meta-analysis. BMJ 342：1714, 2011

小児編

代表的な急性咳嗽疾患

クループ・急性喉頭蓋炎による咳

グリムこどもクリニック **福田典正**

獨協医科大学医学部 小児科学 **吉原重美**

どのような疾患か？

　クループ症候群は，乳幼児期に比較的多い疾患であり，急性喉頭気管気管支炎（狭義のクループ；以下クループと略）が最も高頻度で，主にウイルス性の急性閉塞性上気道疾患である．また，小児期では稀ながら急性喉頭蓋炎があり，急速に進行し重篤になりうる疾患である．ほか，感染の関与が明確ではない痙性クループがある．本項では主にクループと急性喉頭蓋炎について述べる．

クループ

症状

　多くはウイルス感染により発症する．好発年齢は生後6ヵ月から3歳前後である．冬期に比較的好発する．パラインフルエンザウイルスやインフルエンザウイルスなどが主な原因ウイルスとされてきたが，近年 HCoV-NL63 ウイルスが比較的高頻度に分離されると報告された．上気道炎症状が先行し，1〜3日後に上気道の浮腫状変化に伴う狭窄症状，嗄声・無声，犬吠様咳嗽や吸気性喘鳴が出現する．症状は啼泣時や夜間に増悪しやすい．クループと鑑別上重要な急性喉頭蓋炎の比較を表1に示す．重症度は臨床症状で分類する Modified Westley Croup Score を用いることが多い（表2）．酸素飽和度は重症例のみで低下し，重症度の指標になりにくい．重症度はバイタルサインや酸素飽和度を含め症状を経時的・総合的に評価することが必要である．

検査

　頸部X線写真正面像における「steeple sign」により，喉頭声門下狭窄を確認する．

診察・診断

　クループは臨床症状で診断可能であることが少なくない．鑑別診断として，細菌性喉頭気管気管支炎，急性喉頭蓋炎，気道異物，深頸部膿瘍などを考慮する．

表1 小児期の急性喉頭蓋炎と急性喉頭気管気管支炎（クループ）の比較

		急性喉頭蓋炎	急性喉頭気管気管支炎（狭義のクループ）
原因		細菌感染 （インフルエンザ桿菌など）	ウイルス感染が多い （パラインフルエンザ，HCoV-NL63 など）
病変の focus		声門の上部 （喉頭蓋・披裂部周辺）	声門の下部 （時に下気道に波及する）
好発年齢		3～7歳くらい （小学生以降にもある）	生後3ヵ月～3歳くらい （小学生以降は稀）
発症・進行		急速・時に電撃的	比較的緩徐
予後		重篤化しやすく時に致死的	一週間以内に回復
症状	嗄声・犬吠様咳嗽	あまりみられない	ほぼ必発
	流涎・高度の咽頭痛	多くみられる	あまりみられない
	吸気性喘鳴	進行してから出現 （ただし短時間で進行）	初期から出現
	陥没呼吸・低酸素血症	多くみられる	重症化した場合のみ
	sniffing position （喉頭の伸展位）	多くみられる	あまりみられない

表2 Modified Westley Croup Score

スコア	吸気性喘鳴	呼吸音	肋間陥没呼吸	チアノーゼ	意識状態
0	なし	正常	なし	なし	正常
1	興奮時のみ	減弱	軽度		
2	安静時も	著明に減弱	中等度		
3			高度		
4				興奮時のみ	
5			安静時も		見当識障害

軽症：スコア4点未満，中等症：4～6点，重症：6点超．

特に，急性喉頭蓋炎は急速に進行し時に致死的な経過をとることがあり，見落としてはならない．

急性喉頭蓋炎

症状

急性喉頭蓋炎はクループより年長児に多く，前駆症状なく，突然の咽頭痛，頭痛，発熱，流涎，嚥下困難で発症する．病態は喉頭蓋周辺の急性細菌性炎症であり，起因菌はインフルエンザ桿菌（Hib）が最も多い．気道径の狭小な小児は急速で重篤な経過をとりやすい．上気道狭窄の進行に伴い，吸気性喘鳴や呼吸困難，努力性呼吸を生じ，下顎を前方に突出させ上気道を意識的に進展拡張させようとする姿勢（sniffing position）をとる．この症状は切迫する窒息の可能性を強く示唆する．乳児は後弓反張様に頸部を後方に過進展する姿勢をとることがある．

検査

頸部X線写真側面像にて「thumb sign」を認めるが，撮影中の気道の完全閉塞の恐れから撮影そのものが推奨されない．成人で報告される喉頭ファイバー検

査も安易に小児に行うべきではない．頸部超音波検査で腫脹した喉頭蓋を描出（alphabet P sign）する方法が比較的安全と成人領域で報告されているが，小児での有効性・安全性は確立されていない．

診察・診断

急速に発症し，強い咽頭痛，嚥下困難，流涎があり，比較的短時間で呼吸困難が出現した場合は常に急性喉頭蓋炎を疑う．類似の症候を呈する疾患に深頸部膿瘍や気道異物があるが，急性喉頭蓋炎では咽頭の異常所見に乏しいことが多い．

治療方針（指針）

● クループ

実際の治療

主な治療はステロイド薬とアドレナリン吸入である．

1）ステロイド薬はすべての重症度に有効とされ，投与経路は経口，筋注，静注，吸入がある．デキサメタゾン（以下，DEX）0.6 mg/kg 単回投与が最も報告が多い．より少量（0.15 mg/kg まで）でも効果は同等とする報告もある．DEX は投与後 30 分で効果が発現し 72 時間前後持続する．経口と筋注は同等とされる．プレドニゾロンは効果がやや劣る．吸入ではブデソニド懸濁液 2～4 mg 吸入は DEX 内服と同等の効果との報告がある．保険上の適用はないが内服困難例に考慮される．

2）L-アドレナリン（1,000 倍希釈；以下 Adr）吸入は，主に交感神経 α_1 受容体を介する作用により，局所の炎症性浮腫を軽減する．L-体と D-/L-体 1 対 1 混合（racemic）はほぼ同等の効果とされ，わが国では広く L-体が使用されている．効果は速やかに出現し，持続時間は一時間以内で反復使用可能である．わが国では第一選択薬として，欧米では中等症症例以上の追加治療として位置づけられる．Adr 投与量には，国内外の文献で差異がある．わが国では Adr 0.1～0.3 mL の記載が多いが，海外では 5 mL または 0.5 mL/kg（上限 5 mL）が投与量とされる．DEX 注射液を Adr に混合し吸入する施設もある．

3）低酸素血症を回避するために酸素投与は積極的に行い，酸素飽和度 93～95％以上を維持する．

4）加湿は長年有効性が信じられてきたが，有効性を疑問視する報告が複数ありエビデンスは確立されていない．加湿を行う場合は cool mist で行い，患児に啼泣を誘発しない方法を選択する．

5）ヘリウム混合気（Heliox）の経鼻カニューレまたは face mask での吸入が中等症から重症のクループで，呼吸努力を減少させ臨床症状を改善する可能性があると報告されるが，エビデンスは未確立である．

> **フローチャート** 外来でのクループ管理

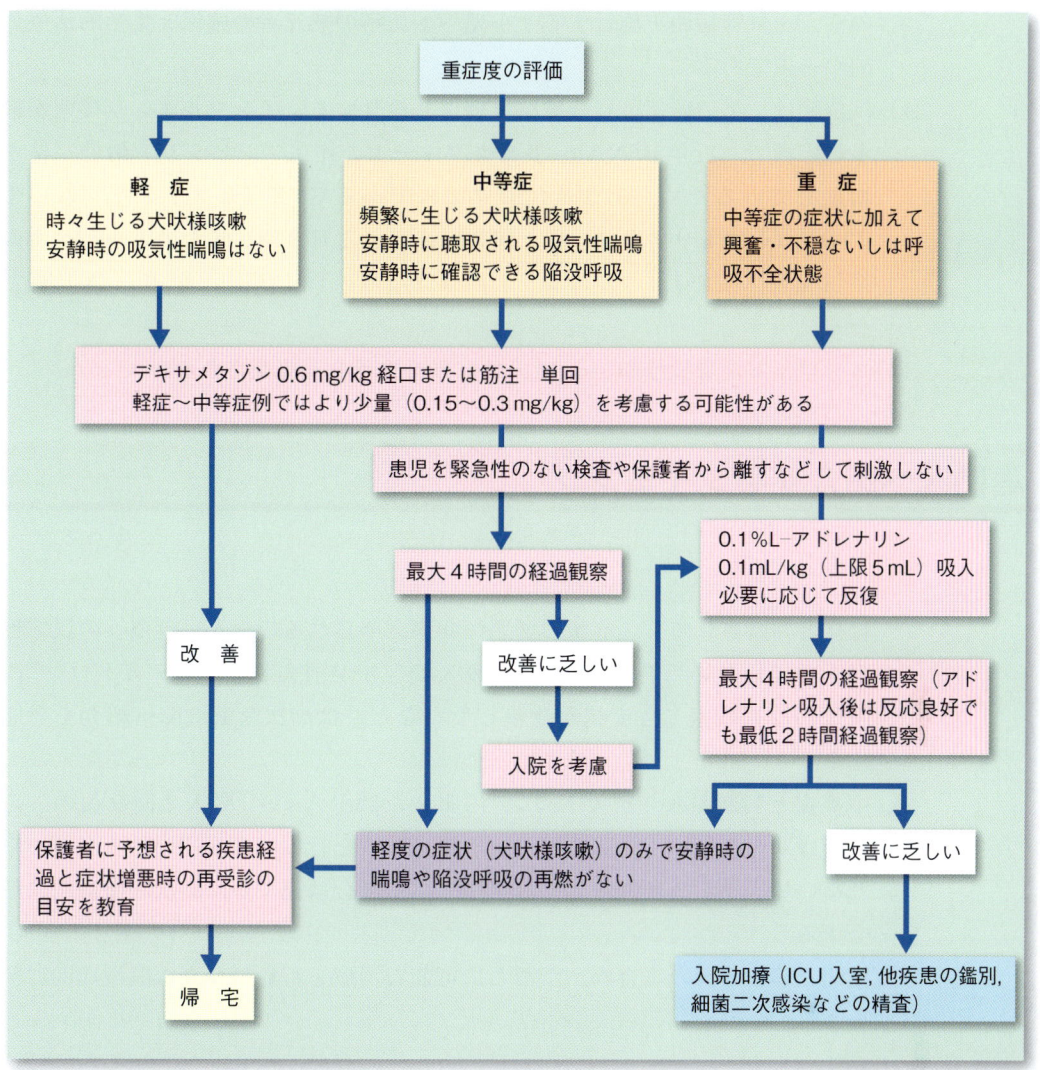

```
                      重症度の評価
         ┌───────────────┼───────────────┐
         ▼               ▼               ▼
      軽 症            中等症            重 症
  時々生じる犬吠様咳嗽  頻繁に生じる犬吠様咳嗽  中等症の症状に加えて
  安静時の吸気性喘鳴はない  安静時に聴取される吸気性喘鳴  興奮・不穏ないしは呼
                     安静時に確認できる陥没呼吸  吸不全状態
```

デキサメタゾン 0.6 mg/kg 経口または筋注　単回
軽症〜中等症例ではより少量（0.15〜0.3 mg/kg）を考慮する可能性がある

患児を緊急性のない検査や保護者から離すなどして刺激しない

最大 4 時間の経過観察

0.1％ L—アドレナリン
0.1 mL/kg（上限 5 mL）吸入
必要に応じて反復

改善に乏しい

入院を考慮

最大 4 時間の経過観察（アドレナリン吸入後は反応良好でも最低 2 時間経過観察）

改善

保護者に予想される疾患経過と症状増悪時の再受診の目安を教育

軽度の症状（犬吠様咳嗽）のみで安静時の喘鳴や陥没呼吸の再燃がない

改善に乏しい

入院加療（ICU 入室，他疾患の鑑別，細菌二次感染などの精査）

帰 宅

（文献 1，2 を参照して作成）

診断的治療

クループの治療のチャートを**フローチャート**に示す．

● 急性喉頭蓋炎

実際の治療

　主な治療は気道確保と抗菌薬投与である．治療はすべて入院下で行い，集学的な集中治療体制が不可欠である．

1）酸素投与と気道確保は躊躇せず速やかに行う．気道確保は麻酔科・耳鼻咽喉科連携のうえで吸入麻酔を用い，静脈確保なしで気管挿管を行うことが望ましい．挿管時は通常より細い挿管チューブを用いることが多い．気管挿管が

困難と判断された場合，ただちに外科的緊急気道確保（輪状甲状間膜穿刺）のうえ，気管切開を施行する．小児への施術の熟達者の確保と集学的治療体制が必須である．

2）抗菌薬は，気道確保後に静脈路を確保し投与する．インフルエンザ桿菌が最多起因菌で，近年 BLNAR（βラクタマーゼ非産生アンピシリン耐性）株が増加しているため，第3世代セフェムである CTX（セフォタキシム）や CTRX（セフトリアキソン）1回 30 mg/kg/1日3回，またはカルバペネム系抗菌薬 MEPM（メロペン® 1回 20 mg/kg 1日3回）が第一選択薬となる．

3）ステロイド全身投与や Adr 吸入は有効性に乏しく推奨されない．

専門医へ紹介するタイミング

● クループ

1. 軽症と判断されても，症状の増悪傾向が認められる場合か，治療への反応性が十分ではない場合（ボスミン®吸入で症状が消失しない，デカドロン®内服後の経過観察でも症状が改善しないなど）は高次医療機関へ紹介を考慮する．
2. 中等症と判断され，デカドロン®内服またはボスミン®吸入2回反復の一方または双方を行い1～4時間前後の経過観察を行っても症状の改善が認められない場合か，一度軽快しても再増悪する場合は速やかに高次医療機関に紹介する．
3. 重症と診断された場合は，ただちに可能な治療を行いつつ高次医療機関に紹介する．

● 急性喉頭蓋炎

急性喉頭蓋炎は診断即緊急入院が必須で，外来治療という選択肢は存在しない．急性喉頭蓋炎を疑う場合は，侵襲的な検査を行わず，ただちに集中治療可能な高次医療機関へ緊急搬送する．可能であればドクターカーを依頼し，搬送中の容態の悪化に厳重に配慮することが望ましい．

処方例

急性喉頭蓋炎の外来治療は困難であるため，クループについてのみ記述する．

🟠 クループ外来治療

1．軽症例
❶体重 10 kg として（当院では軽症例 0.15 mg/kg 内服を原則とする）
　デカドロンエリキシル（0.01％）：（1 mL＝0.1 mg/kg）15 mL 1回頓用
もしくは，
　デカドロン錠（0.5 mg）：
　3錠粉砕して**単シロップ**5～10 mL に混合　1回頓用
❷**ボスミン外用液（0.1％）**：
　0.2 mL＋生理食塩水 1 mL 吸入（30 分ごとに追加吸入可）
❸デカドロンの内服が困難な場合
　デカドロン注射液（1.65 mg）：0.5 mL（0.165 mg/kg）筋注

2．中等症例
❶体重 10 kg として（当院では中等症例 0.3 mg/kg 内服を原則とする）
　デカドロンエリキシル（0.01％）：（1 mL＝0.1 mg/kg）30 mL 1回頓用
もしくは，
　デカドロン錠（0.5 mg）：
　6錠粉砕して**単シロップ**5～10 mL に混合　1回頓用
❷**ボスミン外用液（0.1％）**：
　0.2（～1）mL＋生理食塩水 1 mL 吸入（30 分ごとに追加吸入可）
❸デカドロンの内服が困難な場合
　デカドロン注射液（3.3 mg）：1 mL（0.33 mg/kg）筋注または静注

3．重症例
❶体重 10 kg として**デカドロン 0.6 mg/kg** を内服，筋注または静注
　デカドロンエリキシルは 10 kg 相当でも 60 mL となり内服困難が予想される
　デカドロン錠（0.5 mg）：
　12 錠粉砕して**単シロップ**10～20 mL に混合内服が現実的である
もしくは，
　デカドロン注射液（6.6 mg）：1.8 mL（0.6 mg/kg）を筋注または静注
❷ボスミン吸入は中等症例と同様に行う

生活指導

クループ

クループは，疾患理解と増悪予防，および増悪した場合の医療機関への受診の目安が指導の中心となる．特異な咳で，夜間・早朝，啼泣時に増悪しやすいものの多くは数日で自然軽快することを説明する．室内の加湿も考慮し，啼泣を避け安静を保つよう指導する．症状増悪時は，軽症のみの症状の場合は慎重な経過観察を勧め，中等症以上の症状出現時には速やかな医療機関受診を指導する．

急性喉頭蓋炎

Hibワクチン接種の推奨指導は，罹患率の低下の一助となる．急性喉頭蓋炎は疾患に対する啓発活動が必要で，急な強い咽頭痛・流涎・呼吸困難・喘鳴などが出現したら，ただちに医療機関を受診するよう指導する．

［文　献］
1) Cherry JD：Clinical practice. Croup. N Eng J Med 358：384-391, 2008
2) Zoorob R, Sidani M, Murray J：Croup：an overview. Am Fam Physician 83：1067-1073, 2011
3) Germaine LD et al：Croup treatment & management：updated 2011
http://emedicine.medscape.com/article/962972-treatment
4) 南野初香：クループ症候群．"小児疾患の診断治療基準第4版" pp450-451, 東京医学社, 東京, 2012
5) Kliegman RM et al：Infedious Upper Airway Obstructim Nelson Textbook of Pediatrics 19th edition. Elsevier, Philadelphia, 1446-1449, 2011

小児編

代表的な急性咳嗽疾患

気道異物による咳

厚生連高岡病院 小児科　樋口　収（ひぐち おさむ）

富山大学医学部 小児科　足立雄一（あだちゆういち）

どのような疾患か？

　小児の気道異物事故は未だに後を絶たない．その発生は3歳未満に多く，異物の種類としては低年齢児ではピーナッツなどの食物が多数を占める一方，年長児ではおもちゃや歯科補綴物が多くなる[1]．

症　状

　異物が喉頭や気管に嵌入して気道閉塞をきたすと窒息に至り，左右どちらかの主気管支に嵌入した場合には強い呼吸困難を呈することが多い．一方，ある程度換気が保たれる程度の大きさや形状の異物の場合には，咳嗽や喘鳴が主な症状となる（**表1**）[1]．一般に喉頭あるいは気管に大きな異物が嵌入した場合には，喉を自らの手で掴むような仕草（窒息のサイン：choking sign）がよく知られているが，乳幼児では突然の呼吸停止を呈することも少なくない．

　気道異物による咳嗽は異物が完全に排除されるまで持続する場合と，しばらく咳き込みが続いた後に一旦軽快し（無症状期間と呼ばれる），数日から1～2週

表1　気道異物と診断されたときの症状 （文献1を参照して作成）

症　状	症例数	割合（％）
咳　嗽	105	63.6
喘　鳴	93	56.4
呼吸困難	24	14.5
チアノーゼ	10	6.1
発　熱	6	3.6
無症状	5	3.0
呼吸停止・心停止	5	3.0
呼吸音減弱	4	2.4

複数回答可．

間後に再び咳が増悪する場合がある．増悪する理由の一つとして，異物事故の頻度が最も高いピーナッツの物性が挙げられる．ピーナッツは吸引後に気道内の水分を吸収して膨張することで気道閉塞の程度を助長し，含有する脂肪分が滲み出すことによって化学的肺炎をきたすことが知られている．

検　査

　気道異物の多くはX線透過性であり，その場合には胸部単純X線撮影だけで異物の存在を否定することはできない．しかし，気管透亮像の一部に不鮮明なところはないか，無気肺や片側肺の過膨張などの所見がないかなど注意深い読影を行うことによって，ある程度異物の存在を疑うことはできる．また，呼気時と吸気時に撮影することによって患側肺が呼気時に過膨張していることが確認できるが（異物による check-valve 現象による Holzknecht 徴候），年少児ではタイミングよく撮影できないことも多い．一方，最近ではマルチスライスCTによって異物を比較的容易に確認できるようになったが，スライス幅よりも小さな異物を吸引した場合や，併発した肺炎像にまぎれて異物が確認できない場合などがあり，画像上異物が確認できない場合でも異物の存在を完全に否定できるものではない．

診　断

　突然の咳き込みなどの呼吸器症状出現に加えて，異物吸引の瞬間や発症前に口の中に何かを入れていたところが目撃されていれば診断は比較的容易であるが，実際には気道異物事故例の約半数が診断までに24時間以上を要し，長いものでは数ヵ月間確定診断に至らなかった例もある[2]．このような診断の遅れを防ぐためには，まず気道異物を疑うことが重要であり（**表2**），誤診を防ぐためには**表3**に示すピットフォールにも注意する[3]．

表2　気道異物を疑わせるポイント

- 異物誤嚥を示唆するエピソード（誤嚥の場面を目撃した，口に何か入れていた前後で発症したなど）
- 突然に始まった呼吸器症状（咳き込み，喘鳴，呼吸困難など）
- 聴診上，呼吸音の左右差
- 胸部単純X線上，片肺の過膨張や縦隔の偏位
- 長びく咳嗽や喘鳴
- 遷延する無気肺
- 同一部位の繰り返す肺炎

（文献3より引用）

表3　気道異物の診断におけるピットフォール

思い込み	誤った判断 「異物吸引のエピソードあったようだが…」	実　際
気道異物の多くは，窒息症状である	今の症状は咳嗽や喘鳴だけなので，異物は吸引していないか，無事に喀出したのだろう	咳嗽や喘鳴を主訴とする方が多い
気道異物の症状は，遅れてから強くなることはない	当初は咳き込んでいたが，すぐに治まっていた．それから数日経ってからの症状なら，異物とは関係ないだろう	「無症状期間」があることはよく知られている事実である
気道異物の喘鳴は，吸気性になるはずだ	呼気性喘鳴なので喘息だろう	異物の位置によって，呼気性喘鳴は十分に起こりうる
気道異物では，無気肺になるはずだ	胸部X線で無気肺像を認めないので，異物ではない	必ずしも無気肺像を呈さず，check-valve現象で患側肺が過膨張を呈することも少なくない
気道異物では，異物を摘出しない限り，症状は良くならないはずだ	喘鳴や発熱があったので，ステロイド薬や抗菌薬を投与したら症状が改善したので，やはり異物ではない	二次的な気道浮腫や肺炎の症状は，治療によって改善する

(文献3より引用)

治療方針（指針）

実際の治療

　診断が確定すれば，硬性気管支鏡を用いて異物摘出術を行う．異物摘出術は，一般的に耳鼻咽喉科医や小児外科医によって行われるが，術中の呼吸管理を行う麻酔科医や術後管理を行う小児科医らとともにチームを組んで対応する必要があり，その実施は高次医療機関に限られる．

診断的治療

　気道異物を疑ったが確定診断が得られず，無症状で理学所見ならびに画像所見ともに異常を認めない場合には経過観察するが，少しでも気道異物の疑いが残る場合には比較的安全に実施できる気管支ファイバースコピーによって異物の有無を確認する（フローチャート）[4]．

専門医へ紹介するタイミング

　表3に示したように，二次的な気道浮腫や肺炎による喘鳴や発熱はステロイド薬や抗菌薬の使用によって一時的に改善することがある．そのため，疑いながら確証が得られない場合には，安易に治療を行わずに早期から高次医療機関へのコンサルトあるいは転院を考慮する．また，もし他疾患を考慮して治療を開始した場合でも，治療への反応が乏しい，あるいは症状の再燃を認めた場合には，専門医にコンサルトする．

フローチャート 気道異物疑い例への対応

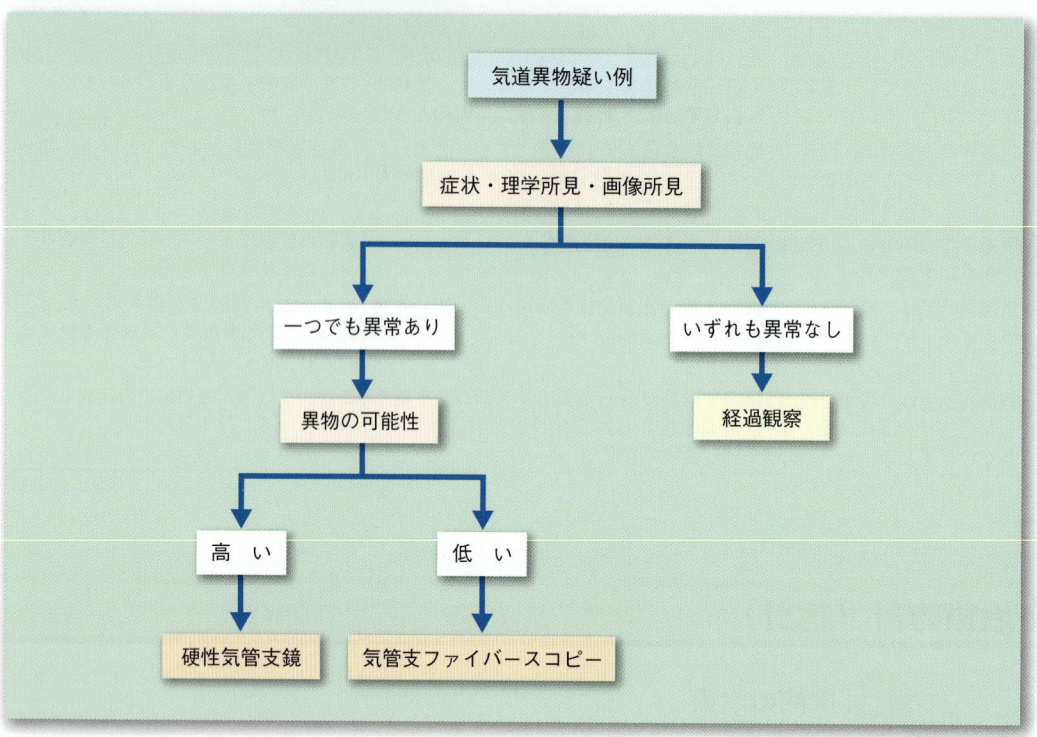

```
気道異物疑い例
    ↓
症状・理学所見・画像所見
    ↓
 ┌──────┴──────┐
一つでも異常あり    いずれも異常なし
    ↓                ↓
異物の可能性         経過観察
 ┌──┴──┐
高い    低い
 ↓      ↓
硬性気管支鏡  気管支ファイバースコピー
```

（文献4を参照して作成）

生活指導

　小児の気道異物事故の多くは予防可能であり，その発生場所の多くは家庭内であることから，家族への啓発活動が重要である．しかし，乳幼児の母親の気道異物予防に対する認識や知識は十分とはいえず[5]，今後 健診会場や小児科クリニックなど様々な機会を利用して，母親ばかりでなく，父親や祖父母に対しても啓発活動をしていく必要がある．

　予防ばかりでなく，実際に異物吸引事故が発生した際の対応についても指導していく必要がある．具体的な対応方法を**表4**に示すが，このような対応は心肺蘇生法の一つに含まれているため，子どもの保護者には心肺蘇生法の講習を受けるように指導する．

表4　異物による気道閉塞が疑われる場合の対応

- ●呼吸窮迫がなく，自発呼吸が可能な場合
  - →異物を出そうとする努力（咳き込みなど）を見守る
- ●意識があるが，呼吸窮迫がある場合
  - →異物を出そうとする努力（咳き込みなど）を見守る
  - →患児が咳をするのに疲れ，呼吸苦が進んでいる場合には，異物除去（背部叩打法，胸部突き上げ法，腹部突き上げ法など）を試みる
  - →有効な呼吸が得られない場合には，心肺蘇生を行う

［文　献］
1）市丸智浩，樋口　収，足立雄一 他：小児における気管・気管支異物の全国調査結果―予防策の推進に向けて―．日本小児呼吸器疾患学会雑誌 19：85-89, 2008
2）Higuchi O, Adachi Y, Ichimaru T et al：Foreign body aspiration in Children：a nationwide survey in Japan. Int J Pediatr Otorhinolaryngol 73：659-661, 2009
3）樋口　収，足立雄一：気道異物．"こどもの咳嗽診療ガイドブック"ニューロペプタイド研究会 編．診断と治療社，東京，pp83-85, 2011
4）Cohen S, Avital A, Godfrey S et al：Suspected foreign body inhalation in children：what are the indications for bronchoscopy? J Pediatr 155：276-280, 2009
5）Higuchi O, Adachi Y, Adachi YS et al：Mothers' knowledge about foreign body aspiration in young children. Int J Pediatr Otorhinolaryngol 77：41-44, 2013

小児編

長びく（遷延性・慢性）咳嗽疾患

気道系の先天異常（先天性気道病変）による咳

東京女子医科大学東医療センター 新生児科　山田洋輔
同　長谷川久弥

どのような疾患か？

症　状

　気道系の先天異常（先天性気道病変）は，気道の各部位に様々な原因で気道閉鎖，気道狭窄が生じることが本態である．先天性気道病変では喘鳴が最も頻度の高い症状であり，上気道の異常では吸気性喘鳴が聴取され，下気道では呼気性喘鳴が聴取される．咳嗽を認める先天性気道病変（表1）は咽頭以下の病変であり，気道分泌物のクリアランスが低下することによる咳嗽，哺乳時のむせ込みによる咳嗽などがある．感染症罹患時には通常よりも遷延化，重症化しやすい特徴がある．また，下気道の異常である気管気管支軟化症などは強い呼気時に気道閉塞を生じ，犬吠様咳嗽や dying spell を起こす．その他の共通の症状として，重症度に応じて呼吸障害，哺乳不良，睡眠障害などを認める．

検　査

　先天性気道病変では，直接的に喉頭，気管などの観察が行うことができる喉頭・気管ファイバースコピーが確定診断のために極めて重要である．専門施設では，新生児においても細径の軟性ファイバースコープを用いることで安全に施行することができる．ファイバースコピーにて，外的な圧迫による気道病変が疑われる際には，超音波検査，頸部・胸部 CT などを行う．腫瘍性病変が疑われる際は頸部・胸部 MRI が，心血管奇形が疑われる際には頸部・胸部造影 CT が有用

表1　咳嗽を認める先天性気道病変の部位別分類

咽　頭	舌根沈下（扁平喉頭），咽頭軟化症
喉　頭	喉頭軟化症，喉頭裂，甲状舌管嚢腫，声帯麻痺など
声門以下	声門下狭窄気管食道瘻，気管気管支軟化症，気管狭窄など

である.

診察・診断

鑑別診断は喘鳴を呈する疾患であり，長びく咳においては気管支喘息，百日咳，RSウイルスなどの感染症，遷延性細菌性気管支炎などがある．これらの疾患に罹患したことで初めて症状を呈し先天性気道病変の診断にいたることもある．Zghereaらによると，慢性咳嗽197例のうち33例（16.7%）で先天性気道病変を合併していたとの報告もある[5]．

治療方針

実際の治療

上気道異常の場合には特別な治療を要さず，感染症罹患時などに対症療法を行うことで，成長に伴い改善，治癒していくことも多い．ただし前述のように，感染症罹患時には症状が重篤化，遷延化しやすいことに注意が必要である．さらに繰り返し感染症に罹患すると気道病変が増悪し，原疾患への治療が必要となることもある．

症状が重篤なものや構造の異常による上気道病変，多くの下気道病変は原疾患への専門的な治療を要する．治療には外科的治療もあるため，専門医へのコンサルトが必須である．以下に代表的な先天性気道病変の治療を記す．

喉頭軟化症

先天性気道病変の中では最も多い疾患であり，喉頭組織の軟化により吸気時に喉頭やその周囲の組織の引き込みが起こり上気道狭窄となり症状が出現する．Olney分類により3種類に分別されている（図1）．1年～1年半くらいの経過

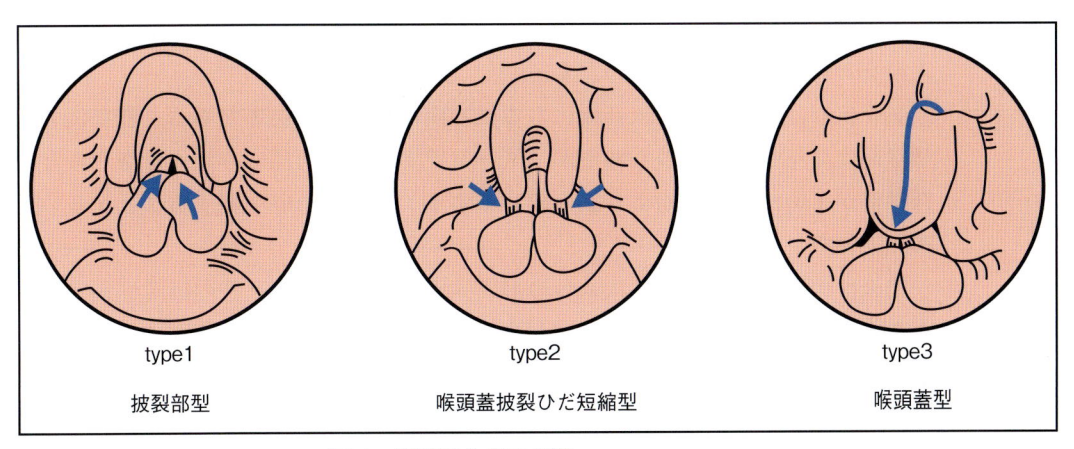

図1　喉頭軟化症の分類（文献3を参照して作成）

type1　披裂部型
type2　喉頭蓋披裂ひだ短縮型
type3　喉頭蓋型

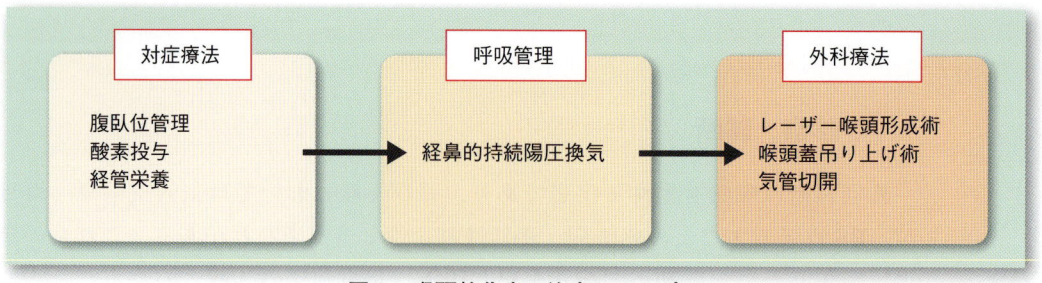

図2　喉頭軟化症の治療ステップ

対症療法	呼吸管理	外科療法
腹臥位管理 酸素投与 経管栄養	経鼻的持続陽圧換気	レーザー喉頭形成術 喉頭蓋吊り上げ術 気管切開

で自然軽快することが多いが，5～10％の症例では，哺乳不良，重症な呼吸障害，閉塞性無呼吸，肺性心などを認め治療を要する．治療には対症療法として腹臥位管理，酸素投与，経管栄養，呼吸管理として経鼻的持続陽圧換気，外科療法としてレーザーによる喉頭形成術，喉頭蓋吊り上げ術，気管切開などがある．治療ステップ（図2）としてはまず対症療法を行い，症状が持続する場合は呼吸管理にて成長による改善を期待する．以上の管理にても増悪傾向，重症である場合には外科療法を検討する．

甲状舌管嚢腫，頸部リンパ管腫による上気道狭窄

喉頭軟化症との鑑別が必要な疾患であり，外的要因による圧迫によって上気道狭窄が起こる．軽症例では自然軽快も期待できるが，増大傾向にある場合や，重症な呼吸障害を認める場合には外科的治療を行う．

気管気管支軟化症，気管狭窄

気管気管支軟化症は，気管軟骨の脆弱性または欠損による気管の狭小化から発生する疾患である．原発性の気管気管支軟化症は少なく，食道気管瘻によるもの，壊死性気管・気管支炎罹患後，心大血管奇形，腫瘍による圧迫を受けたものが多い．成長により改善を期待できる症例もあるが，多くは治療を要する．重症度により経鼻的持続陽圧換気，気管挿管し high PEEP 療法（PEEP 8～10 cmH_2O）を行う．呼吸管理が長びく症例や急性増悪時の救命措置として気管切開が行われることもある．内科的治療に不応例や外的要因については，外ステント術などの外科的治療が行われる．

気管狭窄は，完全気管軟骨輪による気管狭窄を呈する疾患である．軽症例では学童期に発見されるものもあるが，気管気管支軟化症同様に心大血管奇形などの合併例が多いため，早期より重症化しやすく，外科的治療を要することが多い．

声門下狭窄

先天性声門下狭窄は，輪状軟骨の形成異常によって声門下腔の固定性狭窄が起きる疾患である．症状が類似していることからファイバースコープによる確定診断がなされないまま喉頭軟化症と誤って管理されてしまい，重症になってから発見されることもある．重症化した場合や急性増悪時には気管切開を行う症例が多い．また，自然軽快する症例はほぼないため，最終的には外科的治療を要する．

表2 専門医へ紹介するタイミング

先天性気道病変が疑われる→原則全例コンサルト
- 新生児期，乳児早期の発症は重篤な疾患であることが多い
- 全身状態が増悪傾向にある際は気道病変の関与も考慮
- 他疾患と考えていても，非典型的経過である場合は要注意

専門医へ紹介するタイミング

　先天性気道病変が疑われた際は，原則 専門医への紹介が必要である．新生児期，乳児早期より喘鳴を聴取する場合は，早急な紹介が肝要である．長びく咳や喘鳴を呈するほかの疾患として管理され，重症化してから気道病変と診断される例もあるため，非典型的な経過である場合は先天性気道病変を疑うことが重要である（表2）．

　診断確定後に対症療法のみで対応可能な疾患については，以下の処方例を参考に一般医にて管理し，急性増悪の際に再度コンサルトをするのが望ましい．

処方例

　診断確定後で症状が落ち着いている場合は，クラリスロマイシン少量持続投与による気道の線毛運動亢進による感染症予防と，必要であれば去痰薬などの内服を併用する．

❶クラリス DS（10％）：2.5 mg/kg/回　1日2回　朝夕食後
　必要に応じて，❶に❷を併用
❷ムコダイン DS（50％）：10 mg/kg/回　1日3回　朝昼夕食後

生活指導

　先天性気道病変においては，感染症予防が重要である．そのため，ワクチン接種は任意接種や家族への接種も含めて推進されるべきである．受動喫煙は感染症罹患時と同様，気道病変増悪のリスクとなりうることに留意する．集団保育については，家族と相談し，メリット・デメリットを考慮したうえで検討する．

　治療上の必要から在宅にて腹臥位管理を行う児の場合は，簡易呼吸モニタなどの使用を強く推奨する．また，腹臥位と乳幼児突然死症候群との関連について詳細に説明し，理解を得ることが必要である．

［文　献］
1）Chang AB et al：Guidelines for evaluating chronic cough in pediatrics：ACCP evidence-based clinical practice guidelines. Chest 129：260S-283S, 2006
2）長谷川久弥：小児の治療方針　7. 呼吸器　先天性喘鳴. 小児科診療 73：406-408, 2010
3）Olney DR, Greinwald JH Jr, Smith RJ et al：Laryngomalacia and its treatment. Laryngoscope 109：1770-1775, 1999
4）新津健裕：PICU 小児の気道 critical airway management Part 2 先天性気道疾患のマネジメント：症候・診断・治療. Intensivist 4：453-466, 2012
5）Zgherea D, Pagala S, Mendiratt M et al：Bronchoscopic findings in children with chronic wet cough. Pediatrics 129：e364-e369, 2012

小児編

長びく（遷延性・慢性）咳嗽疾患
胃食道逆流症（GERD）・誤嚥による咳

大阪府立呼吸器・アレルギー医療センター　小児科　吉田之範
同　亀田　誠

はじめに

　胃食道逆流症（gastroesophageal reflux disease：GERD）と誤嚥は長びく咳の要因として，日常診療で念頭におくべき疾患である．それぞれの疾患について概説したい．

胃食道逆流症（GERD）による長びく咳について

　胃食道逆流（gastroesophageal reflux：GER）は生理的にもみられるが，何らかの症状をきたす場合は胃食道逆流症（GERD）という．

● 胃食道逆流（GER）の要因

　GERの機序として，①下部食道括約筋の一過性の弛緩（transient lower esophageal sphincter relaxation：TLESR），②下部食道括約筋の圧低下・機能不全，③食道裂孔ヘルニアがあるが，TLESRが主な機序と考えられる[1]．
　このような機序により発生したGERの結果，胃酸が下部食道の迷走神経受容体を刺激して神経反射を介して咳嗽を誘発する機序（reflux theory）と，上部消化管まで胃内容物が逆流し気道に流入して咳嗽をきたす機序（microaspiration theory）がある．

● 症　状

　咳嗽はGERDの消化器外症状である．成人ではTLESRは立位や覚醒中に生じやすく，臥位や睡眠中は生じにくいため，TLESRによる咳嗽は昼間に生じやすく，食道症状に乏しいと報告されている[2]．小児においても，GERDによる症状が咳嗽だけのときは，消化器症状は必ずしも伴わない．しかし，小児胃食道逆

流症診断治療指針には，どのような児でGERDによる咳嗽を疑うか明確には記載されていない[1]．

小児においてもTLESRがGERの主な機序である[1]ことを考慮すると，成人と同様に，消化器症状はないが日中に咳が多い児でGERDの関与を疑えばよいことが示唆される．

検　査

酸逆流を客観的・定量的に診断するためには，24時間胃食道pHモニタリングが最も有用である．以下にそれぞれの検査の概要についてまとめる（表1）．

24時間胃食道pHモニタリング（pHモニター）

GERDの診断で従来から使用されている検査である．下部食道内のpHを持続的に測定し，pHの低下を胃酸の逆流として評価する．診断基準として，総記録時間に対するpH 4未満の時間率（pH index）が指標とされ，わが国では4％がカットオフ値である．しかし消化器外症状をきたすGERD診断での，感度・特異度は十分に確立されているとはいえない．また，pH indexだけでなく，症状と胃酸の逆流の関係を検索することも重要である．

Combined Multiple Intraluminal Impedance and pH monitoring

従来のpHモニターに加え，非酸性の逆流も検出できる方法である．

食道内視鏡検査・生検

GERDにより消化器症状をきたし逆流性食道炎の存在が考えられる場合は，内視鏡検査や生検を行う必要がある．しかし，GERDが呼吸器症状のみをきたす場合は，必ずしも逆流性食道炎は存在しない．そのため，必ずしも内視鏡検査は必要としない．

上部消化管造影

上部消化管の形態異常や食道胃接合部の解剖学的異常，胃軸捻転，食道裂孔ヘルニアの有無の検索に有用である．また，咽頭から十二指腸への造影剤の流れを観察することにも有用である．GERDの診断には有用ではないため，必ずしも検査を必要としない．

表1　GERDを疑うときに行う検査について

- ●GERD診断に有用性が高い
    24時間胃食道pHモニタリング
    Combined Multiple Intraluminal Impedance and pH monitoring
- ●逆流性食道炎の精査
    食道内視鏡検査・生検
- ●胃食道の形態学的・機能的異常の評価
    上部消化管造影
    食道内圧測定検査

（文献1より引用）

食道内圧測定検査

胃酸の逆流の要因となる食道や下部食道括約筋の運動障害，噴門形成術後の下部食道括約筋の機能評価には有用である．GERD の診断の有用性は低いため，必ずしも検査を必要としない．

食道シンチグラフィー

放射性同位元素をミルクや食事に混ぜて胃内に投与し，シンチグラムで経時的に放射活性の分布を観察する方法である．食道部分にカウントされれば逆流と判断され，非酸性の逆流もカウントできる．しかし，pH モニターよりも感度が低く，逆流の定量は不可能である．また，測定時間が 1～2 時間の短時間であり限界がある．

診断・診察所見

GERD の問診では嘔吐，胸焼け，むかつきなどの消化器症状を確認することが一般的であるが，これらの問診は，咳嗽の関与する GERD かどうかを的確に判断することは難しい．しかし，上記に示したように，咳が出やすい時間帯を問診で確認することは有用であると思われる．

また，運動によって GER が誘発される（exercise-induced GER）[3] ことが知られている．小児で運動時の咳に GERD が関与するという報告[4] もあり，運動時の咳について問診することも有用である．

治療指針

一般診療で咳嗽に GERD の関与を疑っても，pH モニターをすぐに行うことは現実的には難しい．したがって，まずは GERD 治療（薬物治療）を行い，その効果から GERD の関与を判断せざるを得ない．GERD 治療有効例で必要であれば pH モニターをはじめとした検査を行い，GERD の評価や機能的・形態学的異常の有無の精査を進める．また，無効な場合は，他疾患の鑑別を再度行う必要がある．

薬物治療の有効例で GERD の精査が必要な場合や，無効例で他疾患の鑑別が再度必要な場合は専門医に紹介する．無効例では薬物治療を漫然と継続しない．以下に，小児胃食道逆流症診断治療指針の GERD の治療[1] に基づいて解説する（表 2）．

GERD の薬物治療

GERD の薬物治療として，H_2 受容体拮抗薬（H_2RA）とプロトンポンプ阻害薬（PPI）がある．PPI は H_2RA よりも胃酸分泌抑制効果が強く，逆流性食道炎に

表2　小児胃食道逆流症診断治療指針　GERDの治療：Phase 1～3

Phase 1：家族への説明および生活指導（家庭での体位療法を含む）
・疾患の概念　　　　　　　　　・治療法および予後の説明（家族の不安を取り除く） ・授乳後のおくび（ゲップ）の励行　・便秘に対する治療　・便通を整える ・食事直後に臥位をとらない　　　・肥満児での減量　　・刺激物（カフェイン，香辛料）除去
Phase 2：授乳
・少量，頻回授乳　・治療乳：いずれも1～2週間試験的に投与し，効果を判定 ❶粘性ミルク：コーンスターチや市販の増粘物質（トロミアップ®，トロメリン®，スルーソフト®）などを添加 ❷アレルギー疾患用ミルク：ミルクアレルギーが疑われる例 　（加水分解乳：エピトレス®，ペプディエット®，ニューMA-1®）
Phase 3：薬物療法
❶H₂受容体拮抗薬 　・シメチジン（タガメット®）　（40 mg/kg/day：成人量800～1,200 mg/day；3～4回分割投与） 　・ラニチジン（ザンタック®）　（5～10 mg/kg/day：成人量300 mg/day；2～3回分割投与） 　・ファモチジン（ガスター®）　（1 mg/kg/day：成人量20 mg/day；2回分割投与） ❷プロトンポンプ阻害薬 　・オメプラゾール（オメプラール®）　（成人量20 mg/day；1～2回分割投与） 　・ランソプラゾール（タケプロン®）　（成人量15～30 mg/day；単回投与）

（文献1より引用）

対する治療効果は高い．しかし，PPIは小児への使用経験が少なく，至適投与量が十分に検討されていない．

小児のGERDの薬物治療はstep up治療か？　step down治療か？

GERDの薬物治療では，H_2RAから開始し効果がなければPPIを使用するstep up治療と，PPIから使用するstep down治療がある[5]．

成人ではGERDを疑った場合に，まずPPIを使用し症状改善の有無をみるPPIテストの有用性が報告されているが，小児では示されていない．

海外では2歳以上で逆流性食道炎があるような中等度以上のGERDの場合に，PPIを推奨する報告もある[5]．しかし，呼吸器症状のみで消化器症状がないGERDでは，必ずしも逆流性食道炎はみられない．また，わが国ではPPIの小児の至適投与量が十分に検討されていないことも考慮すると，小児の長びく咳でGERDを疑った場合に，まずはH_2RAから開始することでよいと考える[6]．筆者らは反復性喘鳴に対するH_2RAの有用性を確認し報告している[7]．なお，わが国で発売されているPPIは腸溶錠のため，低年齢の児では使用しづらいことも考慮しなければいけない（フローチャート）．

ミルクアレルギーのGERDへの関与

GERDへのミルクアレルギーの関与は数多く報告されており，念頭におかなければいけない．ミルク除去により咳が改善する例が存在する．

フローチャート 長びく咳でGERDの関与を疑った場合

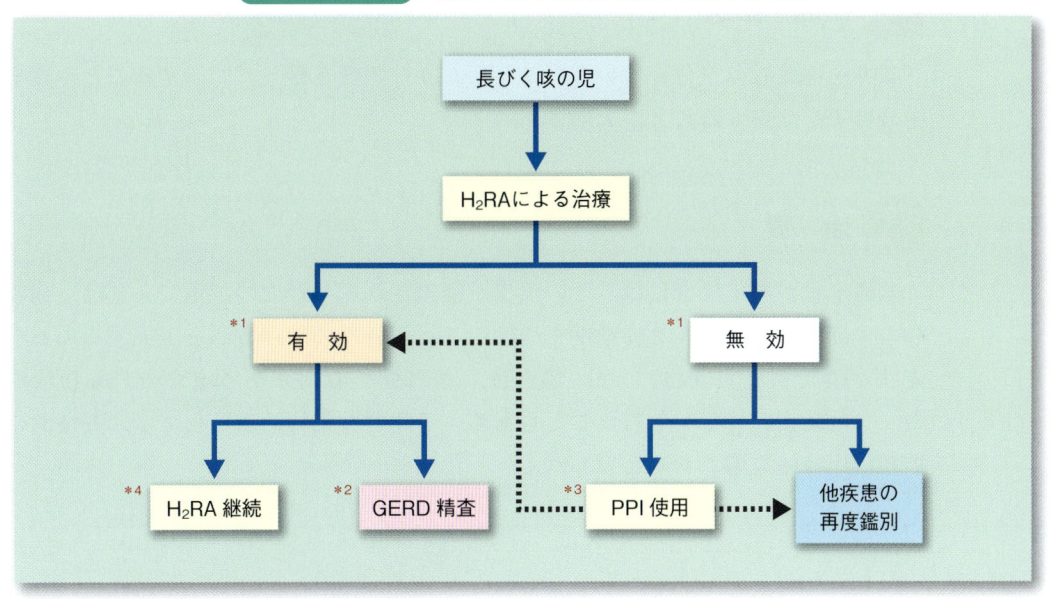

```
長びく咳の児
    ↓
H₂RAによる治療
   ↙        ↘
*1 有 効    *1 無 効
 ↙    ↘      ↙    ↘
*4 H₂RA継続  *2 GERD精査  *3 PPI使用  他疾患の再度鑑別
```

*1 有効・無効は 2 〜 4 週間で判断可能と思われる.
*2 H₂受容体拮抗薬（H₂RA）の有効例で必要な場合，pHモニターなどの精査を行う.
*3 H₂RA無効例ではプロトンポンプ阻害薬（PPI）使用を考慮してもよい.
*4 H₂RAに加えて，その他の生活指導も行う.

日常生活の指導

GERD治療では日常生活の指導は欠かせない．特に，便秘に対する治療，肥満児での減量指導は大切である．

誤嚥による長びく咳について

長びく咳の原因となる誤嚥は反復する微量の誤嚥が多く，特に乳児期のミルク・母乳の誤嚥を念頭におくべきである[8]．

症 状

持続する咳・喘鳴がみられる．嚥下障害がある場合は，唾液分泌過多（流涎）や唾液の著明な貯留がみられる．

検 査

反復する誤嚥は肺炎を併発することが多く，胸部X線で異常陰影が見られる．典型的には右上肺野が多いといわれる．誤嚥の確認には，X線透視下によるバリウム嚥下検査が有用である．

診断・診察

誤嚥を保護者は気付いていないこともあり，誤嚥を疑って問診することや食事中の様子を観察することが大切である．

治療

基礎疾患がある場合には，その治療が優先される．軽度の誤嚥であれば，哺乳時の体位調整や，ミルクに粘性をつけることや料理の調理方法を工夫することで症状が改善する[6]．改善しない場合は，専門医への紹介を考慮する．薬物治療や，一時的に経管栄養を行うこともある．予防的な薬物治療としては，去痰薬の継続は比較的有用であると思われる．

[文献]
1) 小児胃食道逆流症診断治療指針作成ワーキンググループ：小児胃食道逆流症診断治療指針の報告．日本小児科学会誌 110：86-94，2006
2) Fontana GA, Pistolesi M：Cough. 3：Chronic cough and gastro-esophageal reflux. Thorax 58：1092-1095, 2003
3) Sherman PM, Hassall E, Fagundes-Neto U et al：A global, evidence-based consensus on the definition of gastroesophageal reflux disease in the pediatric population. Am J Gastroenterol 104：1278-1295, 2009
4) Turzikova J, Spicak V, Fuchs M et al：Exercise-indused gastroesophageal reflux in nonasthmatic children. Allergy Clin Immunol Int 13：49-53, 2001
5) Hassall E：Step-up and step-down approaches to treatment of gastroesophageal reflux disease in children. Curr Gastroenterol Rep 10：324-331, 2008
6) Yoshida Y, Matsumoto T, Kameda M et al：Wheezing Infant. "Allergic Diseases-Highlights in the Clinic, Mechanisms and Treatment" Celso Pereira. InTech, 2012
http://www.intechopen.com/books/allergic-diseases-highlights-in-the-clinic-mechanisms-andtreatment/wheezing-infant
7) 吉田之範，亀田　誠，錦戸知喜 他：乳幼児気管支喘息児における胃食道逆流症の頻度とファモチジンの効果の検討．アレルギー 57：529-535, 2008
8) 漢人直之，小田嶋博，林　大輔 他：喘鳴を繰り返す乳幼児における誤嚥の検討．日本小児科学会誌；113：923-927，2009

小児編

長びく（遷延性・慢性）咳嗽疾患
副鼻腔炎による咳

東京慈恵会医科大学附属第三病院　小児科　勝沼俊雄（かつぬまとしお）

どのような疾患か？

　成人慢性咳嗽の原因として，副鼻腔炎を主要因とする後鼻漏症候群（postnasal drip syndrome：PNDS）は，病院受診患者を対象とした分析では，最大で93％とも報告されており，主要な病因といえる[1]．小児の咳嗽，特に慢性咳嗽においても，重要であることは明らかであるが，正確なデータは得られていない．

　PNDSでみられる咳嗽の病態は，以下のように考えられている．すなわち，副鼻腔あるいは鼻腔に由来する炎症性メディエーターに富んだ分泌液が，咽頭の受容体を直接刺激し，迷走神経や舌咽神経を介する神経反射経路が活性化するというメカニズムが想定されている[2]．PNDSでは鼻腔・副鼻腔由来の分泌液全般が原因となるが，中でも副鼻腔炎は重要である．

診　断

　鼻閉や膿性鼻汁の情報，咽頭診察による膿性後鼻漏の存在は，副鼻腔炎の存在を示唆する．しかし，ファイバースコープによる診察を行わない多くの小児科医にとっては，画像所見が有用といえる．筆者らは，Waters' 撮影の所見を，洲崎の方法に則してスコア化している[3]．すなわち，図1に示す読影基準に従い，片側0～4点の点数化を行うことにより上顎洞陰影をスコア化している．8点が両側上顎洞完全充満状態を表し，最高点である．

診断のピットフォール

　PNDSは，慢性咳嗽の原因として大半を占めるとの報告も少なくない．筆者の臨床実感においても，慢性咳嗽の数十％はPNDSによると考えている．したがって慢性咳嗽に対しては，安易に喘息，咳喘息と決めつけずに，PNDSの合併を疑ってみることがポイントといえる．

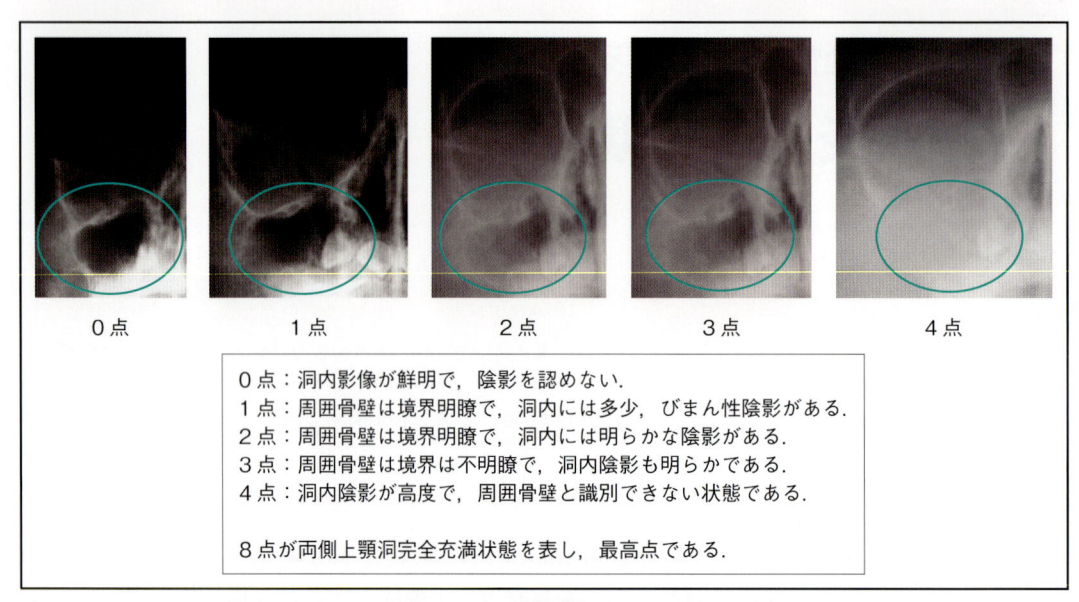

図1 Waters' 撮影による上顎洞陰影のスコア化（洲崎による）

0点：洞内影像が鮮明で，陰影を認めない．
1点：周囲骨壁は境界明瞭で，洞内には多少，びまん性陰影がある．
2点：周囲骨壁は境界明瞭で，洞内には明らかな陰影がある．
3点：周囲骨壁は境界は不明瞭で，洞内陰影も明らかである．
4点：洞内陰影が高度で，周囲骨壁と識別できない状態である．

8点が両側上顎洞完全充満状態を表し，最高点である．

治　療

　当科では，慢性副鼻腔炎に対しマクロライド系抗菌薬の少量長期投与を行い，奏効している[4]．エリスロマイシン（EM）であれば1日1回10 mg/kg（上限200 mg）を，クラリスロマイシン（CAM）であれば1日1回3 mg/kg（上限200 mg）を，1～3ヵ月間投与する．前述の上顎洞画像所見の変化により同治療法の効果を評価すると図2のようになる[4]．図2Aに示すとおり，エリスロマ

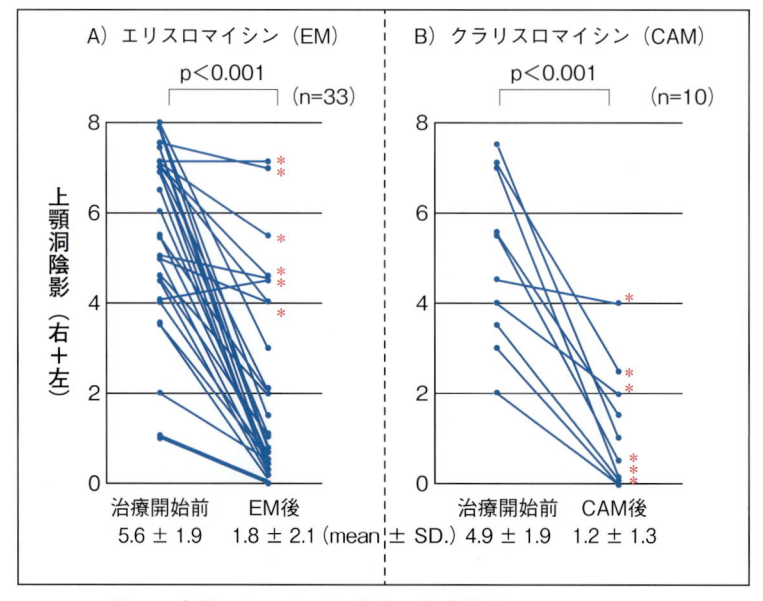

図2　少量マクロライド療法の治療効果（文献4より引用）

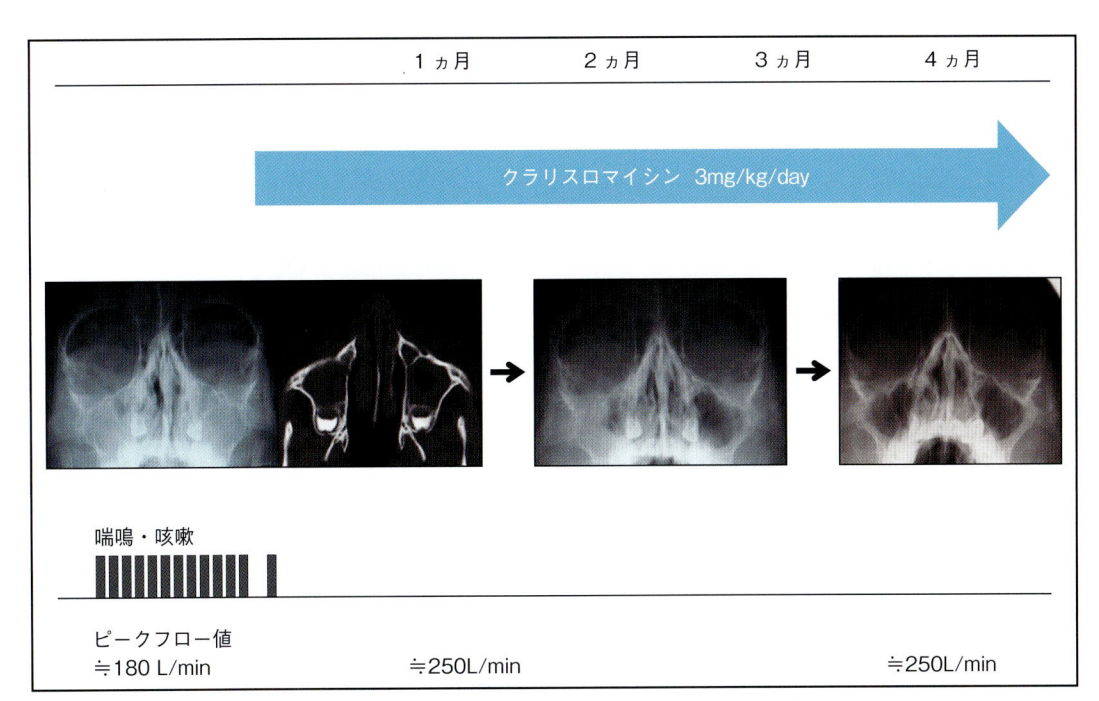

図3　6歳女児．クラリスロマイシン少量長期療法著効例

イシン投与前後で副鼻腔炎スコアは，5.6±1.9点から1.8±2.1点へと有意に減少していた（p＜0.001）．図2Bはクラリスロマイシン投与前後のスコアの変化で，エリスロマイシン投与でも改善がみられなかった例が6例含まれている．同様に，4.9±1.9点から1.2±1.3点と，治療前後で有意なスコアの減少が認められた（p＜0.001）．全体では92％の症例で改善が認められていた．このとき図3に示すとおり，気道症状においても有意な改善が認められた．全体では68％の症例が改善していた．

ただし，ここまでが小児科医としてかかわれる限度であり，それ以上の医療が必要な場合には耳鼻咽喉科医に紹介すべきと考える．

マクロライド療法の慢性副鼻腔炎に対する有効性は抗菌的な直接作用によるものではなく，①抗炎症作用，②気道分泌抑制作用，③線毛運動活性化作用，④バイオフィルム形成抑制作用などの機序が想定されている[5]．

治療例

最後に典型例を紹介したい．これは特別な症例ではなく，マクロライド少量長期投与の自験において，極めて標準的な経過である旨を付け加えておく．

症例：6歳，女児

1）診　断

気管支喘息（2歳発症）．慢性副鼻腔炎．

2）経　過

　5歳までに15回の喘息発作入院既往がある．5歳時，当科来診．好酸球7％，総IgE値 178 IU/mL，ダニIgE陽性（スコア3/6）であった．重症喘息と診断し，吸入ステロイド薬，ロイコトリエン受容体拮抗薬を中心とした長期管理を開始し，症状は安定化した．しかし6歳のとき，感冒を契機に再び症状が不安定化，特に夜間の咳嗽が児と家族のQOLを障害していた．フルチカゾン吸入（200 μg/day），サルメテロール吸入，プランルカスト，テオフィリン徐放製剤，DSCG＋プロカテロール定時吸入を行うも症状の改善が認められないため，精査，および治療の再考を目的に入院とした．

　副鼻腔炎の合併検索のためWaters' 撮影，CT撮影を施行したところ，高度な上顎洞陰影を認めたため，クラリスロマイシン少量長期療法（3 mg/kg/day）を開始した．図3に示す通り，臨床症状的には約1週間で咳嗽・喘鳴ともに消失を認め，画像上も3ヵ月後には明らかな改善が認められた．経過中，併用薬の減量・中止が可能となり，フルチカゾン吸入（100 μg/day），サルメテロール吸入，プランルカストのみで良好なコントロールが得られるに至った．このとき，ピークフローの平均値は 180 L/min から 250 L/min へと改善した．

　筆者らは，臨床症状・画像所見を観察しながら投与を調節していく．有効例では，本症例のように投与開始後1〜2週間で症状の改善が認められる場合が多い．効果が得られた後も，長めに（3ヵ月程度）用いてから間欠的減量を経て中止するほうが，再発をきたしにくいようである．筆者らの経験における本治療法の有効率は92％であった[4]．

［文　献］
1）Chung KF, Pavord ID：Prevalence, pathogenesis, and causes of chronic cough. Lancet 371：1364-1374, 2008
2）Bucca C, Rolla G, Scappaticci E et al：Extrathoracic and intrathoracic airway responsiveness in sinusitis. J Allergy Clin Immunol 95：52-59, 1995
3）洲崎春海：X線検査（定量化の問題）耳鼻咽喉科・頭頸部外科．MOOK 1：115-126, 1986
4）大谷ゆう子，勝沼俊雄，飯倉克人 他：小児慢性副鼻腔炎におけるマクロライド少量長期療法の検討．日児誌 113：498-502, 2009
5）吾妻安良太，工藤翔二：Ⅲ グローバル時代の感染症治療法 抗菌薬の新しい作用 マクロライド．日本臨床 61：804-812, 2003

小児編

長びく（遷延性・慢性）咳嗽疾患
百日咳による咳

福岡歯科大学 総合医学講座 小児科学分野　岡田賢司（おかだけんじ）

どのような疾患か？

百日咳菌（*bordetella pertussis*）による飛沫感染症である．世界中どこでも認められる感染症で，ワクチンで予防できる疾患であるが，国内外とも十分に制圧できていない．

🟠 症状と診察

罹患年齢，DTaPワクチン接種歴，抗菌薬の種類・開始時期・期間，移行抗体の有無などの影響で多彩な症状を呈する．潜伏期間は，感染後7～10日が多い．

DTaPワクチン未接種の乳幼児に認められる典型的な症状

感冒症状で始まり，通常の鎮咳薬では咳が治まらない．次第に乾性の咳が激しくなる．特有な発作性の5～10回以上途切れなく続く連続的な咳き込み（paroxysmal cough/staccato）で苦しくなり，大きな努力性吸気の際，狭くなった声門を吸気が通過するときに吸気性笛声（whoop）が聞かれる．一連の特有な咳は夜間に強く，咳き込みによる嘔吐，チアノーゼ，無呼吸，顔面紅潮・眼瞼浮腫（百日咳顔貌），結膜充血などがみられる．回復期には特有な咳き込みが減少してくるが，上気道感染などで再び特有な咳が聞かれることがある．再治療の必要はなく，2週間以上かけて徐々に軽快していく．

特に生後3ヵ月未満は入院率・死亡率ともに高く，無呼吸や痙攣が多く，特有な咳は少ない．米国では，患児の約50％が無呼吸，25％が肺炎，1～3％が痙攣，0.5～1％が脳症，1％が死亡している[1]．

DTaPワクチン接種済の小児，青年・成人の症状

特有な咳も少なくない．発症1ヵ月以内の場合は"発作性の咳"，"咳き込み後の嘔吐"，"吸気性笛声"など百日咳特有の症状も認められる[2]．K大学でPCR法によって感染が確認された百日咳集団感染で認められた症状を**表1**に示す．学生・職員ともに最も多くみられた症状は"発作性の咳"で，88～91％と高率であっ

表1　K大学での百日咳集団感染における咳の性状とその他の症状

咳の性状	学生（%）n=81	職員（%）n=110	全体（%）n=191
2週間以上	50.6	52.8	51.8
発作性の咳	**91.4**	**88.2**	**89.5**
咳き込み後の嘔吐	33.4	36.4	35.1
吸気性笛声	13.6	13.6	13.6

＊咳以外の症状

症状	学生（%）n=13	職員（%）n=27	全体（%）n=40
熱と鼻水	30.8	11.1	17.5
熱のみ	0.0	7.4	5.0
鼻水のみ	7.7	22.2	17.5
いずれもなし	61.5	59.3	60.0

確定例＋可能性例（n=24）と疑い例（n=16）を比較したところ，症状に差はなかった．

た．"咳き込み後の嘔吐"は33〜36%，"吸気性笛声"は両群とも13.6%であった．一方，咳以外の症状は，約60%が認められなかった．問診の際，百日咳特有の咳がこれまであったかどうかを確認することがポイントと考えられる．

　この群は，診断・治療が遅れることで，感染源となることが問題である．Bisgardらは，乳児百日咳の接触者で7〜20日前に咳があった者を感染源として調査した．両親が半分以上を占め，次いで兄弟となっていた[3]．家族歴の問診が大切である．

検査と診断

　百日咳診断のフローチャートを示す[4]．「14日間以上の咳を基本に百日咳特有の咳（発作性の咳き込み，吸気性笛声，咳き込み後の嘔吐）を伴う場合」を臨床的百日咳としている．確定には，発症4週間以内では培養と核酸増幅法（PCR法，LAMP法），4週間以降なら血清診断を行う．

培養
　感染症診断の基本は，病原体を分離することである．後鼻腔から軟らかい針金の付いたスワブを用いて検体を採取し，選択培地に塗布する．このため，事前に検査室に百日咳菌が目的菌であることを知らせておくことが分離率を向上させるポイントである．

核酸増幅法（PCR法，LAMP法）
　培養より感度が良く，時間的にも速く，死菌でも検出できる．LAMP法は特別な機器が必要ないため，今後日常検査として実施できる可能性がある．現在は，研究用検査としては利用できる．

血清診断法
　EIA法で抗PT-IgG抗体価が測定できる．第2〜3病週で抗体が上昇してくる．ワクチン未接種児は10 EU/mL以上を抗体陽性とする．ワクチン接種児や

フローチャート 百日咳診断のフローチャート（文献4を参照して作成）

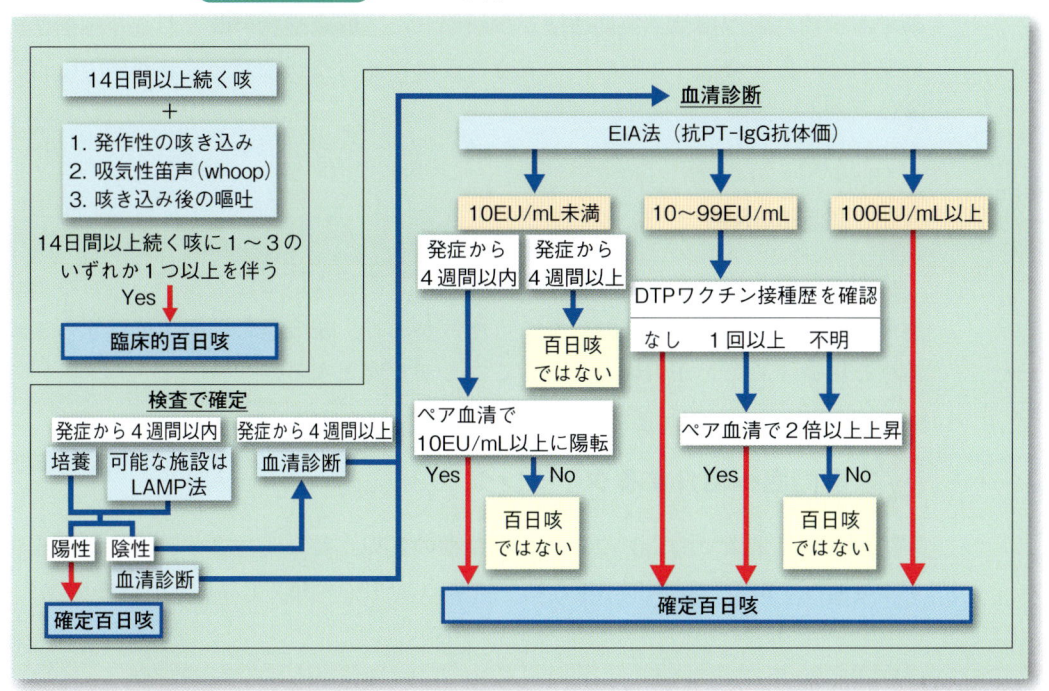

14日間以上の咳嗽に加え，発作性の咳き込み，吸気性笛声，咳き込み後の嘔吐のいずれか一つ以上を伴う場合，臨床的百日咳と診断される．

成人では，単血清では診断できない．対血清（ペア血清）が基本となるが，有意上昇の基準がなく，2倍以上の上昇で判定している．単血清の場合，米国での報告ではあるが，94 EU/mL 以上を有意としている[5]．

治療方針

　百日咳の多彩な症状は，百日咳菌が産生する毒素（pertussis toxin：PT）によると考えられている．このため，特徴的な咳が出る前であれば抗菌薬による症状の軽症化が期待できるが，家族内感染などに限られる．多くは，典型的な咳が出始めた頃，あるいは長びく咳で初めて百日咳が疑われる．この時期の抗菌薬治療は，症状軽減効果は低いが，除菌することで周囲への感染を防ぐことができるため重要である．通常は，治療開始後5〜7日で百日咳菌は陰性となる．

● 実際の治療

　マクロライド系抗菌薬が基本である．治療に関するランダム化比較試験が報告されている[6]．従来のエリスロマイシン（EM）14日間治療（長期療法）とクラリスロマイシン（CAM）7日間治療およびアジスロマイシン（AZM）3日間治

療（短期療法）との比較で，百日咳菌の消失率は短期療法と長期療法で同等に有効であった．副作用は，短期療法が少なかった．臨床症状の改善および細菌学的再発率は，長期療法と短期療法に有意な差はなかった（ただし，わが国では百日咳に AZM は保険適用外）．

診断的治療

抗菌薬治療を開始しても，症状軽減効果は著明でないことも多い．百日咳の病態を説明し，周囲への感染源になる可能性があり，規定量と期間を終了するまで治療を継続することが大切だと伝えることが重要となる．

専門医へ紹介するタイミング

生後 6 ヵ月未満で DTaP ワクチン未接種の乳児，特に生後 3 ヵ月未満は重症化する可能性がある．疑わしい場合は，早期に専門医へ相談することが望ましい．

処方例

1．乳幼児の場合：1歳　体重 10 kg

❶クラリスドライシロップ（10％）：
　1回 75 mg　1日2回　朝夕食後　7日分 ｝併用
❷アスベリン散（10％）：
　1回 10 mg　1日3回　朝昼夕食後　14日分

2．学童期の児の場合：12歳　体重 40 kg

❶クラリシッド錠（200 mg）：
　1回1錠　1日2回　朝夕食後　7日分 ｝併用
❷メジコン錠（15 mg）：1回1錠　1日3回　朝昼夕食後　14日分

生活指導

予防接種

わが国で開発された DTaP ワクチンは，高い有効性と安全性で小児の百日咳

患者数を低く抑えている．生後3ヵ月になれば，できるだけ早期に接種を開始するよう，母親へ指導することが大切である．

感染管理

家族やその他の濃厚接触者

DTaPワクチン接種歴がないか規定回数より少ない7歳半未満の濃厚接触者に対しては，規定回数まで接種を行う．欧米では，幼児期後半や学童期に5回目のDTaPワクチンを接種することおよび，10歳代に新しくジフテリアと百日咳の抗原量を減量した思春期・成人用の三種混合Tdap（tetanus toxoid, reduced diphtheria toxoid and acellular pertussis）ワクチンを接種することを推奨している．

わが国では，7歳半以上の小児や成人に接種できる百日咳含有ワクチンはない．

保育施設

曝露を受けた保育者やDTaPワクチン接種歴が十分でない子どもたちは，最終接触機会から21日間は呼吸器症状に十分な注意を払う必要がある．咳の症状がある場合は，医療機関で評価を受け，疑い例として5日間の推奨抗菌薬内服が終了するまで通園は控える．

学 校

2012年4月に学校保健安全法施行規則の一部が改正された．百日咳の出席停止期間の基準が一部追加され，「特有の咳が消失するまで又は5日間の適正な抗菌性物質製剤による治療を終了するまで」となっている．

[文　献]

1) Centers for Disease Control and Prevention（CDC）：Pertussis — United States, 1997-2000. MMWR Morb Mortal Wkly Rep 51：73-76, 2002
2) IDSC：百日咳．病原微生物検出情報（月報）Infectious Agents Surveillance Report（IASR）26（3）：2005
3) Bisgard KM, Pascual FB, Ehresmann KR et al：Infant pertussis：who was the source? Pediatr Infect Dis J 23：985-989, 2004
4) 日本呼吸器学会 咳嗽に関するガイドライン第2版作成委員会 編：咳嗽に関するガイドライン第2版．日本呼吸器学会，東京，2012
5) Baughman AL, Bisgard KM, Edwards KM et al：Establishment of diagnostic cutoff points for levels of serum antibodies to pertussis toxin, filamentous hemagglutinin, and fimbriae in adolescents and adults in the United States. Clin Diagn Lab Immunol 11（6）：1045-1053, 2004
6) Altunaiji S, Kukuruzovic R, Curtis N et al：Antibiotics for whooping cough（pertussis）. Cochrane Database Syst Rev 25：CD004404, 2005

小児編

長びく（遷延性・慢性）咳嗽疾患

肺炎マイコプラズマ・肺炎クラミジアによる咳

川崎医科大学附属病院 小児科　若林時生
同　　　　　　　　　　　　尾内一信

どのような疾患か？

症状

　肺炎マイコプラズマ感染症は小児における肺炎のうち約20％を占める疾患で，小児では学童期に多い．潜伏期は2～3週間で，肺炎を罹患しても，発熱，頑固な咳嗽を認めるが比較的全身状態は保たれるのが特徴である．治療には抗菌薬が有効であり，必要に応じてマクロライド系抗菌薬などを投与する．

　肺炎クラミジア感染症も小児期の肺炎の原因として比較的多い．肺炎マイコプラズマ感染症と同様に学童期に多い．臨床症状は，肺炎マイコプラズマ感染症と類似している．治療には抗菌薬が有効であり，マクロライド系抗菌薬などを投与する．

　長びく咳の詳細な原因は不明であるが，比較的全身症状が保たれるため治療が遅れることや下気道の線毛機能の低下，免疫・アレルギー反応による気道過敏性亢進および咳受容体過敏性亢進などが推測されている．また，肺炎マイコプラズマ感染症，肺炎クラミジア感染症ともに気道過敏性を亢進し喘息発症や増悪に関与する可能性が示唆されており，長びく咳の原因として喘息との関連も考慮にいれる必要がある[1]．咳は乾性咳嗽で，日中より夜間に強いのが特徴である．

検査

肺炎マイコプラズマ感染症

1）血清診断

　微粒子凝集法（PA法）：わが国で最も普及している方法である．確定診断には，急性期と回復期の血清抗体価の4倍以上の上昇を確認する．なお，単一血清（シングル血清）でPA法320倍以上であれば感染の疑いが強いと考えられる．

　補体結合反応：確定診断には，急性期と回復期の血清抗体価の4倍以上の上昇を確認する．感度はPA法のほうが優れている．

表1 肺炎クラミジア急性感染症血清診断基準 (文献2より引用)

急性感染	検体	抗体価	ヒタザイム C. ニューモニエ	Micro-IF 法
確診	シングル血清	IgM	ID ≧ 2.00	≧ 32 倍
	ペア血清	IgG	ID1.35 以上の上昇	4 倍以上の上昇
		IgA	ID1.00 以上の上昇	―
疑診	シングル血清	IgM	1.10 ≦ ID < 2.00	―
		IgG	ID ≧ 3.00	512 倍以上
		IgA	ID ≧ 3.00	―

ID は吸光度から換算したインデックス．

　　イムノカード® 法：イムノクロマト法により IgM 抗体を検出する迅速検出キットである．操作は簡便で，短時間で結果が得られる．しかしながら，抗体陽性期間が長く偽陽性が多く，病初期では偽陰性が多いので信用性が低い．

2）病原体検出法

　　遺伝子検出法：PCR 法，LAMP 法などがある．特異的な遺伝子配列の部位を増幅するため感度が良い．23 S リボゾーム RNA のシークエンス解析を行えば，遺伝子変異を調べることで耐性菌かどうかを調べることができる．LAMP 法は保険収載されている．

　　培養法：培養法はゴールデンスタンダードとなる方法であり，培養分離後に薬剤感受性も可能である．しかし，培養には 1～2 週間以上要し，主に研究目的で研究機関のみで行える．

肺炎クラミジア感染症

1）血清診断

　　ヒタザイム C. ニューモニエ：ELISA 法による IgG，IgM，IgA の各抗体測定法である．肺炎クラミジア血清診断研究会による診断基準を**表1**に示す．

2）病原体検出法

　　遺伝子検出法：PCR 法，LAMP 法などがある．特異的な遺伝子配列の部位を増幅するため感度が良い．主に研究目的で研究機関のみで行える．

　　培養法：培養法はゴールデンスタンダードとなる方法であり，培養分離後に薬剤感受性も可能である．しかし，培養には 1～2 週間以上要し，主に研究目的で研究機関のみで行える．

診察・診断

　　確定診断は検査の項目で述べたように，肺炎マイコプラズマ感染症は，保険収載されている LAMP 法が利用できる．血清学的検査（PA 法，ヒタザイム C. ニューモニエ）は診断までに時間がかかるという問題がある．そのため，患者の身近な人が最近肺炎マイコプラズマ感染症，肺炎クラミジア感染症と診断された もしくはそれを疑う流行歴（病歴）がある場合や，日中に比べて夜間に強

い乾性咳嗽を認めるような場合には，肺炎マイコプラズマ感染症もしくは肺炎クラミジア感染症を疑い，検査をしていくことが必要である．

治療方針（指針）（フローチャート）

● 治療の実際

　肺炎マイコプラズマ感染症および肺炎クラミジア感染症による咳嗽は，咳が長びくが自然治癒する疾患であり，状況が許せば時間の経過とともに咳嗽は消失する．当面は鎮咳薬などで対症療法を行う．しかし，咳が強く生活に支障をきたす場合や周囲に感染を広げるのを防ぐためには抗菌薬を投与する必要がある．

　抗菌薬の第一選択はマクロライド系抗菌薬である．肺炎クラミジア感染症にはマクロライド耐性菌の報告はないが，近年，マクロライド耐性をもつ肺炎マイコプラズマ感染症の流行が問題となっている．ミノサイクリンは耐性の報告がないことからマクロライド耐性肺炎マイコプラズマ感染症にも効果が期待できるが，8歳未満に使用すると歯牙黄染などの副作用があり，原則禁忌である．一方，小児において使用できる唯一のレスピラトリーキノロン薬（トスフロキサシン）はミノサイクリンと同様に耐性がなく，8歳未満の小児にも副作用も少ないことか

フローチャート　治療方針

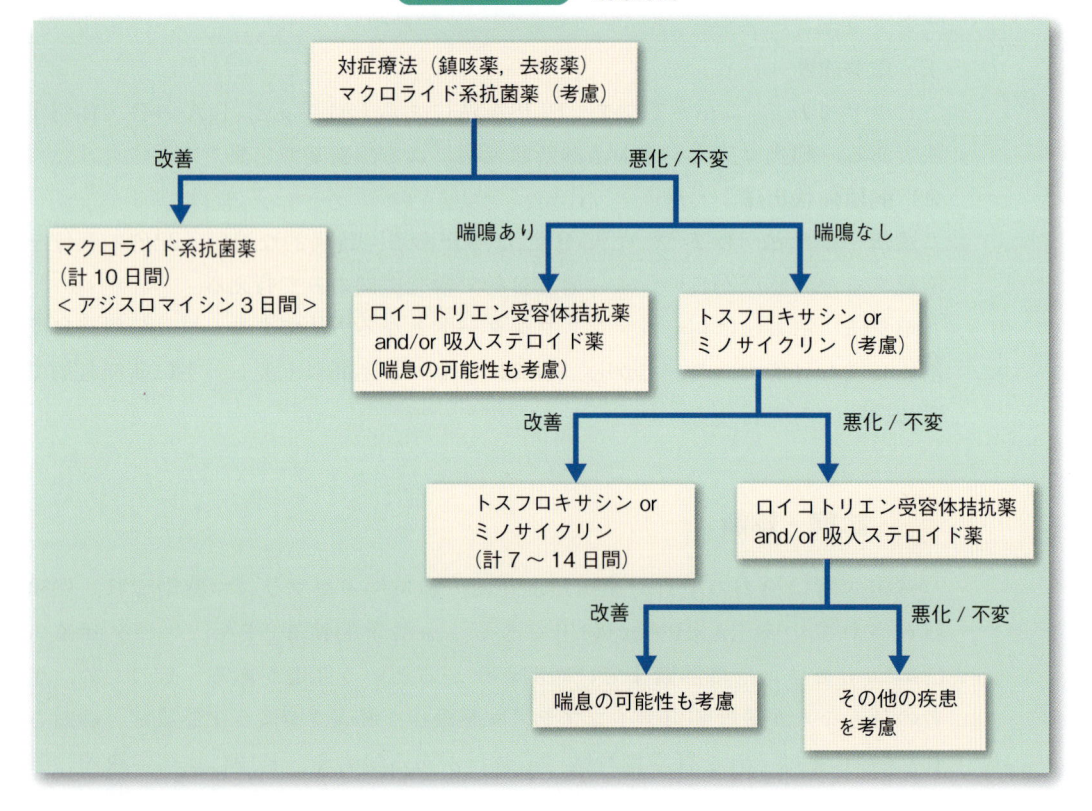

```
          対症療法（鎮咳薬，去痰薬）
          マクロライド系抗菌薬（考慮）
         ／                          ＼
       改善                        悪化/不変
       ↓                    ／              ＼
  マクロライド系抗菌薬    喘鳴あり           喘鳴なし
  （計10日間）            ↓                  ↓
  ＜アジスロマイシン3日間＞
                    ロイコトリエン受容体拮抗薬    トスフロキサシン or
                    and/or 吸入ステロイド薬      ミノサイクリン（考慮）
                    （喘息の可能性も考慮）
                           ↓                        ↓
                         改善                    悪化/不変
                           ↓                        ↓
                    トスフロキサシン or       ロイコトリエン受容体拮抗薬
                    ミノサイクリン            and/or 吸入ステロイド薬
                    （計7～14日間）
                      ／        ＼
                    改善       悪化/不変
                     ↓            ↓
               喘息の可能性も考慮   その他の疾患を考慮
```

ら使いやすい．しかしミノサイクリン，トスフロキサシンは，第一選択薬であるマクロライド系抗菌薬が無効時に第二選択薬として使用すべきである．

診断的治療

　鎮咳薬やマクロライド系抗菌薬の投与で症状の改善がみられない場合，気道過敏性が亢進している可能性を疑い，吸入ステロイドなどの抗炎症薬を考慮する．夜間に増強する咳嗽に加えて呼気性喘鳴など喘息を疑う所見が認められれば吸入ステロイド薬を使うべきであるが，そうでない場合にはその適応に関して慎重に判断する必要がある．特に，小児においては吸入ステロイド薬による成長障害が問題となることがあるため，使用する吸入ステロイド薬もブデソニドやフルチカゾン，シクレソニドなどの全身への影響が少ないものを選択すべきである．気道過敏性という面から考えればロイコトリエン受容体拮抗薬も有効かもしれない．なにより吸入ステロイド薬に比べて成長に及ぼす影響が少ないことから使いやすい．また，プレドニゾロンの全身投与にて改善を認めたとする報告があるが，ステロイド薬の全身投与は成長の問題などの副作用を考慮し，基本的に小児では行うべきではない．

専門医に紹介するタイミング

　経過観察中 咳嗽の悪化や呼吸困難感などを認め，生活に支障をきたす場合には専門医に紹介すべきである．吸入ステロイド薬の使用に関しても，成長障害の観点から専門医のもとで行われるのが望ましい．

処方例

1．中枢性鎮咳薬
❶アスベリン（散，シロップ，錠）：2 mg/kg/day
　1歳 20 mg/day　3歳 30 mg/day　7歳 50 mg/day　12歳 80 mg/day
　1日3回　朝昼夕食後　7〜14日分
もしくは，
❷リン酸コデイン散 1％：1 mg/kg/day
　1歳 10 mg/day　3歳 15 mg/day　7歳 25 mg/day　12歳 40 mg/day
　1日3回　朝昼夕食後　7〜14日分
　咳嗽が強い場合に使用．アスベリンとの併用は原則禁忌

2．末梢性鎮咳薬
- メプチン（ドライシロップ，錠）：
  6歳未満 2.5 μg/kg/day
  6歳以上の小児 50 μg/kg/day
  咳嗽が強いときには中枢性鎮咳薬と併用
  1日2回　朝食後，就寝前　7～14日分

3．痰　薬
① ムコダイン（ドライシロップ，シロップ，錠）：30 mg/kg/day
  1歳 300 mg/day　3歳 450 mg/day　7歳 750 mg/day
  12歳 1200 mg/day
  1日3回　朝昼夕食後　7～14日分
② ムコソルバン（ドライシロップ，シロップ，錠）：0.9 mg/kg/day
  1歳 9 mg/day　3歳 13 mg/day　7歳 20 mg/day
  12歳 35 mg/day
  1日3回　朝昼夕食後　7～14日分

｝場合により併用

4．マクロライド系抗菌薬
① クラリス（ドライシロップ，錠）：10～15 mg/kg/day
  　　　　　　　　　　　　　最大 400 mg/day
  1歳 120 mg/day　3歳 200 mg/day　7歳 300 mg/day
  12歳 400 mg/day
  1日2回　朝夕食後　10日分
もしくは，
② ジスロマック（細粒，錠）：10 mg/kg/day　最大 500 mg/day
  1歳 100 mg/day　3歳 150 mg/day　7歳 200 mg/day
  12歳 400 mg/day
  1日1回　夕食後　3日分

5．抗菌薬（トスフロキサシン）
- オゼックス（細粒，錠）：12 mg/kg/day　最大 360 mg/day
  1歳 120 mg/day　3歳 180 mg/day　7歳 300 mg/day
  12歳 360 mg/day
  1日2回　朝夕食後　7～14日分

6. ロイコトリエン受容体拮抗薬

❶ オノン（ドライシロップ，錠）：7〜10 mg/kg/day　最大 450 mg/day
　1歳 100 mg/day　3歳 150 mg/day　7歳 250 mg/day
　12歳 400 mg/day
　1日2回　朝夕食後　7〜14日分

もしくは，

❷ キプレス（細粒，錠，チュアブル錠）：1歳以上6歳未満 4 mg/day
　　　　　　　　　　　　　　　　　　6歳以上の小児 5 mg/day
　1日1回　就寝前　14日分

7. 吸入ステロイド薬

❶ パルミコート吸入液（0.25 mg）：
　1回1管　1日1回　夕食後吸入　14日分
　（ネブライザーを持っていることが前提）
　うまく吸入ができない乳幼児に使用

もしくは，

❷ フルタイド100ディスカス：
　1回1吸入　1日1回　夕食後吸入　14日分

生活指導

　下気道の線毛機能低下が認められるため，気管支炎予防のため部屋の加湿を行う．菌が気道内に存在している可能性があるため，マスクを着用し周囲への菌の飛散を防ぐ．

[文　献]
1）尾内一信：喘息と非定型病原体—マイコプラズマ，肺炎クラミジアの関与に関する最近の研究—．感染と抗菌薬 11：197-201，2008
2）Kishimoto T, Ando S, Numazaki K et al：Assay of Chlamydia pneumoniae-specific IgM antibodies by ELISA method — reduction of non-specific reaction and resetting of serological criteria by measuring IgM antibodies —．Jpn J Infect Dis 62（4）：260-264, 2009
3）小児呼吸器感染症診療ガイドライン作成委員会：小児呼吸器感染症診療ガイドライン 2011．協和企画，東京，2011
4）文珠彩花，尾内一信：小児診療のピットフォール　各種症状の診かたと対応　慢性咳嗽で見落としてはいけない疾患．臨牀と研究 86：437-440, 2009

小児編

長びく（遷延性・慢性）咳嗽疾患

小児気管支喘息による咳

佐賀大学医学部附属病院　小児科　浜崎雄平
同　山本修一

どのような疾患か？

　小児の気管支喘息は慢性のアレルギー性気道炎症であり，家ダニなどの特異的IgE抗体陽性のアトピー素因を有する小児に，ウイルス性気道感染，喫煙などの環境要因が作用して発症する．気道炎症は活性化したリンパ球，好酸球，マスト細胞などの炎症細胞の気道局所への浸潤により特徴づけられ，発症/増悪にはTh2サイトカインが重要な役割を果たしている[1]．喘息では慢性気道炎症により気道過敏性が亢進していることが特徴であり，気道平滑筋の収縮，粘液腺からの分泌物亢進，気道粘膜の浮腫がその病態として存在する．咳嗽は気道過敏性を反映した症状と考えられ，通常は気道の収縮を反映した喘鳴，呼気延長，呼気性呼吸困難が同時に存在すると考えたほうがよい．

症　状

　喘息の特徴的な症状は喘鳴，呼気延長，呼気性呼吸困難であるが，咳嗽も重要な症状の一つである[2]．極めて軽い喘息発作では，咳嗽が最初の主要な症状で，注意深く診察をしなければ，同時に存在する可能性のある喘鳴，呼気延長を見逃すことがある．喘息では症状は間欠的に生じ，軽い場合は自然に軽快する．咳嗽を主症状とする発作が軽快せず進展・増悪すると喘鳴や呼気性呼吸困難が明確となり喘息発作であることが明らかとなる．発作を誘発する因子としてタバコや煙，揮発物質，冷気などの刺激物質，家塵・ダニなどのアレルゲン，ウイルス性上気道感染などがある．

検　査

　基盤に存在する喘息を診断することが重要である．呼吸機能検査では閉塞性呼吸障害の有無を調べる．1秒率（量）の低下，$\dot{V}50 \cdot \dot{V}25$の低下，フローボリュー

ム曲線で呼気相での下方へ凸の閉塞性パターンを示すことが閉塞性呼吸障害の特徴である．ただし，軽〜中等症の場合や発症からの期間が短い小児では非発作時には正常な呼吸機能成績を示すことが多いので，呼吸機能が正常範囲であっても喘息を否定はできない．細気管支の閉塞の指標である$\dot{V}50・\dot{V}25$は喘鳴や呼気性呼吸困難症状がなくても低下を示すことがある．ピークフロー（最大呼気流量）のモニタリングは操作が簡便で，家庭で実施することができ，気道の閉塞状態を経時的に把握する指標として有用である．朝・夕2回測定し継続的に記録することにより，自己ベスト値を知ることができ，症状の出現前に気道の閉塞性変化を検出することが可能となり，早期の治療介入が可能となる．日内変動を20％以内に保つように管理する．

　メサコリン，ヒスタミン，冷気刺激を用いた気道過敏性検査で気道過敏性亢進の有無を知ることができる．咳嗽は気道過敏性亢進と密接に関係していると考えられ，咳嗽が喘息に由来していることを診断するうえで重要な手がかりとなる．

　喘息は多因性の疾患であるが，多くの喘息小児はアトピー性素因を有しており，IgE値が高値であったり，特異的抗原（IgE RAST）が陽性であることが多い．気道炎症の指標として呼気NO値の高値も参考になる．小児ではいずれにしても呼吸機能検査の精度が年齢に依存するという困難さがあるが，咳嗽の原因として喘息の関与を疑う場合，診断のためにはこれらの検査成績は有用である．

診察・診断

　診断は発作的に反復する前述の症状（喘鳴，呼気延長，呼気性呼吸困難，咳嗽）と本人および家族のアトピー性疾患（食物アレルギー，アトピー性皮膚炎，アレルギー性鼻炎，花粉症，アレルギー性結膜炎）の既往歴や現病歴の存在，臨床所見（wheeze），呼気延長，呼吸副雑音（rhonchi），および，前述の呼吸機能検査をもとに類似症状を示す呼吸器，循環器疾患等を鑑別することで行う（フローチャート1）．咳嗽は軽症喘息の小発作の初期症状でかつ唯一の症状である場合がある．特に入眠時や夜間，早朝の喀痰を伴う咳嗽は喘息で多く認められる症状である．また，運動負荷により咳嗽や喘鳴，呼吸困難が誘発されることがある．スポーツの練習や体動でひき起こされる咳嗽は喘息の兆候として重要である．通常の呼吸では明瞭でなくても，深呼吸させ一気に呼出させると呼気終末にrhonchiを聴取することがある．

　ウイルス性上気道感染に伴う咳嗽と，喘息発作の症状としての咳嗽の鑑別は，しばしば困難である．なぜならば，喘息発作そのものがウイルス性上気道感染によって誘発されることが多いからである．これらの小児はかぜの治りが悪い子，かぜをひきやすい子として認識されていることがある．感染による咳嗽と喘息による咳嗽の鑑別は，感染では日内変動が少なく，数日〜数週間の経過で症状が増強・消退し，鼻汁，発熱，全身倦怠，食欲不振などの全身症状が現れるのに対し

フローチャート1 咳嗽からの喘息診断

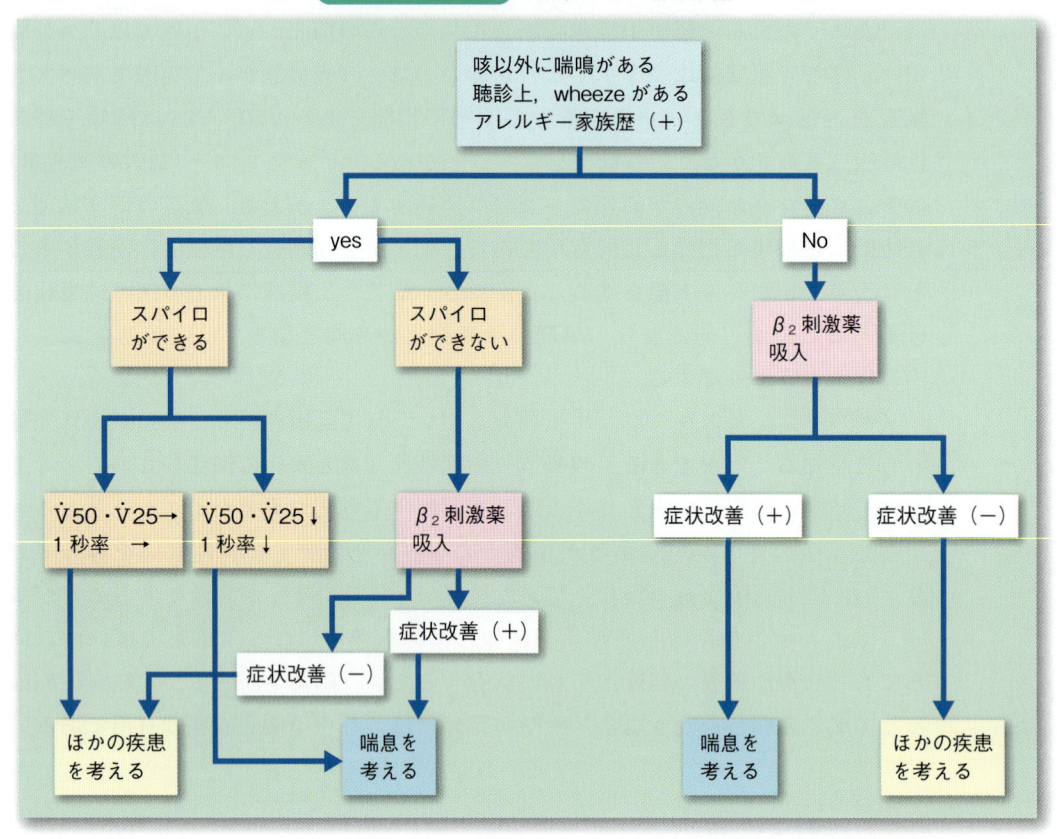

```
                    咳以外に喘鳴がある
                    聴診上, wheeze がある
                    アレルギー家族歴（＋）
                           │
                ┌──────────┴──────────┐
               yes                    No
                │                      │
        ┌───────┴───────┐              │
    スパイロ          スパイロ      β₂刺激薬
    ができる         ができない      吸入
        │               │              │
    ┌───┴───┐           │       ┌──────┴──────┐
  V50・V25→ V50・V25↓  β₂刺激薬  症状改善（＋） 症状改善（－）
  1秒率 →  1秒率↓    吸入          │              │
    │       │          │           │              │
    │       │      症状改善（＋）   │              │
    │   症状改善（－）  │           │              │
    │       │          │           │              │
  ほかの疾患  喘息を   喘息を      ほかの疾患
  を考える   考える   考える      を考える
```

て，喘息では症状の日内変動を認めること，全身倦怠，食欲不振などの全身症状は認めず，日中は元気で過ごすことができるなどの特徴がある．

治療方針

実際の治療

咳嗽が喘息の症状であると判断される場合には，発作の強度の判定と，喘息の重症度の判定が優先される．発作の強度の判定および重症度判定は小児気管支喘息治療・管理ガイドライン（JPGL2012）の診断基準に基づきそれぞれ判定する[1]．喘鳴，呼吸困難などの喘息の主要な症状に伴って咳嗽が生じている場合には，発作の治療を行ったうえで，重症度に該当する薬剤による長期管理を行う（**表1**）．

軽微な喘息症状として，啼泣後や起床時に一過性に咳嗽が認められる場合には，β₂刺激薬の吸入もしくは内服を必要に応じて行う（**フローチャート2**）．日常管理については JPGL2012 に準拠した表1に示すように，患児の真の喘息重症度に応じた治療ステップを選択し，軽微な喘息症状を含む症状の完全コントロー

表1 咳嗽の原因が喘息により生じている場合の対応：長期管理 (文献1を参照して作成)

	間欠型	軽症	中等症	重症
症状	・年に数回、季節性に咳嗽、軽度喘鳴が出現する ・時に呼吸困難を伴うが、β_2刺激薬頓用で短期間で症状が改善し、持続しない	・咳嗽、軽度喘鳴が1回/月以上、1回/週未満 ・時に呼吸困難を伴うが、持続は短く、日常生活が障害されることは少ない	・咳嗽、軽度喘鳴が1回/週以上．毎日は持続しない ・時に中・大発作となり日常生活や睡眠が障害されることがある	・咳嗽、喘鳴が毎日持続する ・週に1～2回、中・大発作となり日常生活や睡眠が障害される
基本治療	なし （発作に対する薬物療法）	・吸入ステロイド薬（低用量：2歳未満では基本治療薬ではない．2～5歳では第2選択薬） ・ロイコトリエン受容体拮抗薬 　and/or ・DSCG	・吸入ステロイド薬（中用量）	・吸入ステロイド薬（高用量）以下の併用も可 ・ロイコトリエン受容体拮抗薬 ・テオフィリン徐放製剤（2歳以上） ・長時間作用性β_2刺激薬の併用（2歳以上），あるいはSFCへの変更（5歳以上）
追加治療	・ロイコトリエン受容体拮抗薬 　and/or ・DSCG	・テオフィリン徐放製剤（6歳以上で使用を考慮する） ・吸入ステロイド薬（低用量：2歳未満）	・ロイコトリエン受容体拮抗薬 ・テオフィリン徐放製剤（2歳未満では使用せず．2～5歳では使用を考慮） ・長時間作用性β_2刺激薬の追加，あるいはSFCへの変更（5歳以上のみ適応）	以下を考慮 ・吸入ステロイド薬の更なる増量あるいは高用量SFC（5歳以上） ・経口ステロイド薬（2歳以上） ・テオフィリン徐放製剤（考慮；2歳未満） 長時間作用性β_2刺激薬（2歳未満：貼付薬あるいは経口薬）

吸入ステロイド薬	低用量（μg）	中用量（μg）	高用量（μg）
FP, BDP, CIC	～100	～200	～400
BUD	～200	～400	～800
BIS	～250	～500	～1,000

FP：フルタイド®，BDP：キュバール®，CIC：オルベスコ®，BUD：パルミコートタービュヘイラー®，BIS：パルミコート®懸濁液

ルを目標とする．コントロールが良好となり，完全コントロールが達成された場合には3ヵ月を期間の目処にステップダウンを行う．環境調整の指導や薬剤コンプライアンス調査，薬剤使用（吸入ステロイド薬など）についての技術的な指導を十分に行っても症状の完全コントロールが得られない場合には2～4週間を目処にステップアップを行う．薬物による長期管理は病態をふまえて抗炎症薬を中心とした治療を行う必要がある．

受動喫煙，煙，その他の気道刺激物質からの曝露を避けることも重要である．ウイルス性気道感染の合併に伴う咳嗽については，中枢性鎮咳薬を併用する．

診断的治療

喘息による咳嗽の診断にはβ_2刺激薬投与による症状の改善が有用な手段となる．呼吸機能検査においてβ_2刺激薬投与前後で1秒率が10～12%以上の改善をすれば，有意の気道収縮が生じていることが推定され，診断および治療方針の決

フローチャート2 喘息による咳嗽発作への対応

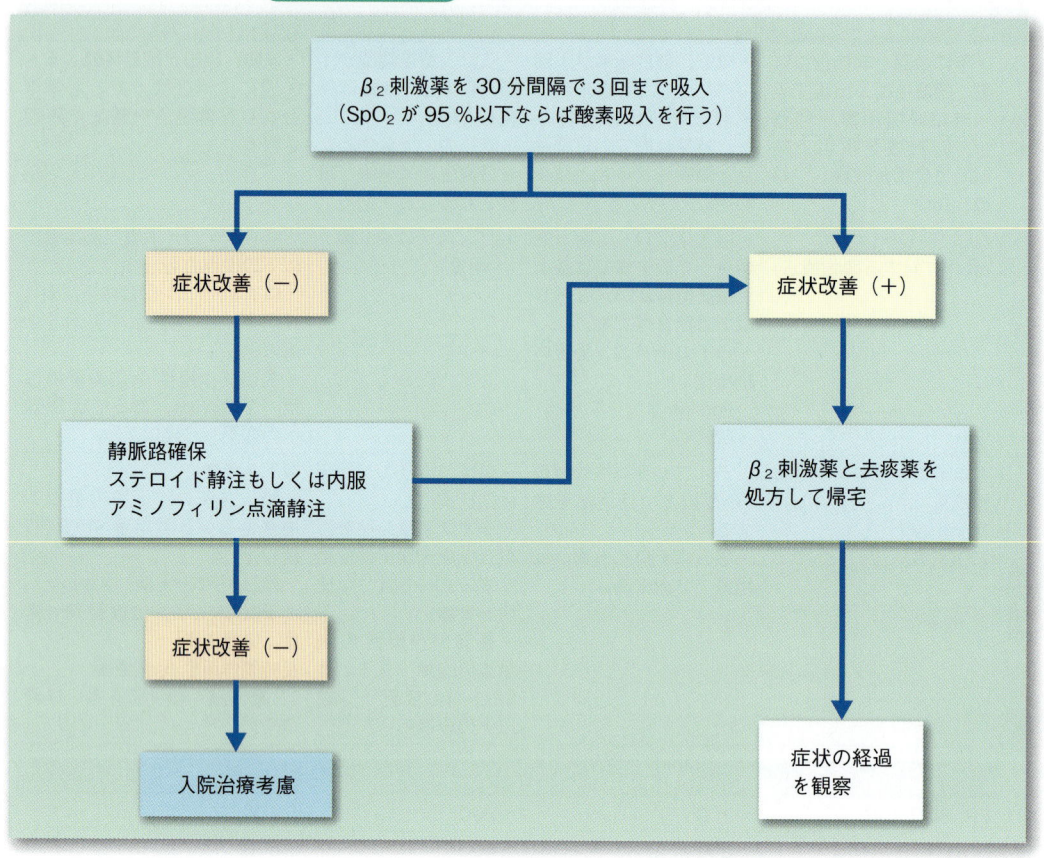

```
        β₂刺激薬を30分間隔で3回まで吸入
        （SpO₂が95％以下ならば酸素吸入を行う）
              │
       ┌──────┴──────┐
       ▼             ▼
   症状改善（－）    症状改善（＋）
       │             │
       ▼             ▼
  静脈路確保       β₂刺激薬と去痰薬を
  ステロイド静注もしくは内服   処方して帰宅
  アミノフィリン点滴静注
       │             │
       ▼             ▼
   症状改善（－）    症状の経過
       │          を観察
       ▼
    入院治療考慮
```

定に役立つ．ピークフローメーターを使用した検査で代用することも可能である．低年齢児で呼吸機能検査の信頼性が十分でない場合，$β_2$刺激薬の吸入もしくは内服で咳嗽の経過をみることも診断・治療に有意義である．

● 専門医へ紹介するタイミング

　咳嗽の基礎疾患として気管支喘息が存在するが，現在の治療ステップを考慮した重症度（真の重症度）が軽症持続型以下で，ステップ2（軽症対応）までの治療で症状がコントロールができる場合は専門医への紹介は不要である．真の重症度が中等症持続型以上でステップ3（中等症対応）の治療で症状のコントロールが不良の場合は専門医に紹介する．特に0〜5歳の乳幼児では小児気管支喘息の治療に精通した医師への紹介が望ましい．咳嗽が主な症状である場合でも，基礎疾患として喘息がある場合には$β_2$刺激薬を主体とした治療を漫然と続けることは望ましくなく，吸入ステロイド薬，ロイコトリエン受容体拮抗薬を中心とした治療が必要である．

処方例

■ **急性の咳嗽発作**
β_2 刺激薬吸入薬
プロカテロール：乳幼児 0.1〜0.3 mL　学童 0.3〜0.5 mL
　もしくは，
サルブタモール：乳幼児 0.1〜0.3 mL　学童 0.3〜0.5 mL

以下にスペーサーを組み合わせて吸入してもよい
❶ **メプチンキッドエアー（5 μg）**：1回1〜2吸入　頓用
　もしくは，
❷ **サルタノールインヘラー（100 μg）**：1回1吸入　頓用

咳嗽が喘息の症状と判断し，喘息の重症度が間欠型の場合は基本的に対症療法を行う．

■ **7歳　間欠型喘息による咳嗽**
発作的な咳嗽に対して，
❶ **メプチンキッドエアー（5 μg）**：1回1〜2吸入　頓用
　もしくは，
❷ **メプチンミニ錠（25 μg）**：1回1錠　1日2回まで　頓用

重症度が軽症持続型以上の場合，以下の処方で長期的に管理を行う．

■ **3歳　軽症持続型喘息による咳嗽**
❶ **オノンドライシロップ（10%）**：3.5 mg/kg/回　1日2回　朝夕
　もしくは，
❷ **シングレア細粒（4 mg）**：1回1包　1日1回　就寝前

効果不十分の場合，以下に変更
❸ **フルタイドエアゾール120（50 μg）**：1回1吸入　1日2回　朝夕
　（マウスピース＋スペーサーを使用し，吸入後うがい）

発作的な咳嗽に対して，
❹ **メプチンドライシロップ（0.005%）**：1回 12.5 μg　頓用

■ 12歳　中等症持続型喘息による咳嗽
❶ フルタイドディスカス（100μg）：
　1回1吸入　1日2回　朝夕（吸入後うがい）

　効果不十分の場合，以下を追加
❷ シングレアチュアブル錠（5mg）：1回1錠　1日1回　就寝前
　もしくは，
❸ オノンドライシロップ（10%）：3.5mg/kg/回　1日2回　朝夕

　発作的な咳嗽に対して，
❹ メプチンキッドエアー（5μg）：1回1〜2吸入　頓用

生活指導

　咳嗽の原因が喘息に由来することが診断できれば，喘息の病態がアレルギー性慢性炎症であることをふまえて，①患児の重症度にあわせた薬物による長期管理が必要であることを説明し，②咳嗽を含めた発作に対する β_2 刺激薬（吸入もしくは内服）による対応法を指導する．③環境整備についても十分に具体的に説明し，増悪因子であるタバコの煙，刺激性化学物質，および家塵，ペットなどのアレルゲンなどに曝露しないよう具体的に事例を提示しながら啓発することが肝要である．

[文　献]
1）浜崎雄平：小児気管支喘息治療・管理ガイドライン2012．日本小児アレルギー学会誌 25：453, 2011
2）ニューロペプタイド研究会：こどもの咳嗽診療ガイドブック．診断と治療社，東京，2011

小児編

長びく（遷延性・慢性）咳嗽疾患
咳喘息・アトピーによる咳

埼玉医科大学病院 小児科/埼玉医科大学 アレルギーセンター　徳山研一

どのような疾患か？

症　状

　咳喘息とアトピー咳嗽はともに，ほかに特異的な合併所見を認めない長びく咳が特徴で，非喘鳴性の好酸球性気道炎症性疾患である．咳喘息は，呼吸機能がほぼ正常で，気道過敏性軽度亢進と気管支拡張薬有効で定義される喘息の亜型（咳だけを症状とする喘息）である．一方，アトピー咳嗽は咽喉頭の搔痒感を伴う乾性咳嗽を主症状とし，咳感受性亢進，ヒスタミンH_1受容体拮抗薬有効で，喘息への移行はないとされる．両疾患とも成人では慢性咳嗽の主要な原因とされるが，小児では稀である．特にアトピー咳嗽は小児ではほとんど経験しないため，診断に際しては慎重に鑑別診断を進める必要がある．

検　査

　咳喘息では肺機能の1秒量や最大呼気流量（PEF）は基準範囲内が多い．PEFの日内変動率は成人では軽度とされる．筆者らの小児での検討では，軽症から中等症の喘息児と同程度であった（**図1**）[1]．気道過敏性は典型的喘息に比して軽度あるいは同等である．カプサイシン咳受容体感受性は，正常あるいは亢進している．アトピー咳嗽では気道過敏性は正常であるが，カプサイシン咳受容体感受性が亢進している．

診察・診断

　両疾患とも診断の確定には特殊検査（順に，気道過敏性試験，咳感受性試験）を要するため，成人では厳密な診断のための厳しい診断基準（**表1**）[2]とともに，実地医家でも診断可能な簡易診断基準が設けられている（**表2**）[3]．両疾患とも

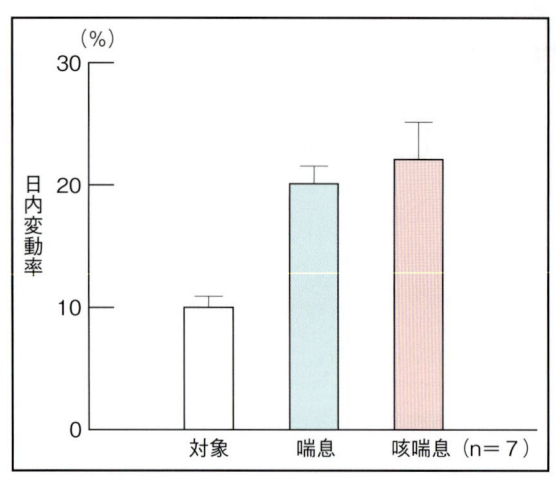

図1 咳喘息児のピークフロー日内変動率（文献1を参照して作成）

表1 咳喘息とアトピー咳嗽の厳しい診断基準（文献2より引用）

咳喘息の厳しい診断基準（下記1～7のすべてを満たす）

1. 喘鳴を伴わない咳嗽が8週間以上持続
   聴診上も wheeze を認めない
2. 喘鳴，呼吸困難などの喘息の既往を認めない
3. 8週間以内に上気道炎に罹患していない
4. 気道過敏性の亢進（注1）
5. 気管支拡張薬が有効（注2）
6. 咳感受性は亢進していない（注3）
7. 胸部X線で異常を認めない

注1．気道過敏性亢進の参考値は，メサコリンを用いた Dmin < 12.5 units, PC_{20}-FEV_1 < 10 mg/dL
注2．気管支拡張薬の効果は，$β_2$ 刺激薬の経口，吸入による評価が望ましい．また気管支拡張薬の効果判定は客観的証明（VAS, symptom score など）によることが望ましい．
注3．咳感受性は，亢進していないとする報告と，治療により低下するとする報告があるが，純粋な咳喘息では亢進していない．咳感受性に関しては今後の検討課題である．
注4．末梢気道狭窄の関与を示唆する報告がある．時に FEV_1 や FEV_1/FVC の低下を認めることもある．

アトピー咳嗽の厳しい診断基準（下記の1～8のすべてを満たす）

1. 喘鳴や呼吸困難を伴わない乾性咳嗽が8週間以上持続
2. アトピー素因を示唆する所見（注1）または誘発喀痰中好酸球増加の一つ以上を認める
3. 気道可逆性が陰性（注2）
4. 気道過敏性が正常範囲
5. 咳感受性が亢進
6. 気管支拡張薬が無効
7. 胸部X線写真に咳嗽をきたしうる異常所見を認めない
8. 呼吸機能が正常

注1．アトピー素因を示唆する所見：
（1）喘息以外のアレルギー疾患の既往あるいは合併
（2）末梢血好酸球増加
（3）血清総 IgE 値の上昇
（4）特異的 IgE 陽性
（5）アレルゲン皮内テスト陽性
注2．十分量の気管支拡張薬投与による1秒量の増加率が10％以下

参考所見
1) 気管・気管支生検組織に好酸球陽性
2) 気管支肺胞洗浄液中に好酸球増加なし
3) ヒスタミン H_1 受容体拮抗薬または/および吸入ステロイド薬で咳嗽発作が消失

表2 咳喘息とアトピー咳嗽の簡易診断基準 (文献3より引用)

咳喘息の簡易診断基準（下記1～2のすべてを満たす）
1. 喘鳴を伴わない咳嗽が8週間（3週間）以上持続 　聴診上も wheeze を認めない 2. 気管支拡張薬が有効

参考所見
1) 喀痰・末梢血好酸球増加を認めることがある（特に前者は有用）
2) 気道過敏性が亢進している

アトピー咳嗽の簡易診断基準（下記の1～4のすべてを満たす）
1. 喘鳴や呼吸困難を伴わない乾性咳嗽が8週間（3週間）以上持続 2. 気管支拡張薬が無効 3. アトピー素因を示唆する所見（注1）または誘発喀痰中好酸球増加の一つ以上を認める 4. ヒスタミン H_1 受容体拮抗薬または/および吸入ステロイド薬にて咳嗽発作が消失

注1．アトピー素因を示唆する所見：
（1）喘息以外のアレルギー疾患の既往あるいは合併
（2）末梢血好酸球増加
（3）血清総 IgE 値の上昇
（4）特異的 IgE 陽性
（5）アレルゲン皮内テスト陽性

小児に特化した診断基準はない．両疾患とも治療の有効性をもって診断されるが，治療効果の判定に際しては，遷延性の非特異的咳嗽は少なからず自然消退することがあることを念頭におき，慎重に評価する．

治療方針（指針）

実際の治療

咳喘息，アトピー咳嗽はともに気道アレルギーの亜型であるが，治療の考え方は異なる．

咳喘息は喘息の前段階，あるいは隠れ喘息と考えられており，一部は典型的喘息に移行する．このため，抗炎症薬である吸入ステロイド薬や抗ロイコトリエン薬が治療の基本となる．小児に特化された診断基準はなく重症度判定も作成されていないが，成人の咳喘息に準じて，比較的軽症例（日常生活に支障をきたさない程度）では β_2 刺激薬の頓用，中等症以上（咳嗽を頻繁に認める）では，吸入ステロイド薬あるいは抗ロイコトリエン薬の連用が必要と考えられる．

アトピー咳嗽は，一般に予後良好な疾患で喘息に移行することはないとされる．このため治療は軽症例ではヒスタミン H_1 受容体拮抗薬の内服から開始し，コントロール不良例では吸入ステロイド薬の使用を考慮する．

診断的治療

咳喘息およびアトピー咳嗽は，合併症を伴わない場合は基本的に，非特異的咳

嗽に分類される．**フローチャート**に非特異的咳嗽の診断の流れを示す[4]．非特異的咳嗽では診断的治療が行われることが多いが，治療薬については単一の診断名に結びつくものを選択する．すなわち，咳喘息では気管支拡張薬から，アトピー咳嗽ではヒスタミンH_1受容体拮抗薬をまず投与する．本来治療効果が得られるまでの期間（1週間以内）投与し，投与後に必ず効果判定を行う．治療効果が判別しづらい場合には，吸入ステロイド薬を考慮する．治療効果を判定せず漫然と

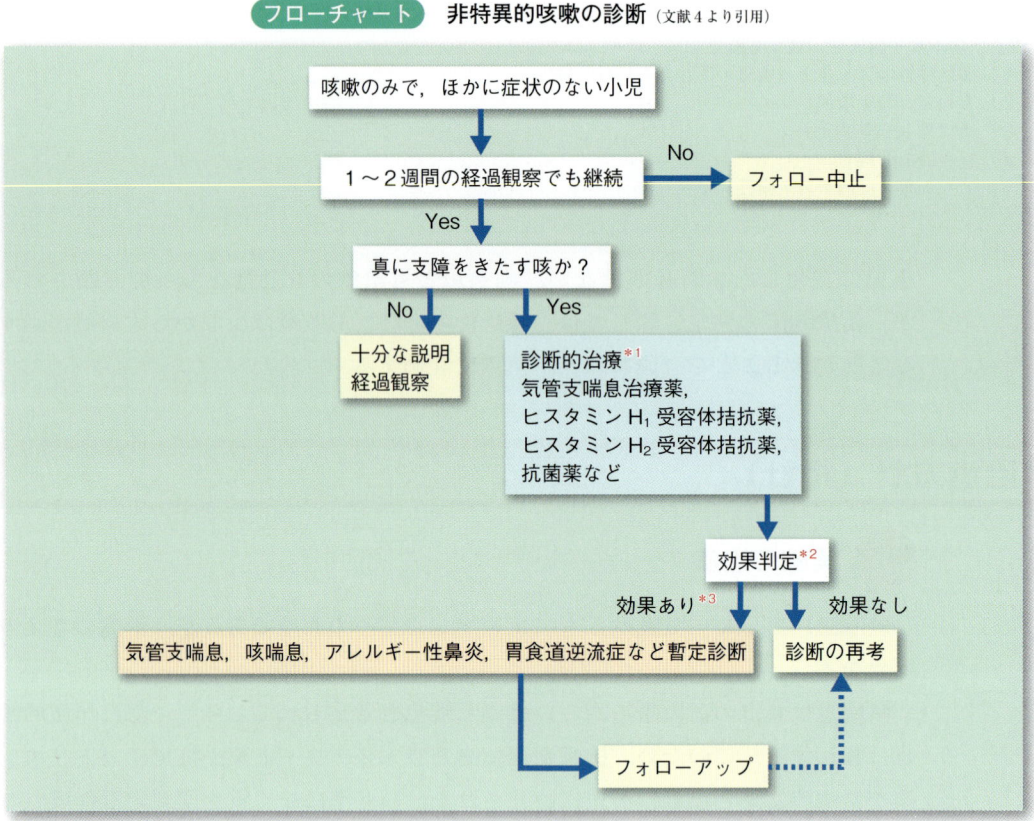

フローチャート　非特異的咳嗽の診断（文献4より引用）

```
咳嗽のみで，ほかに症状のない小児
           ↓
1〜2週間の経過観察でも継続 ──No──→ フォロー中止
           ↓Yes
真に支障をきたす咳か？
     ↓No        ↓Yes
十分な説明    診断的治療*1
経過観察      気管支喘息治療薬，
              ヒスタミン H1 受容体拮抗薬，
              ヒスタミン H2 受容体拮抗薬，
              抗菌薬 など
                     ↓
                  効果判定*2
              ↓効果あり*3    ↓効果なし
気管支喘息，咳喘息，アレルギー性鼻炎，    診断の再考
胃食道逆流症など暫定診断
                ↓
             フォローアップ
```

*1 診断的治療について
・十分な検査を行っても特異的所見がない場合に，病歴や病状の特徴を参考として必要に応じて行う．
・基本的には単一の診断名に結びつく治療薬を選択することが望ましい．この意味で，例えば抗菌薬，気管支喘息治療薬，ヒスタミンH_1受容体拮抗薬などを複数同時に処方することは避けるべきである．
・本来治療効果が得られる期間投与し，必ず効果判定を行う．治療効果を判定せず漫然と投与することは慎む．

*2 効果判定について
・投与した薬剤各々の期待される効果出現期間以内での効果判定を行う．
　例）抗菌薬：2週間以内，ヒスタミンH_1受容体拮抗薬：1週間など．
・無効と判断された場合は投与を中止し診断を再考する．

*3「効果あり」の判定について
・投与前に比べて，単に「効いた」「効かなかった」ではなく，どの程度改善があったか明らかにする．例えば投与前の症状が10あったとして，いくつぐらいに変化したかなどを患児・家族に具体的に確認する．
・プラセボ効果も考慮し，効果ありの評価であっても最終的な判断がついていない場合などには適切な時期に減量・中止してその有効性を再確認する．
・効果があいまいな場合，診断を再考する．

投与することは慎む．判定に際しては，投与前に比べて，単に「効いた」「効かなかった」ではなく，どの程度改善があったか明らかにする．例えば投与前の症状が10あったとして，いくつぐらいになったかなどを患児・家族に具体的に確認する．無効と判断された場合は投与を中止し診断を再考する．

専門医へ紹介するタイミング

咳喘息やアトピー咳嗽を疑って一定期間治療を行っても症状の改善がみられない場合や，ほかに鑑別すべき疾患が見当たらず，治療方針が立てられない場合などは専門医へ紹介する．

処方例

咳喘息

1．軽症
β_2刺激薬（数日間）
❶**貼付薬の場合：ホクナリンテープ：**
　　1回1mg（3〜9歳未満）　1日1回　就寝前
　　1回2mg（9歳以上）　1日1回　就寝前
もしくは，
❷**内服薬の場合：メプチン顆粒（0.01％）：**
　　1回25μg（6歳以上）　1日2回　朝夕食後
もしくは，
❸**吸入薬の場合：サルタノールインヘラー（100μg）：**
　　1回1吸入　頓用

2．中等症以上
吸入ステロイド薬
❶**オルベスコ：**
　　1回100〜200μg　1日1回　朝（夕）食後　7日分
ロイコトリエン受容体拮抗薬
❷**オノンドライシロップ（10％）：**
　　7mg/kg/day　2回分割　朝夕食後　7日分
　　（最高450mg/dayまで）

場合により併用

● アトピー咳嗽

> 1. 軽　症
> ●抗ヒスタミン薬
> 　アレグラ錠：
> 　　1回 30 mg（7歳以上 12歳未満）　1日2回　朝夕食後　7日分
> 　　1回 60 mg（12歳以上）　1日2回　朝夕食後　7日分

> 2. 中等症以上
> ●吸入ステロイド薬
> 　フルタイド 100 ディスカス：
> 　　1回 50〜100 μg　1日2回　朝夕食後　7日分

生活指導

　咳嗽の増悪因子として，咳喘息では上気道炎，冷気，受動喫煙を含む喫煙，雨天，湿度の上昇，花粉や黄砂の飛散などが挙げられる．一方，アトピー咳嗽では，エアコン，タバコの煙，会話（電話），運動，精神的緊張などがある．家庭における生活指導として，小児では家族による受動喫煙をなくすため，家族に禁煙をするよう勧める．

[文　献]
1) Tokuyama K, Shigeta M, Maeda S et al：Diurnal variation of peak expiratory flow in children with cough variant asthma. J Asthma 35：225-229, 1998
2) 日本呼吸器学会 咳嗽に関するガイドライン作成委員会 編：咳嗽に関するガイドライン．日本呼吸器学会，東京，2005
3) 日本呼吸器学会 咳嗽に関するガイドライン第2版作成委員会 編：咳嗽に関するガイドライン第2版．日本呼吸器学会，東京，2012
4) 徳山研一：遷延する咳嗽（慢性咳嗽）．"こどもの咳嗽診療ガイドブック"ニューロペプタイド研究会．診断と治療社，東京，pp99-104, 2011

小児編

長びく（遷延性・慢性）咳嗽疾患
心因性による咳

群馬大学大学院医学系研究科 小児科　八木久子
同　荒川浩一

どのような疾患か？

概念・病態

"心因性による咳"として代表的なものには，心因性咳嗽と咳チック（cough tic）がある．心因性咳嗽は「何らかの心理的因子によって，発作性あるいは持続性に生じる乾性咳嗽」と定義されている[1]．心因性咳嗽の発生機序は一様でなく，Fenichel は精神分析的観点から6つの型に分類している（**表1**）．

咳チックとの関連性や同一性が議論されており，小児の慢性咳嗽患者においてはチック障害を除外することで心因性咳嗽と診断されるという報告[2]もあるが，実際にその鑑別は難しく，両者が合併する場合もある[3]．また，習慣性咳嗽も心因性咳嗽に含めることもある．**フローチャート**ではそれぞれを分けて提示したが，本項では心因性咳嗽と咳チックとが同一か否かを問わず"心因性による咳"として，主に心因性咳嗽について器質的疾患との鑑別や発達障害を考慮した対応法について概説する．

症　状

咳嗽は，慢性あるいは反復性で犬吠様あるいは honking と形容される性状で

表1　Fenichel による心因性咳嗽の分類（文献1を参照して作成）

1. 呼吸器疾患の罹患を契機に咳嗽や自分の身体に注意が向くようになり囚われが起こったもの
2. 器質的疾患が軽快した後も咳嗽が条件付けられ，無意識のうちに咳嗽が感情の抑圧によって生じる内的緊張を和らげるはけ口となっているもの
3. 精神的葛藤・衝動が気道の過敏性，咳嗽などの身体的症状に転換されているもの
4. チック様症状
5. 習慣性咳嗽が増強したもの
6. 上記5つの型の混合型

フローチャート 心因性による咳の対応

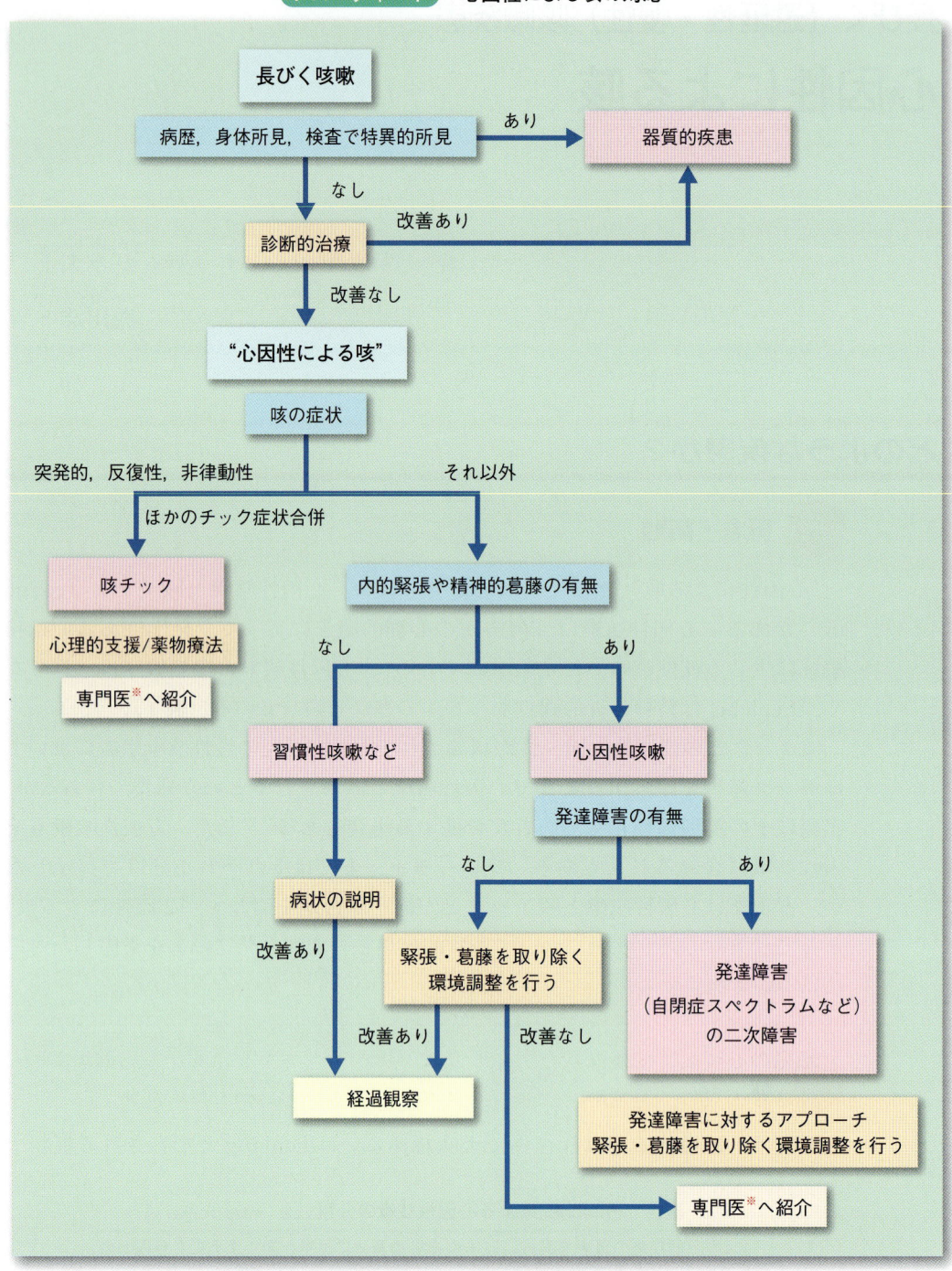

```
長びく咳嗽
  │
  ▼
病歴，身体所見，検査で特異的所見 ──あり──▶ 器質的疾患
  │                                          ▲
  なし                                        │
  ▼                                          │
診断的治療 ──改善あり─────────────────────────┘
  │
  改善なし
  ▼
"心因性による咳"
  │
  ▼
咳の症状
  │
  ├──突発的，反復性，非律動性──▶（ほかのチック症状合併）──▶ 咳チック
  │                                                         │
  │                                                         ▼
  │                                                    心理的支援/薬物療法
  │                                                         │
  │                                                         ▼
  │                                                    専門医※へ紹介
  │
  └──それ以外──▶ 内的緊張や精神的葛藤の有無
                     │
              ┌──なし──┐         ┌──あり──┐
              ▼                         ▼
         習慣性咳嗽など              心因性咳嗽
              │                         │
              ▼                         ▼
         病状の説明              発達障害の有無
              │                   ┌──なし──┬──あり──┐
              改善あり             ▼                  ▼
              ▼              緊張・葛藤を取り除く    発達障害
           経過観察◀─改善あり─ 環境調整を行う      （自閉症スペクトラムなど）
                                   │                の二次障害
                                   改善なし              │
                                   │                    ▼
                                   │          発達障害に対するアプローチ
                                   │          緊張・葛藤を取り除く環境調整を行う
                                   │                    │
                                   └────────▶ 専門医※へ紹介 ◀──┘
```

フローチャートに従って治療するも改善がない場合は，再度 鑑別疾患に立ち戻ることが重要である．
※児童精神を専門にする小児科医

あることが多く，日中に多く睡眠中に消失するのが最大の特徴とされる．しかし，慢性気管支炎などその他の器質的疾患でも睡眠中は起こりにくいという報告や，夜間咳嗽の有無により心因性咳嗽の診断・除外診断はできないとしている報告[1]もあり，注意を要する．また，睡眠中と思われても実際は周囲の人の音で覚醒し激しい咳嗽がみられることもあり，"夜間咳嗽の消失"だけに固執すると診断を誤る可能性がある．

咳嗽の最中は苦しそうだが，何らかのきっかけで急速に軽快し，突然咳嗽を繰り返すといった経過をとることが多い．また，咳嗽が日常生活の障害になった場合でも会話は障害されないことが多く，患児本人が概して咳嗽に対して無関心である．

検　査

本症に特異的な検査はない．肺炎などの気道感染症，気管支喘息，咳喘息，気道異物，百日咳，胃食道逆流症，受動喫煙など慢性咳嗽を呈する器質的疾患を除外するため，胸部X線検査，各種感染症やアレルギー疾患のための血液検査，呼吸機能検査を行う．必要な場合は気道過敏性検査や気管支ファイバースコープによる専門的な検査を加えて，器質的疾患を除外する必要がある．

診察・診断

診断は，慢性咳嗽を呈する器質的疾患の除外によりなされる．器質的疾患の鑑別のために，診断的治療がなされるときもある．気道感染症などの既往歴，家族歴，生育歴，咳嗽の出現状況，性状などの詳細な問診を行い，診察時の咳嗽の性状を観察する．医療スタッフの前で急に咳嗽が激しくなることがある．小児の心因性咳嗽について，山登[4]は表2に示す7項目を診断のポイントとして挙げている．

患児の心理面や発達面，患児をとりまく環境など様々な角度から内的緊張や精神的葛藤の有無，発達障害（自閉症スペクトラムなど）の有無を評価する．自閉

表2　小児心因性咳嗽の診断のポイント（文献4より引用）

1. 反復性，連続的に長期間（3ヵ月以上）続く乾性咳嗽
2. 日中激しく，夜間は消失する
3. 咳以外の症候はなく検査所見の異常を全く認めない
4. 何らかの心理的要因が原因として存在し，これらを処理することによって症状の改善がみられる
5. 抗生物質，鎮咳薬，抗ヒスタミン薬などは無効で，向精神薬が有効なことがある
6. 上気道炎などの先行疾患を認めることが多い
7. 時に登校拒否の原因となることがある

症スペクトラムでは，本人の障害特性（個体要因）に対し不適切な周囲の環境や働きかけ（環境要因）が続くことで準備状態が形成され，これにストレスなどが加わって様々な二次障害が出現するとされている．この二次障害として咳嗽が現れる場合があると考えられる．表1には明記されていないが，表1分類3の背景として発達障害が存在することが多いのではないかと推察される．実際に筆者らは，発達障害（自閉症スペクトラム）に心因性咳嗽を合併し，環境調整により症状の改善を得られた症例を経験し報告している[5]．今後，発達障害の認知度が広まるに従い，心因性咳嗽の捉え方が変化していくのではないかと考えている．

治療方針

実際の治療（フローチャート）

原則は，患児本人や保護者に身体的には問題のない疾患であることを説明し，咳嗽に対する過度の不安や注目なしに，日常生活を送れるように指導する．実際には「咳は器質的な呼吸器の疾患があるから生じているのではないこと」や「わざと咳をしているのではなく，心理的な状態により咳が起きている可能性があること」をわかりやすく説明する．

内的緊張や精神的な葛藤，発達障害がないと判断した場合は上記の説明を行う．発達障害はないが内的緊張や精神的な葛藤が存在する場合には，上記説明に加えてそれらを取り除く環境調整を行う．発達障害の存在が疑われたら，緊張・葛藤を取り除く環境調整に加えて発達障害に対するアプローチも必要であり，児童精神を専門にする小児科医へ紹介する．不安，緊張が強い場合では抗不安薬，抗うつ薬の適応となることがあるとされているが，実際に必要となることはほとんどない．

これらで改善のない場合や症状が長びく場合は常に診断の見直しを念頭におくことが重要である．

診断的治療

"心因性による咳"に至るまでの診断的治療を行う際は，基本的には単一の診断名に結びつく治療薬を選択することが望ましい．例えば抗菌薬，抗喘息薬，抗ヒスタミン薬などを複数同時に処方することは避けたほうがよい．また，治療効果が得られるまでの期間投与し，投与後に必ず効果判定を行うことを基本にする．無効と判断された場合は投与を中止し診断を再考する．また，偽薬効果で一時的に症状が改善される場合があるので，症状の再燃がないか経過を追う必要がある．

専門医へ紹介するタイミング

①気道過敏性検査や気管支ファイバースコープによる専門的な検査を必要とする場合．
②心理・精神・社会的な問題が大きい場合や発達障害が疑われる場合．

　いずれにしても，症状が長びく場合は小児呼吸器や児童精神を専門にする小児科医へ紹介する．

処方例

暗示効果を期待し，偽薬を用いることがある．

生活指導

　心因性咳嗽の発生機序は一様ではないため，指導も個々のケースで大きく異なる．しかし，いずれにしても，小児では症状が生活背景と密接に結びついていることが多いため，児童精神を専門にする小児科医，心理士，学校職員らと連携しながら多次元的なアプローチが必要である．

[文　献]
1) Fenichel O：The psychopathology of coughing. Psychosom Med 5：181-184, 1943
2) Irwin RS, Glomb WB, Chang AB：Habit cough, tic cough, and psychogenic cough in adult and pediatric populations：ACCP evidence-based clinical practice guidelines. Chest 129：174S-179S, 2006
3) 石崎優子：心因反応としてみられる咳．診断と治療 99（12）：2111-2113, 2011
4) 山登淳伍：心因性咳そう．小児科 28：343-349, 1987
5) 金子真理，八木久子，荒川浩一 他：環境調整により改善を得た心因性咳嗽の一例．日本小児アレルギー学会誌 25（3）：571, 2011

小児編

長びく（遷延性・慢性）咳嗽疾患
受動喫煙による咳

中京大学スポーツ科学部 スポーツ健康科学科 坂本龍雄（さかもとたつお）

どのような疾患か？

受動喫煙による深刻な健康影響

　タバコ煙は主流煙（喫煙時にタバコ本体やフィルターを通過して口腔から気道に取り込まれる煙），副流煙（タバコの点火部から立ち上る煙），呼出煙（吐き出された主流煙）の3つに分類されており，副流煙や呼出煙に吸入曝露されることを受動喫煙と呼ぶ．タバコ煙には4,000種類以上の化学物質が含まれており，発がん性や粘膜刺激性などを示す有害物質は200種類に及ぶとされる．咳を誘発する成分としてニコチン，アンモニア，ホルムアルデヒド，アセトアルデヒド，アクロレイン，クロトンアルデヒドが知られており，これらの有害物質の発生は主流煙より副流煙で多い（**表1**）．また，副流煙はアルカリ性を示し，酸性の主流煙よりも粘膜を強く刺激すると考えられている．

　受動喫煙は咳以外にも，咽頭・喉頭部の刺激感，胸部圧迫感，喘鳴，呼吸困難，鼻汁，鼻閉，くしゃみなどの気道症状，眼の痛みや掻痒，流涙，動悸，頭痛，吐き気，皮膚温の低下など多彩な急性症状をひき起こす．また，慢性症状として，喫煙者本人と同様，虚血性心疾患，肺がんに加え，乳幼児の喘息や呼吸器感染症，乳幼児突然死症候群など深刻な健康被害の原因となっている[2]．

表1　主流煙と副流煙に含まれる代表的な咳誘発物質の収量（文献1より引用）

ニコチン	アンモニア	ホルムアルデヒド	アセトアルデヒド	アクロレイン	クロトンアルデヒド
0.958 mg/本	15.5 μg/本	37.9 μg/本	560 μg/本	47.6 μg/本	12.3 μg/本
5.03 mg/本	6701 μg/本	439 μg/本	1689 μg/本	310 μg/本	64.2 μg/本

上段が主流煙，下段が副流煙の収量の平均値を示す．
文献1より，マイルドセブン（タール値10 mg，現メビウス）を標準的燃焼条件（1吸入量35 mL，間隔60秒，吸煙時間2秒，通風孔を開放）で燃焼させた時の測定値を抜粋．

受動喫煙による咳の症状

　タバコ煙に限らず刺激性ガスは，発作性に強い乾性の咳き込みを誘発する．咳受容体感受性が亢進していれば，低濃度の刺激性ガスに対してもこのような咳がひき起こされる．しかし曝露を継続すると，タキフィラキシーと呼ばれる，症状の減衰傾向がみられる．また，こうした咳は刺激性ガスの曝露を中止すると速やかに軽減・消失する．これがタバコ煙を含む刺激性ガスによる咳の基本型である．

　しかし，実際は受動喫煙による咳の症状は多様である．湿性の場合もあるし，曝露回避後の咳の推移に関しても速やかに消失するとは限らない．このような症状の多様性をひき起こすメカニズムの詳細は解明されていないが，受動喫煙による咳の基本型を土台にして症状の多様性を理解することが求められる．

受動喫煙による咳の発症メカニズム

咳の起こり方

　迷走神経の知覚神経終末部にある咳受容体（主要な分布点は喉頭・気管・主気管支，下部食道，横隔膜）が刺激されると，その信号は延髄孤束核の咳中枢に伝達される．その後，高位中枢の調整を受け，複数の運動神経が協調的に刺激されて咳が出る．この一連の流れを咳反射弓と呼ぶ．

知覚神経C線維の役割

　タバコ煙を含む刺激性ガスは，主に迷走神経を構成する知覚神経C線維の終末部にある咳受容体（主に温度感受性受容体TRPV1とTRPA1）を刺激する．C線維は咳刺激を感受・伝達するだけでなく，軸索反射を介して平滑筋収縮や神経原性炎症（血漿漏出，分泌亢進，炎症細胞の集積・活性化など）を惹起し，喘息などの気道の慢性炎症性疾患の発症・進展にも関与する．

想定される発症メカニズム

1) タバコ煙→知覚神経C線維終末部にある咳受容体の直接刺激→咳反射弓→咳

　このメカニズムにより，発作性に乾性の咳が誘発される．

2) タバコ煙→迷走神経の知覚神経終末部の反復性刺激（二次的に生成された炎症性物質による刺激を含む）→咳受容体感受性の亢進→タバコ煙を含む多様な刺激性ガス→咳反射弓→咳

　この病態下では，タバコ煙だけでなく多様な刺激性ガスによって乾性咳嗽が誘発される．

3) タバコ煙→喘息・咳喘息の発症→咳

　喘息や咳喘息は慢性咳嗽の代表的な原因疾患であり，受動喫煙がこれらの疾患の発症・進展に中心的役割を果たす場合がある．

4）タバコ煙→易感染性の誘導→気道感染症の反復・遷延化→咳

　気道感染症は，急性または遷延性の咳をひき起こす最も代表的な疾患であり，気道の易感染性は気道感染症の反復，症状の遷延化，病原微生物排除の遅延に関与する．タバコ煙は気道傷害作用により，二次的に気道の易感染性をひき起こすことが知られている．

診断・治療のポイント

受動喫煙による咳の診断のポイント

　発症メカニズム1）の場合，受動喫煙の機会をゼロか大幅に減少させることで咳は消失するか著しく減少する．知覚神経C線維終末部の刺激により，咳だけでなく喘鳴や呼吸困難などの喘息様症状が同時に誘発される可能性にも留意する．

　発症メカニズム2）の場合，環境中からタバコ煙だけでなくほかの刺激性物質を同時に除去することができれば，咳の有意な減少が期待される．しかし，胃酸のような内因性の咳誘発因子に対しても咳が起こりやすくなっている可能性にも留意する．通常は発作性の乾性咳嗽を繰り返すが，気道分泌が亢進していれば湿性咳嗽となる．咳受容体感受性亢進を改善するには，少なくとも数週間を要すると思われる．

　発症メカニズム3）の場合，喘息や咳喘息では発作性の痙性の乾性咳嗽が観察されるが，気道分泌が亢進していれば湿性咳嗽となる．発症メカニズム4）の場合，通常は湿性咳嗽である．しかし，病初期や病原微生物の種類によっては乾性咳嗽がみられる．発症メカニズム3）4）のいずれも，受動喫煙回避による速やかな咳の改善は望めない．

　知覚神経C線維の咳受容体感受性の指標にTRPV1アゴニストであるカプサイシンの咳誘発閾値が用いられる．タバコ煙に含まれる咳誘発成分のほとんどはTRPV1アゴニストではなく，TRPA1アゴニストである[3,4]．しかし，TRPV1とTRPA1は知覚神経C線維終末部に共存していることから，カプサイシン咳誘発閾値をタバコ煙に対する咳受容体感受性の指標として用いることができる．

受動喫煙による咳の治療のポイント

　治療の概要をフローチャートに示す．受動喫煙を有効に回避することが第一である．そのためには初診時に受動喫煙の有無を問診するだけでなく，受動喫煙の回避の程度を定期的に評価することが求められる．また，シックハウス症候群の原因とされる多様な環境要因も生活空間から排除するよう指導する．発症メカニズム1）2）の咳では，こうした環境調整が唯一の治療法となる．発症メカニズム

> **フローチャート**　受動喫煙による咳の発症メカニズムと治療の概要

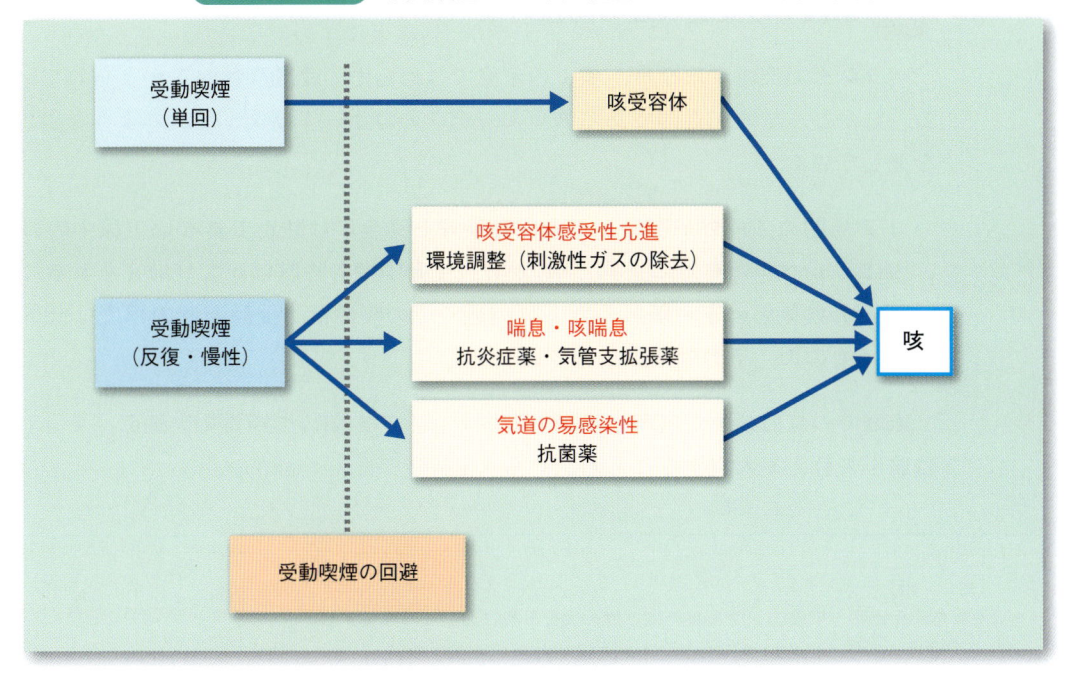

```
受動喫煙                           咳受容体
（単回）

                    咳受容体感受性亢進
                    環境調整（刺激性ガスの除去）
受動喫煙
（反復・慢性）       喘息・咳喘息                        咳
                    抗炎症薬・気管支拡張薬

                    気道の易感染性
                    抗菌薬

          受動喫煙の回避
```

3）4）の咳では，喘息・咳喘息や気道感染症の治療を優先する．同時に受動喫煙を回避することができれば，喘息・咳喘息では長期管理薬の減量・中止が可能となり，また，気道の易感染性が改善し，気道感染症の反復・遷延化が解消される．

受動喫煙の生活指導

● 求められる受動喫煙の社会的規制の強化

わが国も批准している「たばこの規制に関する世界保健機関枠組条約」（2005年発効）第8条において，タバコの煙にさらされることからの保護のための効果的な措置を講じることが規定された．さらに，「第8条履行のためのガイドライン」には「すべての屋内の職場，屋内の公共の場および公共交通機関は禁煙とすべきである」と明記されており，諸外国では受動喫煙に関する本格的な社会的規制が進められている．しかし，わが国での取り組みは大きく立ち遅れており，2012年の次期国民健康づくり運動プラン策定専門委員会報告[2]では，日常生活での受動喫煙の機会は家庭で10.7％（毎日受動喫煙の機会を有する），飲食店で50.1％（月1回以上），行政機関で16.9％，医療機関で13.3％と報告されている．また，喫煙率は減少傾向にあるものの，諸外国と比較して依然高い水準にあり，とりわけ子育て世代の20〜40歳代では男性で約40％，女性で約13％と高率である．家庭での受動喫煙をなくすためには，子育て世代の喫煙率を大きく減少させる戦略的取り組みが求められる．

家庭での受動喫煙の防止対策

ベランダで喫煙するなど，多くの家庭では何らかの受動喫煙対策がとられている．しかし，禁煙先進国であるスウェーデンのコホート研究[5]は次のような警告を発している．

- ドアを閉めて戸外で喫煙しても受動喫煙を完全には防止できない（尿中のコチニンレベルが有意に上昇）．しかし，受動喫煙の程度はかなり抑えられる．
- 台所の換気扇の下や解放したドアの近くでの喫煙は，受動喫煙の程度は低下するものの，その効果は十分ではない．

家庭での全面禁煙が無理な場合，喫煙者はドアを閉めて戸外で喫煙し，できれば服を着替えて入室することが求められる．

[文　献]

1) 厚生労働省：平成 11-12 年度たばこ煙の成分分析において（概要）
http://www.mhlw.go.jp/topics/tobacco/houkoku/seibun.html
2) 次期国民健康づくり運動プラン策定専門委員会：健康日本 21（第 2 次）の推進に関する参考資料，2012
http://www.mhlw.go.jp/stf/shingi/2r9852000002c3vx-att/2r9852000002c3xe.pdf
3) Bessac BF, Jordt SE：Sensory detection and responses to toxic gases：mechanisms, health effects, and countermeasures. Proc Am Thorac Soc 7：269-277, 2010
4) Birrell MA, Belvisi MG, Grace M et al：TRPA1 agonists evoke coughing in guinea pig and human volunteers. Am J Respir Crit Care Med 180：1042-1047, 2009
5) Johansson A, Hermansson G, Ludvigsson J：How should parents protect their children from environmental tobacco-smoke exposure in the home? Pediatrics 113：291-295, 2004

索引

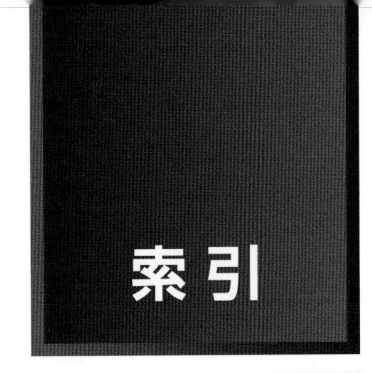

数字
14・15員環マクロライド系抗菌薬　50
24時間胃食道pHモニタリング　156

A
ACE阻害薬　18, 66, 76, 90
ASAHI-N　66
A群β溶連菌　125

B
BE　48
bordetella pertussis　165
bronchiectasis　48
bronchorrhea　15

C
Ca^{2+}流入チャネル　5
Ca拮抗薬　90
CB　48
C-fiber　2
check-valve現象　146
chronic bronchitis　48
COPD　54, 65, 97

D
diffuse panbronchilitis　48
DPB　48
DTaPワクチン　165, 168

E
ECP　35

F
FeNO　115
Fletcherの定義　59
Fスケール　44
Fスケール問診票　63

G
gastroesophageal reflux disease　155

GEAR CAP　63
GERD　20, 155

H
H_2RA　157
H_2受容体拮抗薬　157
Holzknecht徴候　146
HOT　58

I
IgE RAST　177
IPF　100

L
L-カルボシステイン　50

M
microaspiration theory　155
Modified Westley Croup Score　139

N
N95マスク　94
NERD　42
N-methyl-D-asparate受容体　7
NMDA受容体　7
NO　36

O
organic dust toxic syndrome　93

P
PA法　170
pH index　156
pHモニター　156
p-know　66
PM2.5　19
PNDS　161
postinfectious cough　61
postnasal drip syndrome　161
PPI　157
protease activated receptor$_2$　7

Q
QUEST問診票　63

R
RARs　2

reflux theory　155
RSウイルス　124, 132

S
SBS　48
sinobronchial syndrome　48
smoker's bronchitis　59
sniffing position　139

T
Th2サイトカイン抑制薬　64
thumb sign　139
TRPV$_1$　5

U
upper airway cough syndrome　15

V
VAS　26

ギリシャ文字
$β_1$非選択的遮断薬　90
$β_2$刺激薬　115, 178
$β_2$遮断薬　90

あ
亜急性咳嗽　13
あさひ―日本　66
アデノウイルス　124
アトピー咳嗽　5, 20, 45, 64, 65, 111, 183
アドレナリン吸入　140
アレルギー性鼻炎　93, 110, 125
アンジオテンシン変換酵素阻害薬　90
安定期COPDの管理　57

い
胃酸食道接触時間　43
胃食道逆流症　41, 65, 155
胃食道逆流による咳嗽　64
一過性下部食道括約筋弛緩　43
一過性弛緩　43
イムノカード®法　171
咽頭異常感　45
インフルエンザウイルス　124
インフルエンザワクチン　52

う
ウイルス性急性上気道炎　123

運動療法　59

■え
疫学調査　17
疫学的検討　109
嚥下障害　82，87
嚥下反射　83，85，86
遠心路　2
エンドトキシン　93

■お
音響学的解析　108

■か
加圧相　2
咳嗽失神　19
咳嗽反射　2，85
咳嗽誘発因子　22
可逆性気流制限　34
核酸増幅法　166
喀痰中好酸球　63
喀痰中好酸球数　24
カクテル療法　67
かぜ症候群　61，123
かぜ症候群後咳嗽　61，64
過敏性腸症候群　18
カプサイシン吸入試験　108
カプサイシン咳感受性　63
カプサイシン咳受容体感受性　183
下部食道括約筋　42
花粉症に伴う咳嗽　65
環境調整　179，192
間質性肺炎　65，89
乾性咳嗽　14，24，90，105
乾性慢性咳嗽　15
感染後咳嗽　12，13，107，128
鑑別診断　120

■き
ギアキャップ　63
気管・気管支結核　64
気管・気管支腫瘍　64，65
気管気管支軟化症　150
気管支拡張症　48
気管支拡張薬　43，135
気管支結核　89
気管支喘息　34，110
気管支粘膜生検　63
気管支ファイバースコピー　147

気管支漏　15
季節性喉頭アレルギー　65
喫煙　19
喫煙歴　66
気道異物　64，65，66，145
気道過敏性　34，63，108，183
気道過敏性亢進　177
気道内異物　89
きのこ胞子　93
逆流説　42
吸気性笛声　165，166
急性咳嗽　12，13，106，114，123
急性喉頭蓋炎　138，139
急性細気管支炎　132
急性副鼻腔炎　125
吸息相　2
吸入抗コリン薬　128
吸入ステロイド　173
吸入ステロイド薬　185

■く
クループ　138
クループ症候群　138

■け
啓発活動　148
痙攣性咳嗽　105
結核　65
血清診断法　166
原因疾患　117
牽引性気管支拡張　101
犬吠様咳嗽　105

■こ
抗コリン薬　62，64
好酸球　35
好酸球性気管支炎　93
好酸球性食道炎　42，45
甲状舌管嚢腫　152
硬性気管支鏡　147
高張食塩水　134
喉頭軟化症　151
好発年齢　117
抗ヒスタミン薬　62，127
後鼻漏　49，50
後鼻漏症候群　161
後鼻漏による咳嗽　65
興奮性アミノ酸受容体　7
抗ロイコトリエン拮抗薬　115

抗ロイコトリエン薬　185
誤嚥　82，84，155，159
呼気延長　176
呼気性呼吸困難　176
呼気性喘鳴　134
呼気中 NO 濃度　25
呼気中一酸化窒素濃度　115
呼吸困難　136
コロナウイルス　124

■さ
在宅酸素療法　58
サブスタンスP　63
サルコイドーシス　65

■し
事故　148
自然気胸　97
湿性咳嗽　14，15，24，105
児童精神　193
自閉症スペクトラム　191
受動喫煙　179，194
受動喫煙対策　198
受動喫煙による咳　195
上気道咳症候群　15，21
症候性咳嗽　107
小児　109
小児気管支喘息治療・管理ガイドライン　178
少量長期投与　162
職業性咳嗽　89，92
食道外症状　41
心因性咳嗽　64，65，94，113，189
心因性・習慣性咳嗽　89
心因性による咳　189
心室性期外収縮　79
診断基準〔かぜ症候群（感染）後（遷延性・慢性）咳嗽〕　62
真の重症度　180
心不全　75

■す
ステロイド薬　62，140
スパイロメトリー　25

■せ
生体防御反射　104
生理的咳嗽　107
咳エチケット　68

咳感受性　18, 108
咳き込み嘔吐　136
咳き込み後の嘔吐　165, 166
咳受容体　104, 195
咳受容体感受性　63
咳受容体感受性亢進　196
咳喘息　5, 20, 45, 64, 65, 93, 110, 183
咳中枢　2
咳末梢受容器　4
遷延性咳嗽　13, 18, 106, 113
遷延性・慢性咳嗽　114
遷延性・慢性咳嗽の診断　35
全身持久力トレーニング　59
喘息　23, 65
喘鳴　176
腺様嚢胞がん　89

■そ
増悪　57
増悪時　58

■た
体位調整　160
タバコ煙　194
タバコ気管支炎　59

■ち
知覚神経 C 線維　195
窒息　145
中枢性鎮咳薬　68
中枢性非麻薬性鎮咳薬　67
長時間作用性 β_2 刺激薬　38
聴診　125
治療後診断　25
治療的診断　107
治療前診断　23

■つ
通常型間質性肺炎　101
通年性喉頭アレルギー　65

■と
特異的抗原　177
特発性肺線維症　100
トスフロキサシン　172

■に
乳児喘息　134

■ね
粘性　160

■の
膿性鼻汁　161

■は
肺うっ血　75
肺炎　159
肺炎クラミジア　125
肺炎クラミジア感染症　170
肺炎マイコプラズマ　125
肺炎マイコプラズマ感染症　170
肺がん　65, 101
肺気腫　54
肺結核　65, 98
肺血栓塞栓症　77, 102
麦門冬湯　62, 64, 67, 68
発達障害　191
パラインフルエンザウイルス　124
バリウム嚥下検査　159
反射性求心路　2
反射説　42

■ひ
ピークフロー　37
非結核性抗酸菌症　99
鼻汁吸引　134
非症候性咳嗽　107
ヒスタミン　63
ヒスタミン H_1 受容体拮抗薬　5, 62, 64, 67, 68, 185
ヒタザイム C. ニューモニエ　171
ヒトメタニューモウイルス　124
非びらん性胃食道逆流症　42
びまん性汎細気管支炎　48
百日咳感染後の咳嗽　21
百日咳菌　165
微粒子凝集法　170

■ふ
副腎皮質ステロイド薬　135
副鼻腔炎　48, 49, 50, 161
副鼻腔気管支症候群　45, 48, 64, 65, 115
副流煙　194
不整脈　79
普通感冒　123

プロトンポンプ阻害薬　64, 157

■ほ
発作性の咳　165
発作性の咳き込み　166

■ま
マイコプラズマ　114
マイコプラズマ肺炎　99
マクロライド系　162
マクロライド系抗菌薬　167, 172
マクロライド少量長期投与　163
末梢血中好酸球数　24
慢性咳嗽　12, 13, 17, 41, 45, 61, 106, 113, 123, 189
慢性気管支炎　48, 54, 64, 65
慢性低酸素血症　43
慢性副鼻腔炎　21
慢性閉塞性肺疾患　54

■み
ミノサイクリン　172
ミルクアレルギー　158

■め
迷走神経　195

■も
問診　118

■や
薬剤性咳嗽　89, 90

■ら
ライノウイルス　124

■り
理学的所見　119

■れ
冷気　22

■ろ
ロイコトリエン受容体拮抗薬　38, 64, 126, 134, 173

検印省略

専門医に学ぶ成人と小児のための長びく咳の治療指針
——日本呼吸器学会「咳嗽に関するガイドライン第2版」に準拠して——

定価(本体3,800円+税)

2013年(平成25年)9月26日発行　第1版第1刷Ⓒ

監修者　足立　満
編著者　新実彰男・相良博典・吉原重美

発行者　渡辺嘉之

発行所　株式会社　総合医学社

〒101-0061　東京都千代田区三崎町1-1-4
電話 03-3219-2920　FAX 03-3219-0410
URL : http://www.sogo-igaku.co.jp

Printed in Japan　　　　　　　　　　　　　シナノ印刷株式会社
ISBN978-4-88378-859-0　C3047　￥3800E

・本書に掲載する著作物の複製権・翻訳権・上映権・譲渡権・公衆送信権(送信可能化権を含む)は株式会社総合医学社が保有します．
・JCOPY ＜(社)出版者著作権管理機構 委託出版物＞
・本書を無断で複製する行為(コピー，スキャン，デジタルデータ化など)は，「私的使用のための複製」など著作権法上の限られた例外を除き禁じられています．大学，病院，企業などにおいて，業務上使用する目的(診療，研究活動を含む)で上記の行為を行うことは，その使用範囲が内部的であっても，私的利用には該当せず，違法です．また私的利用に該当する場合であっても，代行業者等の第三者に依頼して上記の行為を行うことは違法となります．複写される場合は，そのつど事前に，JCOPY (社)出版者著作権管理機構(電話 03-3513-6969, FAX 03-3513-6979, e-mail : info@jcopy.or.jp) の許諾を得てください．